CB067611

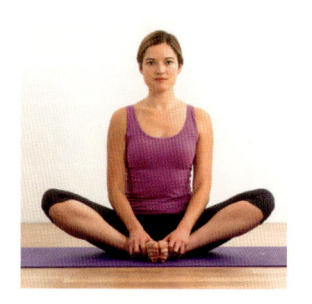

Curso essencial de
Ioga

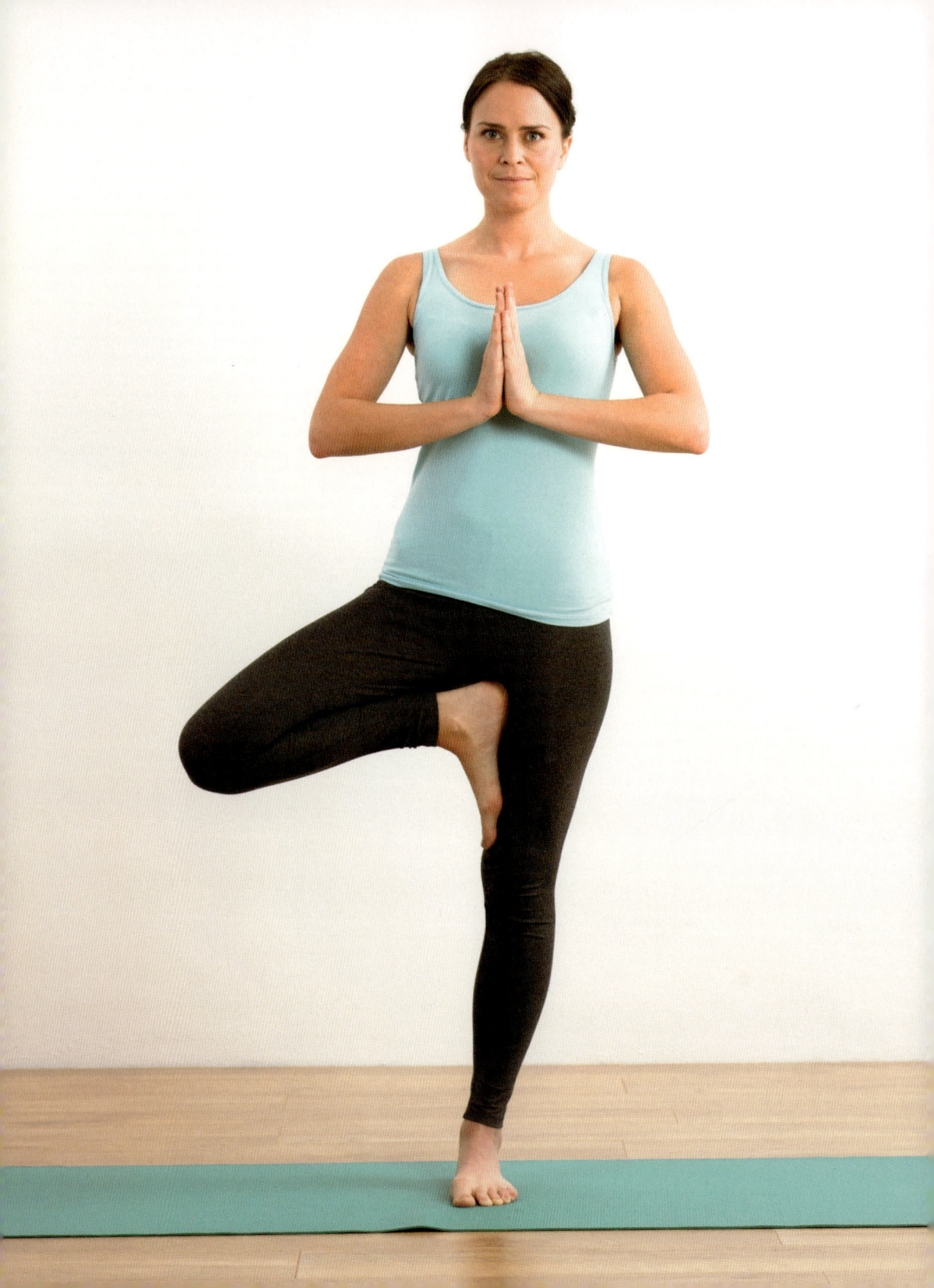

Curso essencial de Ioga

Tudo o que você precisa saber
para colocar em prática

PubliFolha

Um livro da Dorling Kindersley
www.dk.com

Título original: *A little course in yoga*

Copyright © 2013 Dorling Kindersley Limited
Copyright © 2013 Publifolha – Divisão de Publicações
da Empresa Folha da Manhã S.A.

Publicado originalmente na Grã-Bretanha em 2013 por Dorling Kindersley Limited,
80 Strand, Londres WC2R 0RL, uma divisão do Grupo Penguin (Reino Unido).

Todos os direitos reservados. Nenhuma parte desta obra pode ser reproduzida,
arquivada ou transmitida de nenhuma forma ou por nenhum meio, sem a permissão
expressa e por escrito da Empresa Folha da Manhã S.A., por sua divisão de
publicações Publifolha.

Proibida a comercialização fora do território brasileiro.

Coordenação do projeto: Publifolha
Editor assistente: Thiago Barbalho
Coordenadora de produção gráfica: Mariana Metidieri
Produtora gráfica: Samantha R. Monteiro

Produção editorial: AA Studio
Coordenação: Ana Luisa Astiz
Tradução: Fabiana Cunha
Preparação de texto e consultoria: Sonia de Castilho
Revisão: Adriana Cristina Bairrada, Juliana Caldas
Editoração eletrônica: Paula Astiz Design

Edição original: Dorling Kindersley
Editor sênior: Alastair Laing
Editora de arte do projeto: Alison Donovan
Gerente editorial: Penny Warren
Gerente de arte: Alison Donovan
Capa: Nicola Powling
Assistente de criação da capa: Rosie Levine
Produção editorial: Sarah Isle
Produtores seniores: Jen Lockwood, Seyhan Esen
Diretores de arte: Peter Luff, Jane Bull
Editor: Mary Ling

DK Índia
Editor de arte sênior: Ivy Roy
Editores de arte: Ranjita Bhattacharji, Prashant Kumar
Editoras assistentes de arte: Karan Chaudhary, Tanya Mehrotra
Gerente de produção gráfica: Sunil Sharma
Produtores gráficos: Sourabh Challariya, Arjinder Singh

Tall Tree Ltd.
Editores: Joe Fullman, Camilla Hallinan, Catherine Saunders, Deirdre Headon
Designer: Malcom Parchment
Fotografia: Dave King

Dados Internacionais de Catalogação na Publicação (CIP)
(Câmara Brasileira do Livro, SP, Brasil)

Patel, Nita

Curso essencial de ioga / [escrito por] Nita Patel ; [tradução Fabiana Cunha]. –
São Paulo : Publifolha, 2013. – (Curso essencial)

Título original: A little course in yoga.
ISBN 978-85-7914-444-8

1. Hatha yoga 2. Ioga 3. Ioga – Técnicas I. Título. II. Série.

13-03724 CDD-613.7046

Índices para catálogo sistemático:
1. Yoga : Exercícios : Aptidão física 613.7046
2. Yoga : Promoção da saúde 613.7046

Este livro segue as regras do Acordo Ortográfico da Língua Portuguesa (1990),
em vigor desde 1º de janeiro de 2009.

Impresso na Leo Paper Products Ltd, China.

PubliFolha
Divisão de Publicações do Grupo Folha
Al. Barão de Limeira, 401, 6º andar
CEP 01202-900, São Paulo, SP
Tel.: (11) 3224-2186/2187/2197
www.publifolha.com.br

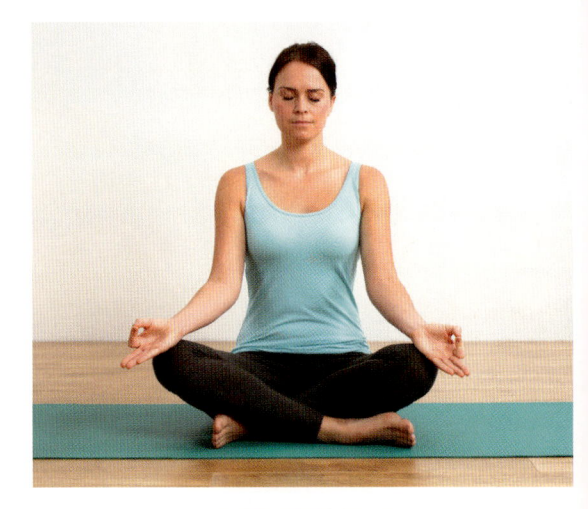

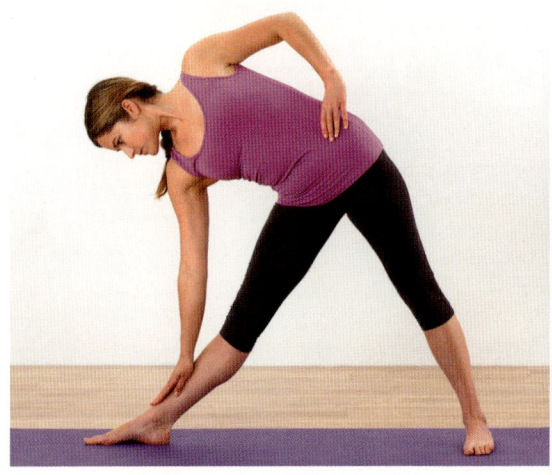

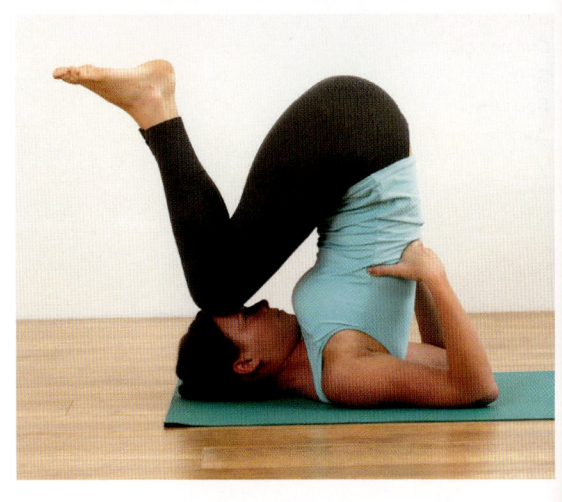

Sumário

Introdução

Monte seu curso 6 • Os princípios da ioga 8 • Os benefícios da ioga 12
Quando e onde praticar 16 • Equipamento essencial 18 • A coluna vertebral 20
Cuidados com as costas 22 • O alinhamento do corpo 24 • Os músculos 26

1

Para começar — 28

Planeje seu curso — 30
Técnicas de aquecimento — 32
Prática segura — 40
**Principais técnicas
de relaxamento** — 42
Postura da montanha — 44
Alongamento de braços em pé — 46
Elevação de uma perna — 48
Elevação de cabeça e joelho — 49
Postura do triângulo — 50
Inclinação para a frente em pé — 52
Postura da prancha — 54
Cachorro olhando para baixo — 56
Alongamento diagonal — 58
Postura da cobra — 60
Postura da criança — 62
Saudação ao Sol — 64
Torção deitada — 72
Postura da borboleta — 74
Elevação das pernas na
parede — 76
Postura do cadáver:
relaxamento final — 78
Sequência de 15 minutos — 82
Sequência de 30 minutos — 84
Sequência de 45 minutos — 86
Avalie seu progresso — 88

2

Continue — 90

Sequências — 92
Postura da árvore — 94
Postura da árvore em
meio lótus — 96
Postura da águia — 97
Postura do guerreiro II — 98
Postura do triângulo com
flexão de joelho — 100
Postura do cavalo — 102
Postura do guerreiro para
a frente — 104
Alongamento com os pés
afastados — 106
Postura da cabeça de vaca — 108
Postura do gato — 110
Postura do balanço do gato — 112
Alongamento sentado — 114
Postura da meia pinça — 116
Torção da coluna: cadeira — 118
Meia torção da coluna — 120
Inclinação para a frente com
as pernas cruzadas — 122
Postura da ponte — 124
Postura da ponte: variações — 126
Invertida sobre os ombros:
parede — 128
**Sequência de torções:
15 minutos** — 132
**Sequência inicial de
invertidas: 15 minutos** — 134
**Sequência em pé
simples: 30 minutos** — 136
Sequência de 45 minutos — 138
Avalie seu progresso — 140

3

Avance — 142

Autoconsciência — 144
Postura do guerreiro I — 146
Afundo com torção — 148
Postura da meia-lua — 150
Postura do gafanhoto — 152
Postura do meio arco — 154
Postura do arco — 156
Inclinação sentada para
a frente — 158
Postura da pinça: variação — 160
Postura do golfinho — 162
Invertida sobre os ombros — 164
Postura do arado — 168
Postura do peixe — 172
**Sequência de extensão
de coluna: 15 minutos** — 174
Sequência em pé: 15 minutos — 176
**sequência de invertidas:
15 minutos** — 178
sequência de 30 minutos — 180
Sequência de 45 minutos — 182
Avalie seu progresso — 184

Índice — 186
**Sobre a autora e
agradecimentos** — 192

Nota do editor
Nem o editor nem o autor estão envolvidos com o fornecimento de aconselhamento ou serviços profissionais ao leitor e não poderão ser responsabilizados por qualquer perda ou dano supostamente decorrente de qualquer informação ou orientação contida neste livro.

As informações contidas neste livro não excluem a consulta a um médico, nutricionista e/ou endocrinologista. Todas as decisões de cunho médico devem ser tomadas sob a orientação de um especialista.

Monte seu curso

Este livro é um guia para as 38 posturas fundamentais de ioga e está dividido em três capítulos estruturados cuidadosamente – "Para começar", "Continue" e "Avance". Neles, você aprenderá as posições principais e as técnicas de respiração à medida que avança para as posturas mais complexas e desafiadoras.

Preparação

Aprender ioga em casa deve ser uma experiência segura, prática e enriquecedora. É importante entender os princípios da ioga, os benefícios principais e um pouco da ciência das posturas antes de tentar qualquer uma delas. Além disso, você precisará de algum equipamento. Um mat antiderrapante é essencial e, pelo menos no início da prática, outros acessórios também podem ser úteis, como as cintas, que ajudam se você tiver dificuldade em uma postura. O livro mostra como usá-los.

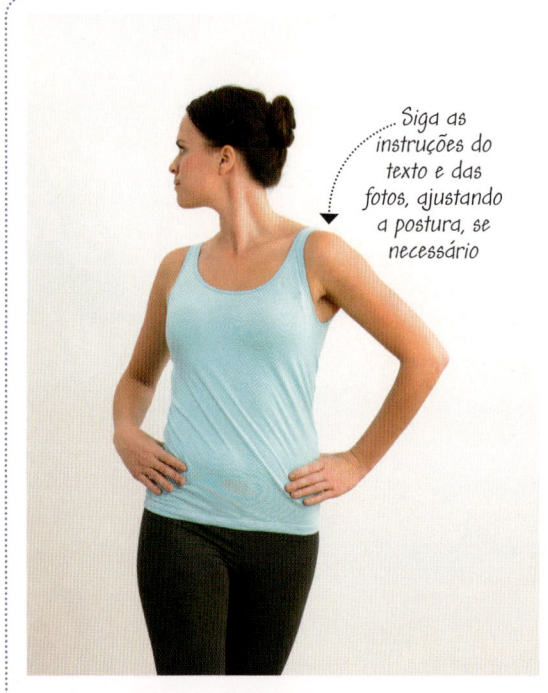

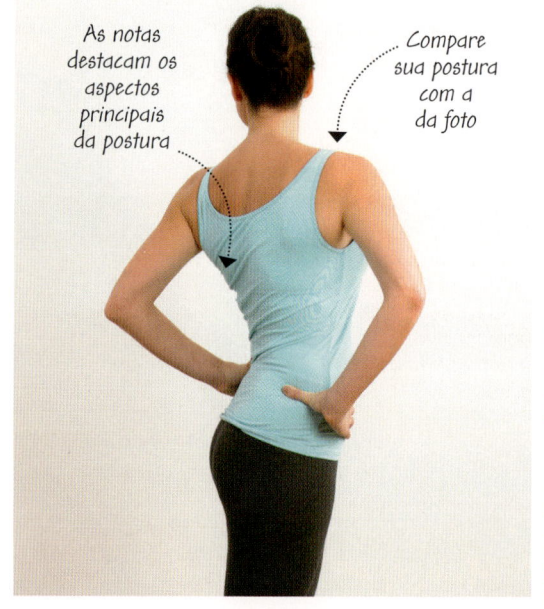

Siga as instruções do texto e das fotos, ajustando a postura, se necessário

As notas destacam os aspectos principais da postura

Compare sua postura com a da foto

Principais técnicas

A explicação das principais técnicas tornará a prática de ioga segura e eficaz. No início de cada capítulo, há informações sobre a etapa seguinte do curso, desde técnicas de respiração até como desenvolver sequências próprias e melhorar a autoconsciência.

MONTE SEU CURSO

1 O passo a passo ilustrado guiará a prática das posturas. É importante segui-lo a fim de alcançar o alinhamento correto, ativar os músculos certos para o alongamento desejado e tornar a prática segura.

Dicas orientam sobre uma área ou sugerem como tornar a prática mais fácil.

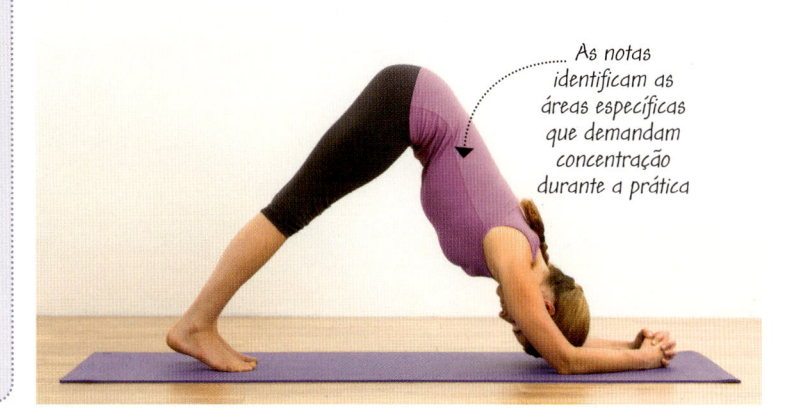

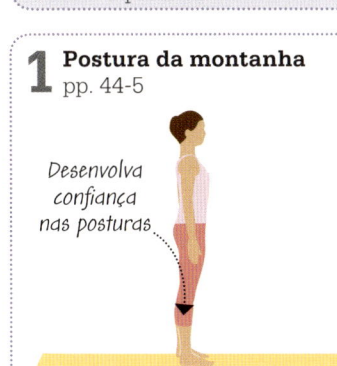

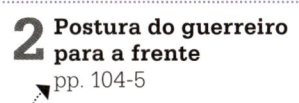

As notas identificam as áreas específicas que demandam concentração durante a prática

1 **Postura da montanha**
pp. 44-5

Desenvolva confiança nas posturas

2 **Postura do guerreiro para a frente**
pp. 104-5

Detalhes das páginas onde se encontram as posturas individuais

Sequências

As posturas praticadas são combinadas ao final de cada capítulo em sessões de 15, 30 e 45 minutos. As sequências tornam-se mais intensas à medida que se avança no livro.

Atenção

As seções de avaliação e aconselhamento ajudam a monitorar o progresso na prática e a fazer ajustes, se necessário. Isso incentiva o acompanhamento do progresso pessoal na ioga e demonstra a importância de desenvolver a autoconsciência para consegui-lo.

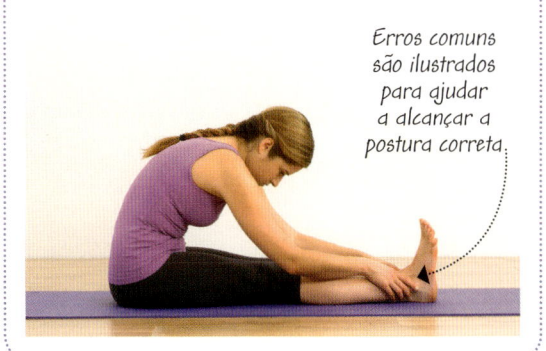

Erros comuns são ilustrados para ajudar a alcançar a postura correta

Facilite

Em geral, existe uma versão mais fácil das posturas. Este livro mostra como adaptá-las de maneira segura e de acordo com os limites do corpo. Com a autoavaliação, reflita sobre as mudanças que ocorreram no seu corpo e perceba como seus limites vão avançando.

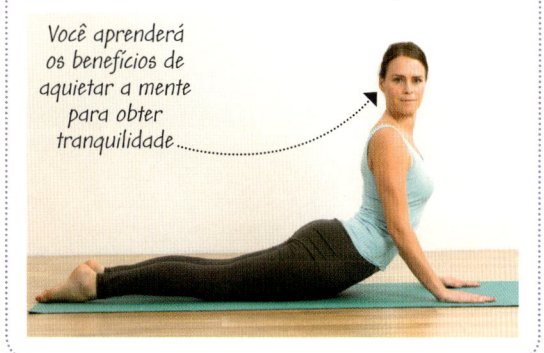

Você aprenderá os benefícios de aquietar a mente para obter tranquilidade

INTRODUÇÃO

Os princípios da ioga

Como um iniciante interessado em aprender ioga, você pode se perguntar qual a melhor maneira de abordar um assunto tão específico. Cinco princípios básicos sustentam todas as formas de prática de ioga e lhe darão um ponto de partida para compreender esta vasta, e por vezes mística, escola de pensamento.

1. Exercício benéfico

Muitos equivocadamente consideram a ioga uma forma de exercício pouco exigente. Mas sua prática proporciona um treino completo, capaz até mesmo de aumentar a resistência aeróbia (cardiovascular). As rotinas de ioga são intensas e variadas e garantem que todas as áreas do corpo sejam trabalhadas. Seus movimentos massageiam os órgãos internos, alongam e tonificam os músculos e ligamentos, aumentam a flexibilidade da coluna e das articulações, além de melhorar a circulação sanguínea. Qualquer programa de exercícios deve levar em conta os níveis atuais de preparo físico e estâmina, assim como problemas de saúde preexistentes. As posturas de ioga podem ser modificadas ou facilitadas com acessórios, o que permite a prática segura para pessoas com diferentes habilidades físicas.

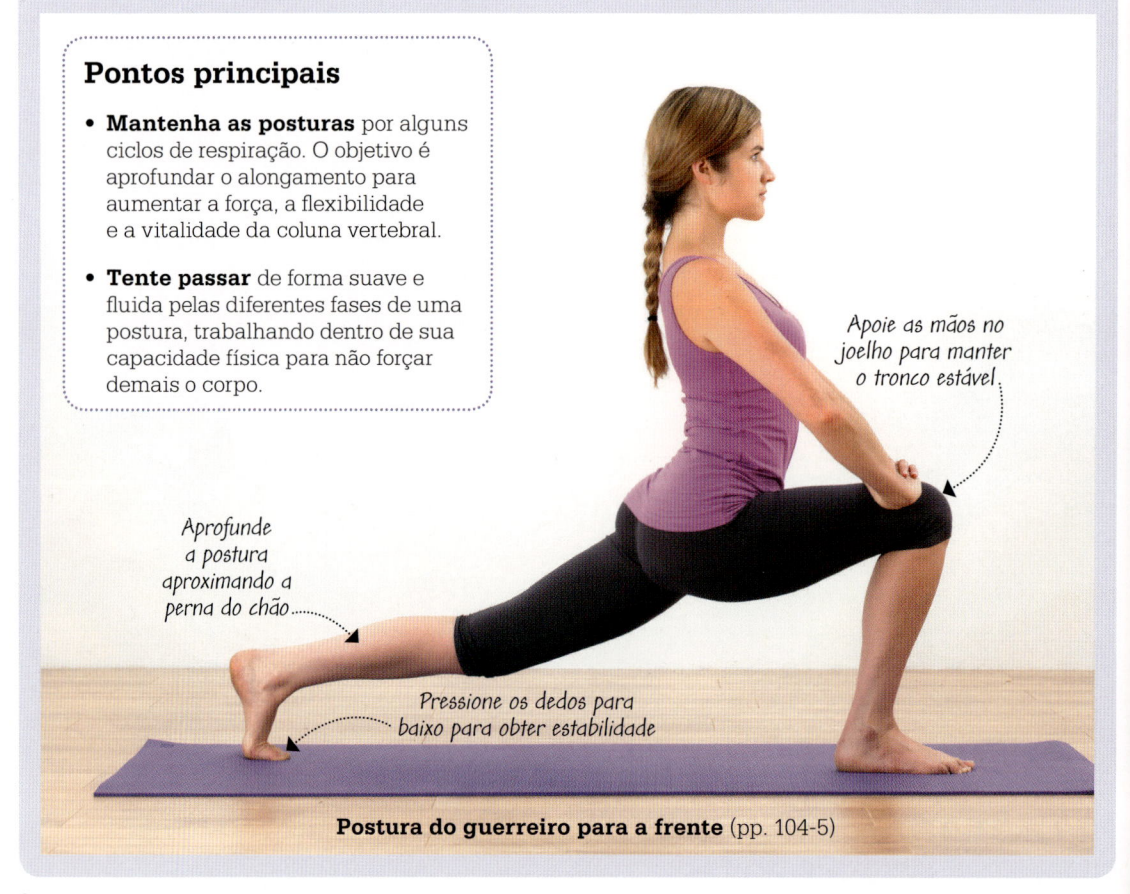

Pontos principais

- **Mantenha as posturas** por alguns ciclos de respiração. O objetivo é aprofundar o alongamento para aumentar a força, a flexibilidade e a vitalidade da coluna vertebral.

- **Tente passar** de forma suave e fluida pelas diferentes fases de uma postura, trabalhando dentro de sua capacidade física para não forçar demais o corpo.

Aprofunde a postura aproximando a perna do chão

Apoie as mãos no joelho para manter o tronco estável

Pressione os dedos para baixo para obter estabilidade

Postura do guerreiro para a frente (pp. 104-5)

2. Respiração correta

As técnicas de respiração de ioga são revigorantes, pois levam os níveis de oxigênio no sangue ao máximo. A execução apropriada das posturas garante a respiração correta. Ao executá-las, esteja consciente da posição da parte superior do torso, certifique-se de que as costelas se movam para cima e para fora, que o peito esteja aberto, e concentre-se nos movimentos do diafragma. Respirar mais profundamente também ajuda a remover o ar velho dos pulmões. Além de aumentar os níveis de energia, o controle da respiração ajuda a ter uma mente mais calma e centrada.

Conhecer o conceito de prana, ou "energia vital", ajuda a entender a importância atribuída à respiração na teoria e na prática de ioga. De maneira simples, o prana é a energia que anima a matéria e que está presente em todos os seres vivos, incluindo os humanos. Ao ensinar como controlar a respiração, a ioga permite captar, distribuir e guardar o prana de forma mais eficaz.

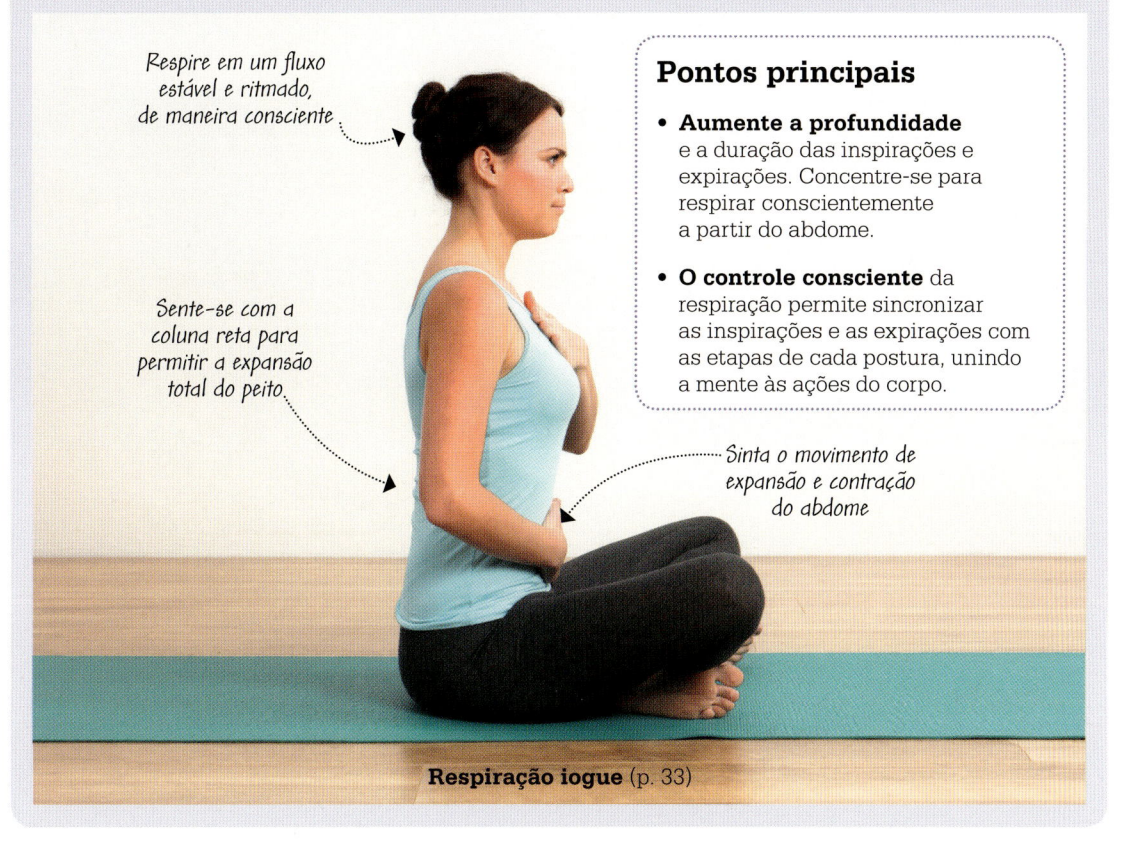

Respire em um fluxo estável e ritmado, de maneira consciente

Sente-se com a coluna reta para permitir a expansão total do peito.

Sinta o movimento de expansão e contração do abdome

Pontos principais

- **Aumente a profundidade** e a duração das inspirações e expirações. Concentre-se para respirar conscientemente a partir do abdome.

- **O controle consciente** da respiração permite sincronizar as inspirações e as expirações com as etapas de cada postura, unindo a mente às ações do corpo.

Respiração iogue (p. 33)

INTRODUÇÃO

3. Relaxamento completo

A ioga define como estado verdadeiro de relaxamento quando o corpo consome uma quantidade mínima de energia. Há uma distinção entre o relaxamento físico, o mental e o espiritual, e cada um deles pode ser atingido de uma maneira diferente. O físico, por exemplo, implica usar movimentos para soltar e eventualmente dispersar áreas de tensão criadas por energias negativas represadas. As sequências de relaxamento são projetadas para se concentrar nos três níveis, aplicando pressão e massagem para liberar a tensão de maneira semelhante à acupuntura.

Pontos principais

- **O relaxamento mental** implica reduzir a atividade cerebral e acalmar a mente com o uso de técnicas de respiração. A ioga ensina que os processos mentais consomem energia vital.

- **O relaxamento espiritual** procura, por meio de técnicas de visualização e meditação, conectar o indivíduo ao universo, do qual a pessoa não está separada, mas faz parte.

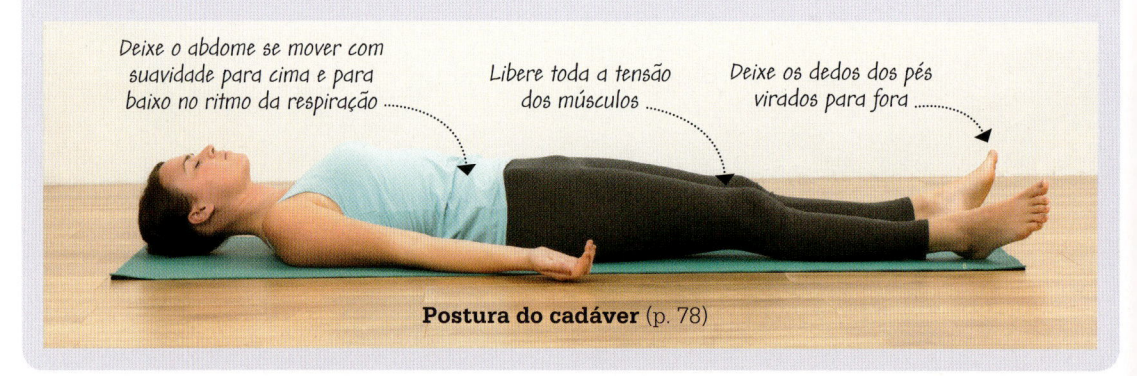

Deixe o abdome se mover com suavidade para cima e para baixo no ritmo da respiração

Libere toda a tensão dos músculos

Deixe os dedos dos pés virados para fora

Postura do cadáver (p. 78)

4. Dieta equilibrada

A abordagem iogue para comida coincide com as ideias atuais sobre alimentação saudável. Os ensinamentos defendem uma dieta à base de frutas e legumes frescos, laticínios, nozes, castanhas e grãos.
O foco é a maneira como os alimentos são consumidos, o que interferirá na capacidade do corpo de digerir e absorver nutrientes.
As regras gerais são comer com moderação e apenas quando se está com fome, mastigar os alimentos adequadamente, comer em horários regulares, reduzir o consumo de líquidos durante as refeições e ter uma atitude positiva em relação aos alimentos e sua preparação.

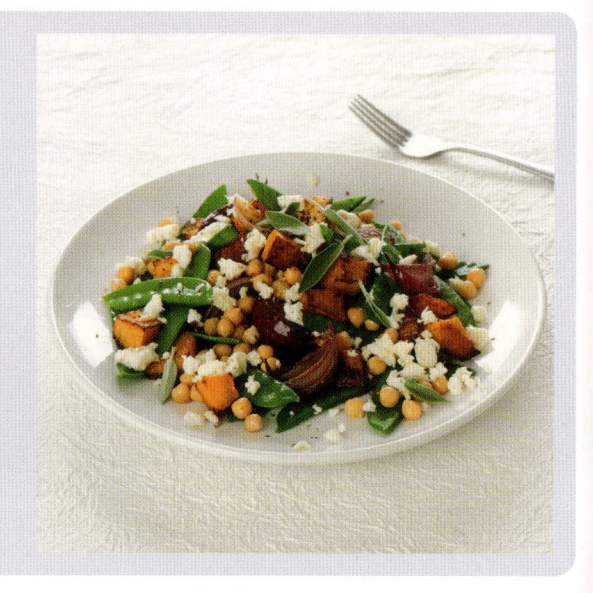

5. Pensamento positivo

A ioga dá muita importância ao pensamento positivo para manter o bem-estar. Técnicas de meditação e relaxamento servem para limpar a mente de pensamentos e emoções negativas. Afirmações positivas são usadas para reforçar a autoestima. Depois de colocar pensamentos e emoções negativas de lado, você verá seus pontos fortes e fracos de maneira mais realista. Mudar o padrão mental pode não ser tarefa fácil, mas, ao escolher praticar ioga, você começará uma disciplina que eventualmente o conduzirá a um estado de harmonia psicológica e serenidade.

Pontos principais

- **Acalmar a mente** e se concentrar em seu interior desenvolvem a autoconsciência, possibilitando novas percepções.
- **Canalizar os pensamentos** positivamente permite liberar o potencial criativo.
- **Abrir a conexão** com a quietude inerente ao indivíduo traz clareza e concentração para a mente.

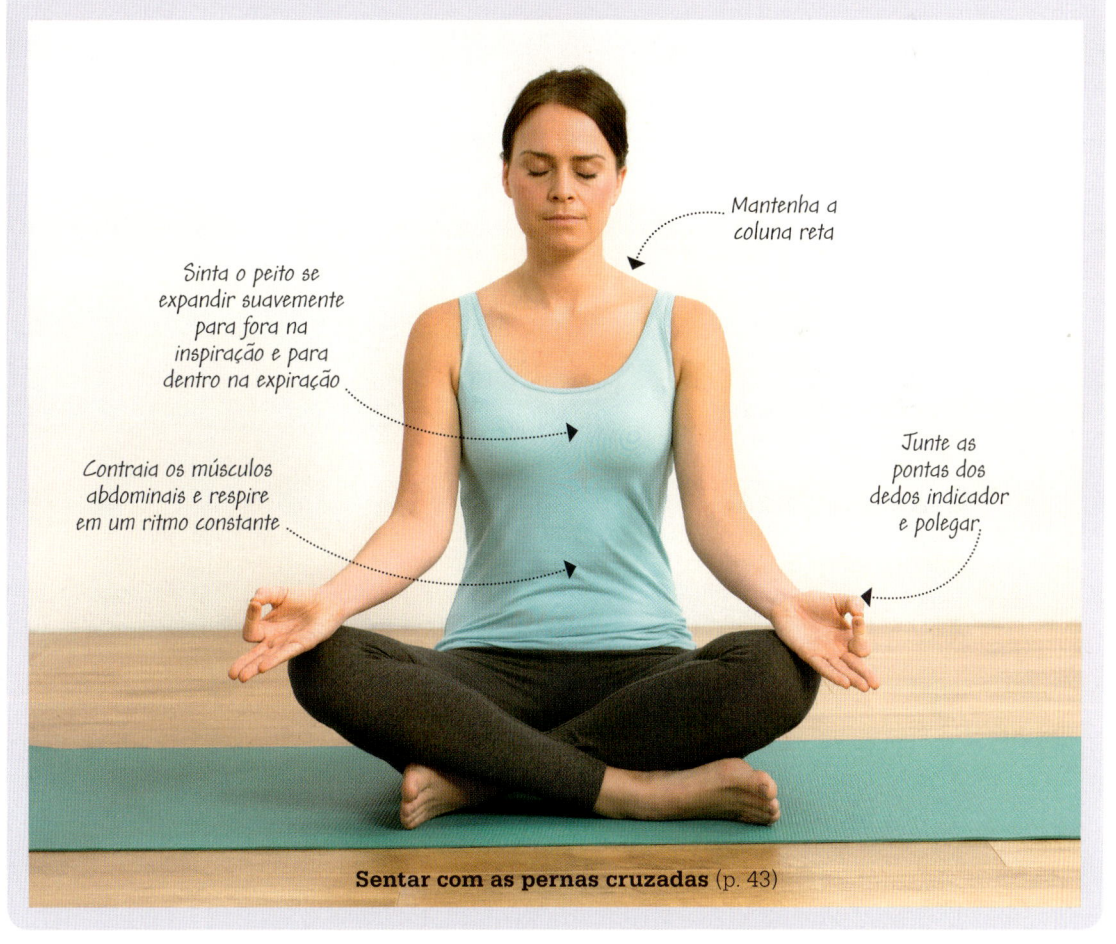

Mantenha a coluna reta

Sinta o peito se expandir suavemente para fora na inspiração e para dentro na expiração

Contraia os músculos abdominais e respire em um ritmo constante

Junte as pontas dos dedos indicador e polegar

Sentar com as pernas cruzadas (p. 43)

INTRODUÇÃO

Os benefícios da ioga

A ioga cria um estado no qual mente, corpo e espírito estão em harmonia. Daí o caráter único da prática e seu diferencial em relação a outras atividades físicas. O resultado é um corpo flexível e uma mente serena e concentrada, capaz de liberar o potencial que está bloqueado em seu interior.

1. Melhora a saúde e o preparo físico

O aumento do estresse tem coincidido com um avanço dos problemas de saúde na população. A prática de ioga oferece grandes benefícios ao desenvolver não só preparo físico geral, mas também flexibilidade, postura, equilíbrio e tônus muscular. Os poderes restauradores da ioga são capazes de retardar a degeneração física de muitas maneiras e ajudam a manter a saúde e aliviar problemas existentes.

Pontos principais

- **A ioga mantém as articulações** flexíveis e saudáveis, alonga, tonifica e aumenta a flexibilidade de músculos e ligamentos.
- **As técnicas de respiração** mantêm os pulmões exercitados e abastecidos de oxigênio.
- **As sequências de ioga** fortalecem os sistemas respiratório, cardiovascular, digestório e nervoso.

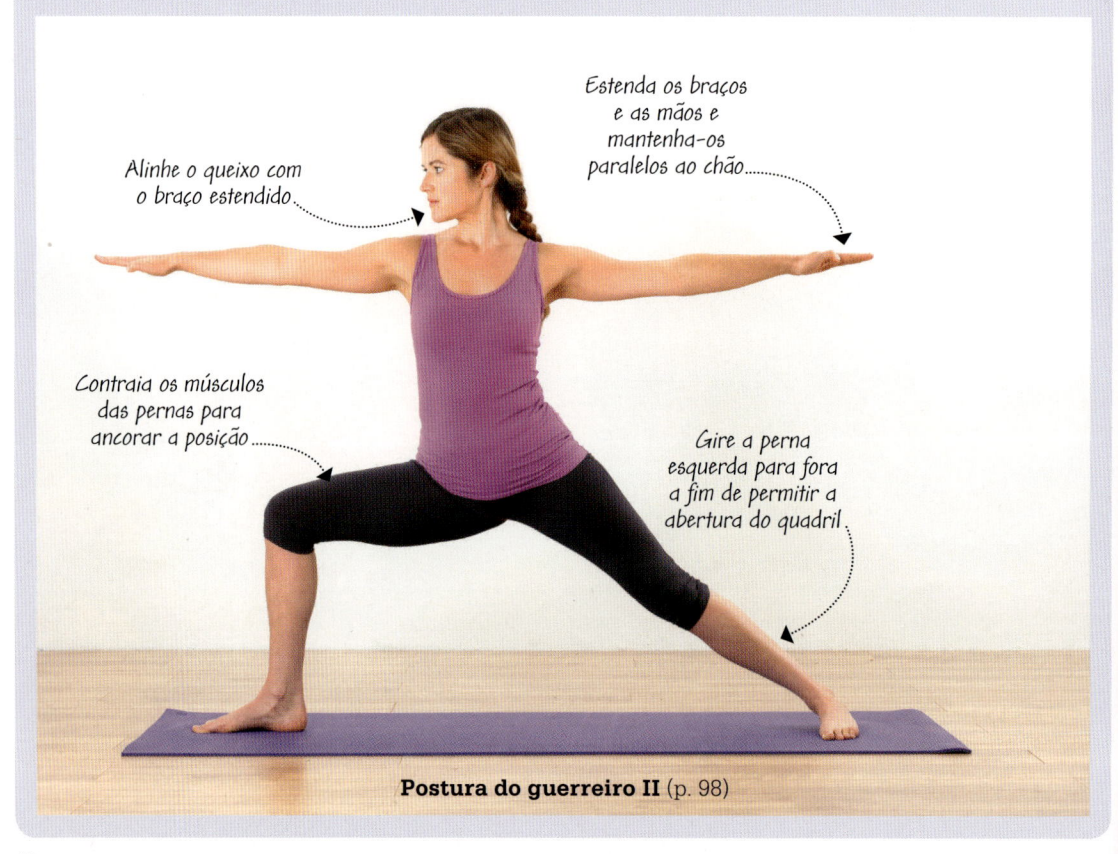

Alinhe o queixo com o braço estendido.

Estenda os braços e as mãos e mantenha-os paralelos ao chão.

Contraia os músculos das pernas para ancorar a posição.

Gire a perna esquerda para fora a fim de permitir a abertura do quadril.

Postura do guerreiro II (p. 98)

2. Aumenta a vitalidade

As toxinas acumuladas no corpo, associadas a um estilo de vida sedentário, podem resultar em letargia – que afeta desde a concentração no trabalho até o entusiasmo para fazer atividade física. A prática regular de ioga melhora gradualmente o nível de vitalidade, tornando o funcionamento do corpo mais eficiente. Muitas posturas de ioga estimulam e massageiam os órgãos envolvidos nos processos de eliminação – ao aumentar a irrigação sanguínea, as toxinas são expelidas e a nutrição vital é incrementada.

Pontos principais

- **As posturas invertidas de ioga** proporcionam o exercício cardiovascular, que beneficia todo o sistema circulatório.
- **Em conjunto com técnicas** de respiração corretas, as invertidas também aumentam a oxigenação sanguínea, nutrindo e desintoxicando órgãos e glândulas.
- **Melhorar a respiração** aumenta a capacidade pulmonar, enviando sangue rico em oxigênio para o cérebro, o coração, os pulmões e os órgãos do sistema digestório.

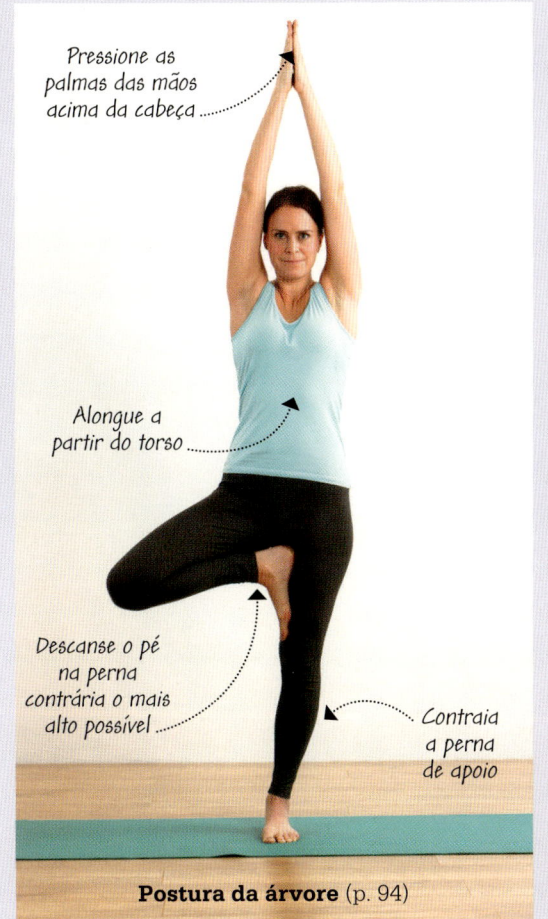

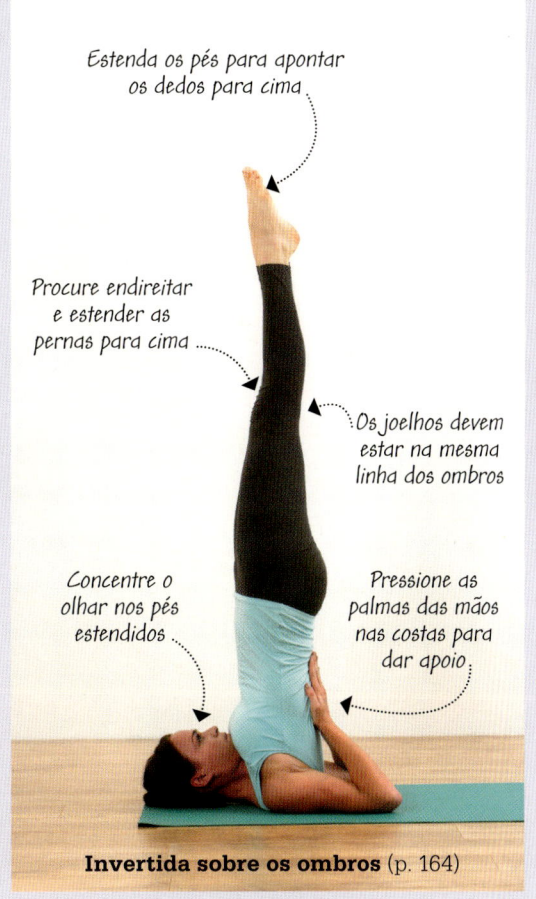

Pressione as palmas das mãos acima da cabeça

Alongue a partir do torso

Descanse o pé na perna contrária o mais alto possível

Contraia a perna de apoio

Postura da árvore (p. 94)

Estenda os pés para apontar os dedos para cima

Procure endireitar e estender as pernas para cima

Os joelhos devem estar na mesma linha dos ombros

Concentre o olhar nos pés estendidos

Pressione as palmas das mãos nas costas para dar apoio

Invertida sobre os ombros (p. 164)

INTRODUÇÃO

3. Nutre o sistema nervoso

O sistema nervoso não é composto apenas por nervos, mas também por glândulas produtoras de hormônios, que afetam as emoções e controlam o funcionamento de outros órgãos. Ele opera em dois modos, o simpático e o parassimpático. O primeiro aumenta as chances de sobrevivência diante de perigo, mantendo o corpo em alerta por meio dos hormônios. O segundo ajuda o corpo a se curar por garantir o bom funcionamento dos órgãos. As tensões da vida cotidiana muitas vezes levam o sistema nervoso a se trancar no modo simpático, impedindo que o corpo entre em seu modo complementar de reconstituição, o que pode causar problemas de saúde. Praticar ioga pode ajudar o sistema nervoso a liberar os canais de energia bloqueada e ativar a cura.

Pontos principais

- **As flexões e extensões de coluna** liberam qualquer bloqueio para permitir que a energia do sistema nervoso flua livremente, reduzindo os sintomas de estresse.
- **As posturas de ioga,** especialmente as que torcem ou flexionam o pescoço, são muito eficazes em conduzir o corpo de volta ao modo de restauração, ou parassimpático.
- **As técnicas de respiração** induzem a um estado de relaxamento durante o qual o sistema nervoso muda para seu modo de restauração.

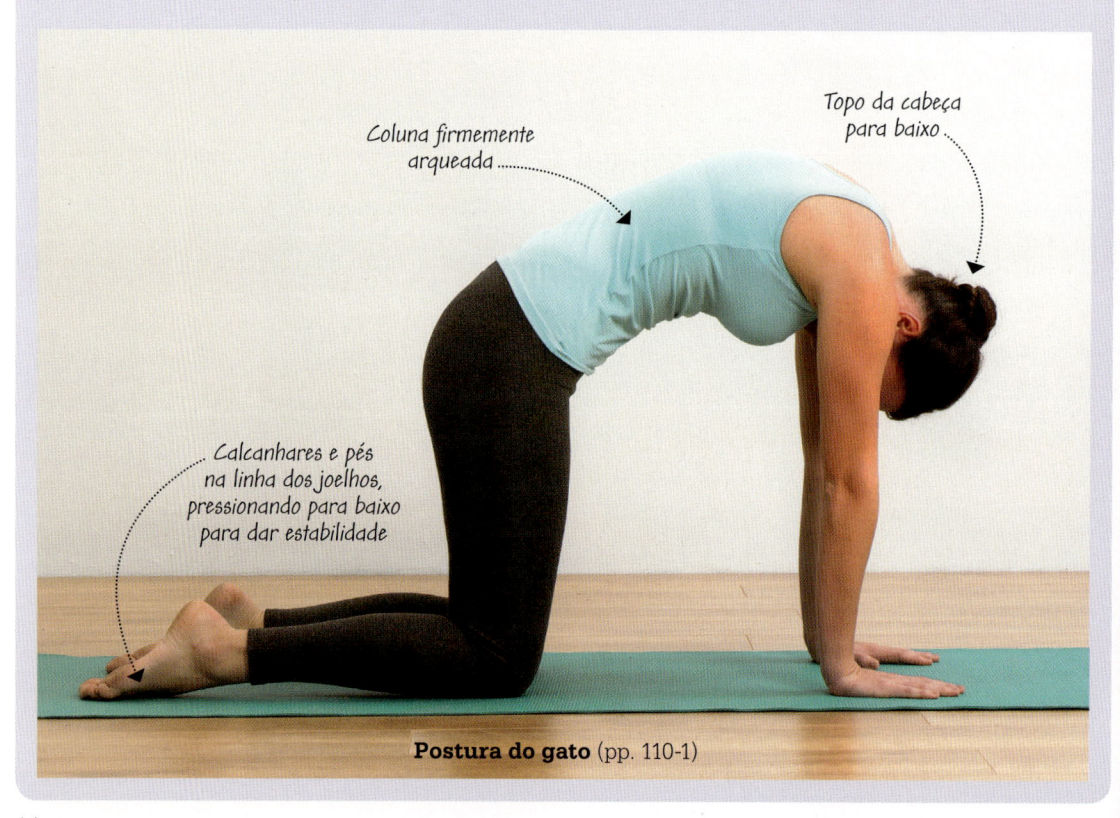

Coluna firmemente arqueada

Topo da cabeça para baixo

Calcanhares e pés na linha dos joelhos, pressionando para baixo para dar estabilidade

Postura do gato (pp. 110-1)

OS BENEFÍCIOS DA IOGA

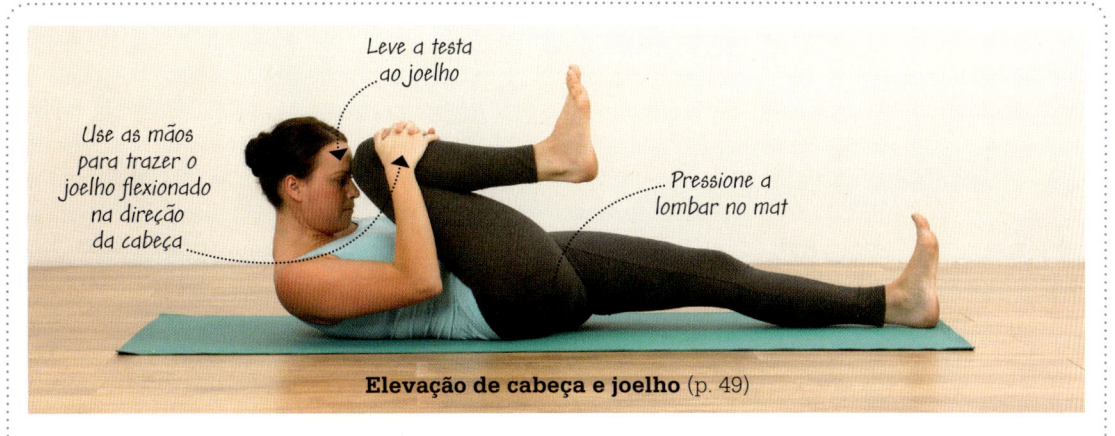

Use as mãos para trazer o joelho flexionado na direção da cabeça

Leve a testa ao joelho

Pressione a lombar no mat

Elevação de cabeça e joelho (p. 49)

Postura de alongamento

Nessa postura, a respiração trabalha para contrair parte do abdome enquanto a perna flexionada pressiona para baixo. O alongamento resultante proporciona leve massagem aos órgãos da região abdominal e melhora a digestão. A postura também é complementar às extensões da coluna, pois alonga no sentido oposto. Faz ainda um leve alongamento na medula espinhal e alivia qualquer tensão nas coxas e na lombar. Aumente o período de permanência na postura se você achar as extensões de coluna difíceis. Evite-a se estiver em período de recuperação de hérnia de disco ou de cirurgia na região abdominal.

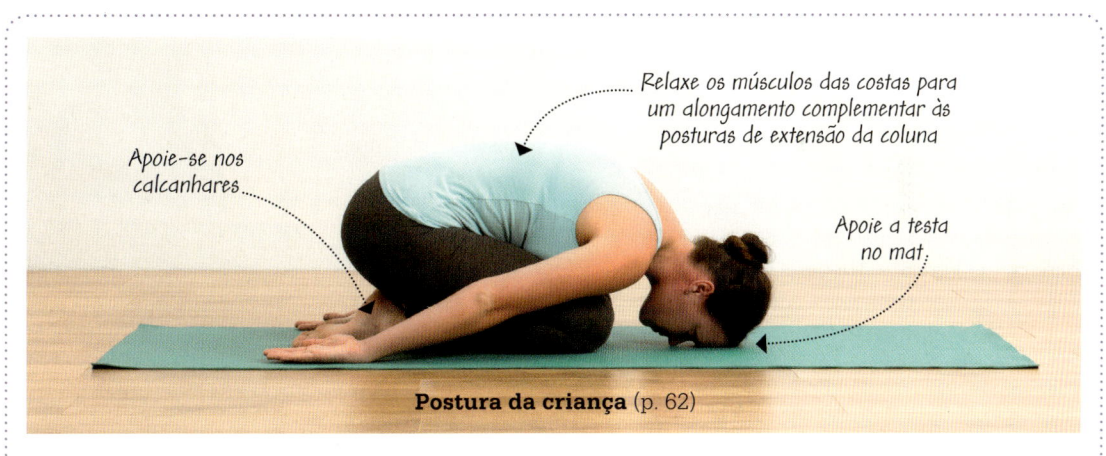

Relaxe os músculos das costas para um alongamento complementar às posturas de extensão da coluna

Apoie-se nos calcanhares

Apoie a testa no mat

Postura da criança (p. 62)

Postura de relaxamento

A Postura da criança é uma posição de repouso, em geral praticada entre exercícios, principalmente depois de extensões de coluna, pela sua capacidade de restaurar o relaxamento corporal. Essa posição flexionada, como a de um feto, permite relaxar os músculos das costas, do pescoço, dos ombros, das pernas e dos braços. Ela também alonga e relaxa a coluna e acalma o sistema nervoso. O estado profundo de relaxamento ativa o sistema nervoso parassimpático e libera tensões, acessando as habilidades de cura inerentes do corpo.

Quando e onde praticar

Para fazer da ioga parte integrante e agradável de uma rotina é preciso pensar sobre o lugar e a duração da prática diária. Deve-se determinar qual o melhor horário do dia para isso, a fim de que se encaixe entre os demais compromissos.

A hora certa do dia

Os primeiros horários da manhã ou o início da noite tendem a ser os melhores, uma vez que deve-se praticar ioga de estômago vazio. Também é menos provável que haja perturbações em tais períodos. Ao decidir a hora certa, pense naquela que seria a mais conveniente para você.

O exercício matutino desperta o corpo e alivia a rigidez, lubrifica as articulações e energiza os músculos. Estimula a digestão e aumenta a agilidade mental, preparando o corpo para um dia produtivo. De maneira inversa, a ioga praticada à noite pode ser usada para dissipar o estresse acumulado, melhorando consideravelmente a qualidade do sono.

A frequência da prática é uma decisão pessoal. O ideal é fazer da ioga parte da rotina diária, mas não é necessário ser tão rigoroso. Reservar um horário regular é benéfico para estabelecer uma rotina. Não é preciso se preocupar se a prática for interrompida por um período; pode-se sempre recomeçar. A ioga se tornará natural e uma parte prazerosa do seu dia à medida que você avançar na aprendizagem das posturas.

Um ambiente agradável

Um ambiente especializado e com equipamento de alta tecnologia não é pré-requisito para praticar ioga. Há, porém, algumas características desejáveis a considerar na hora de definir o lugar da prática. O principal é escolher uma área privada onde haja menos possibilidade de interrupções indesejadas. Se for uma área espaçosa, melhor ainda, pois isso pode ter um efeito positivo na mente – incentivando as respirações profundas, úteis para o relaxamento total. Se não houver uma grande área à sua disposição, ainda assim é possível criar seu próprio oásis de calma adornando o espaço com fotos ou objetos que tenham um efeito calmante e positivo em você.

O ideal é que o espaço tenha iluminação natural difusa, suave, delicada e relaxante. Deve haver também alguma ventilação para que o ar inspirado não se torne velho. O piso deve ser nivelado, firme e antiderrapante. A maioria das pessoas prefere usar um mat de ioga por oferecer boa aderência e uma superfície limpa sobre a qual praticar. Um espaço personalizado e um ambiente agradável ajudam a acalmar a mente, permitindo obter o benefício máximo da prática.

Pontos principais

- **O ideal é praticar ao nascer** ou pôr do sol, mas se isso não for possível, escolha outro momento do dia que se encaixe em sua rotina.
- **Pratique em um ambiente** bem ventilado e aquecido, com iluminação natural difusa e suave.
- **Crie um lugar calmo e sereno** em que não haja distrações.

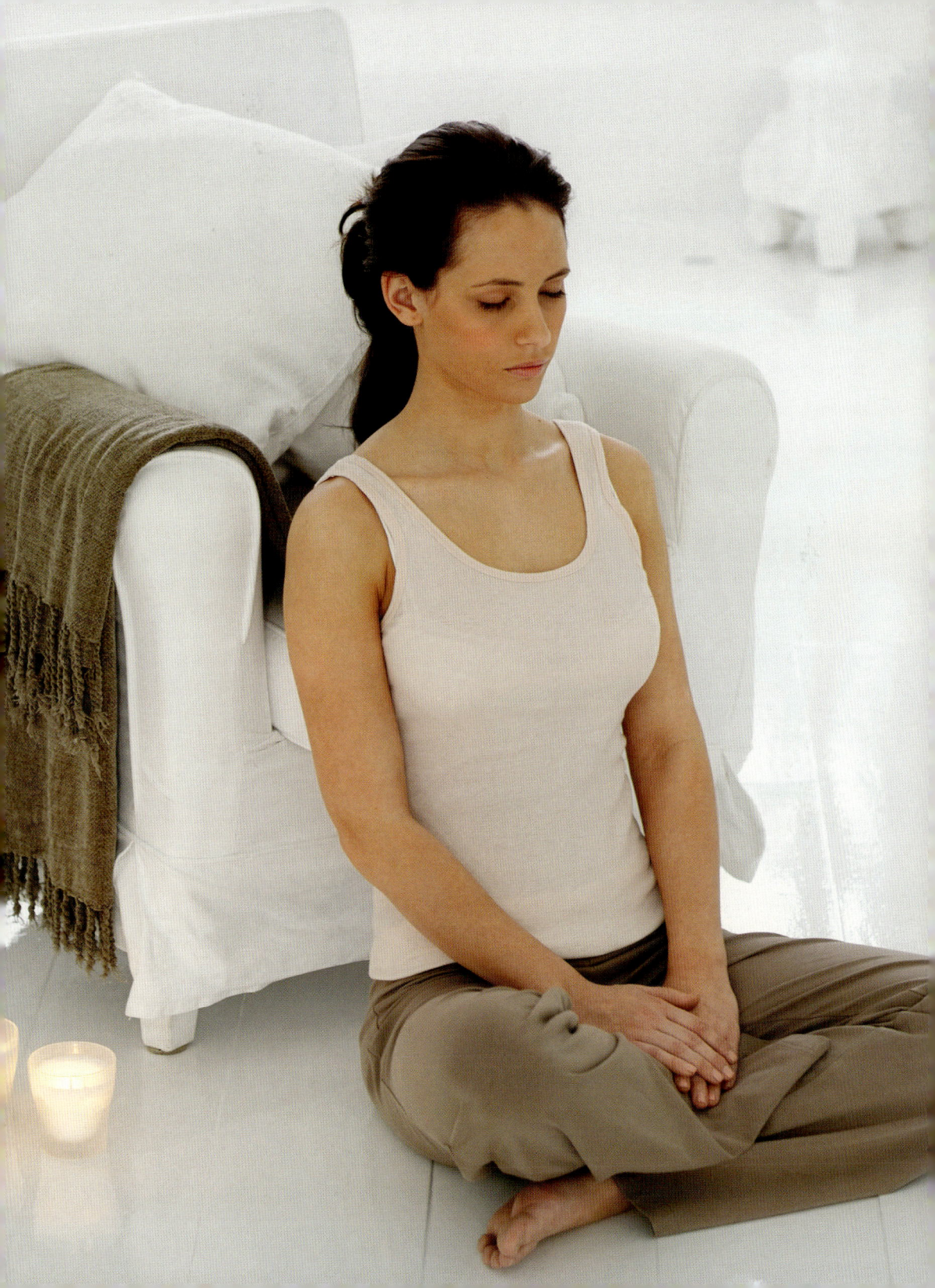

INTRODUÇÃO

Equipamento essencial

Itens principais
O equipamento de ioga traz segurança e conforto à prática caseira.
Pode ser usado para facilitar a execução das posturas mais difíceis enquanto você trabalha na expansão do seu nível de flexibilidade. Acessórios e suportes ajudam a estender o tempo que você permanece em uma postura específica, garantindo um alinhamento apropriado do corpo.

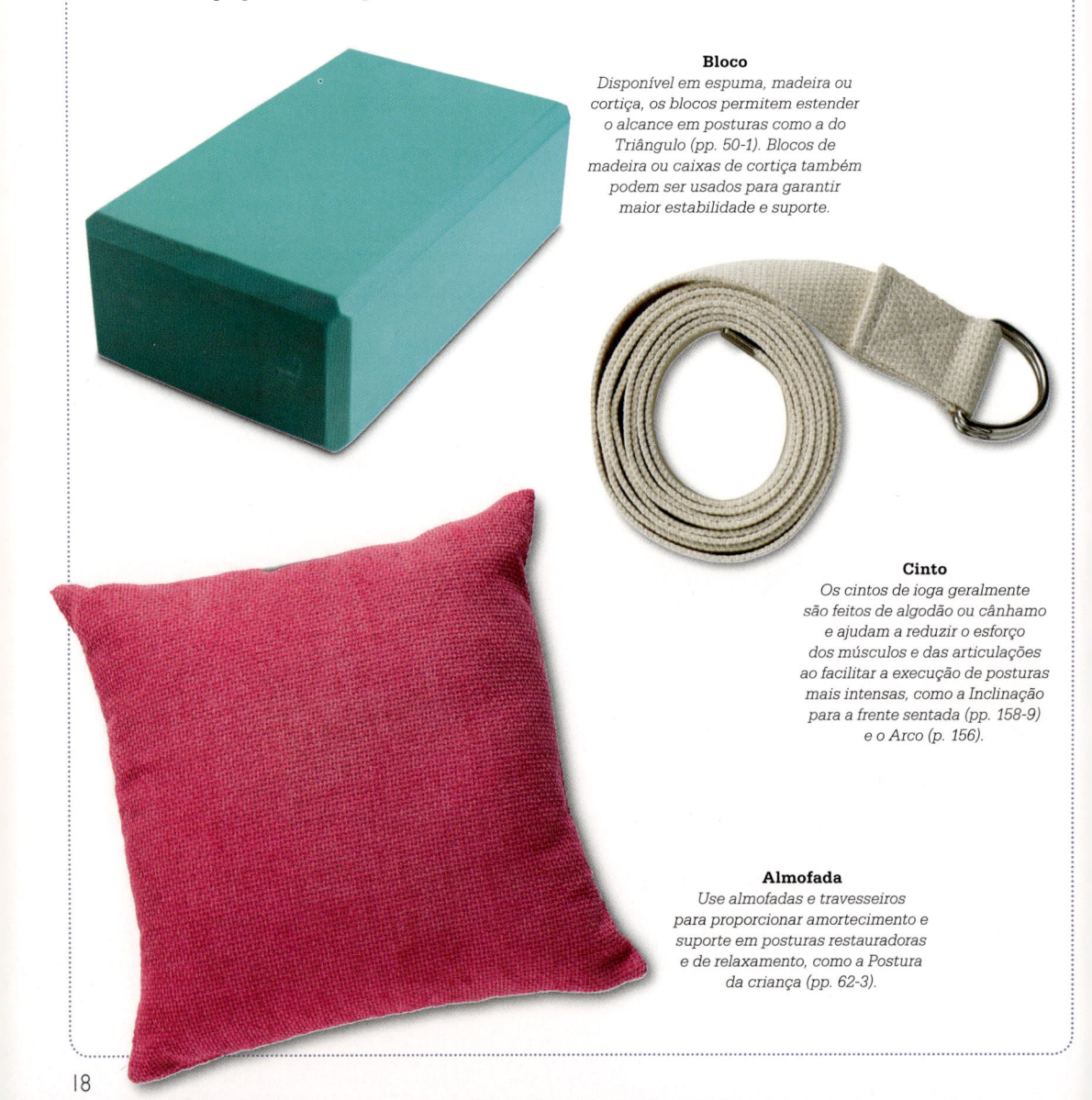

Bloco
Disponível em espuma, madeira ou cortiça, os blocos permitem estender o alcance em posturas como a do Triângulo (pp. 50-1). Blocos de madeira ou caixas de cortiça também podem ser usados para garantir maior estabilidade e suporte.

Cinto
Os cintos de ioga geralmente são feitos de algodão ou cânhamo e ajudam a reduzir o esforço dos músculos e das articulações ao facilitar a execução de posturas mais intensas, como a Inclinação para a frente sentada (pp. 158-9) e o Arco (p. 156).

Almofada
Use almofadas e travesseiros para proporcionar amortecimento e suporte em posturas restauradoras e de relaxamento, como a Postura da criança (pp. 62-3).

EQUIPAMENTO ESSENCIAL

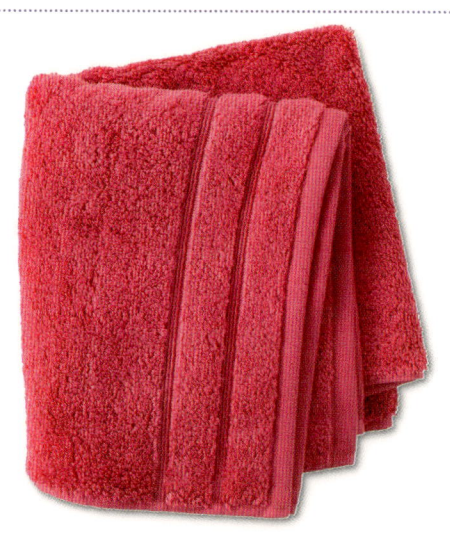

Toalha
Ter uma toalha à mão é útil para absorver o suor (especialmente das mãos e dos pés) nos intervalos e ajuda a prevenir escorregões no mat.

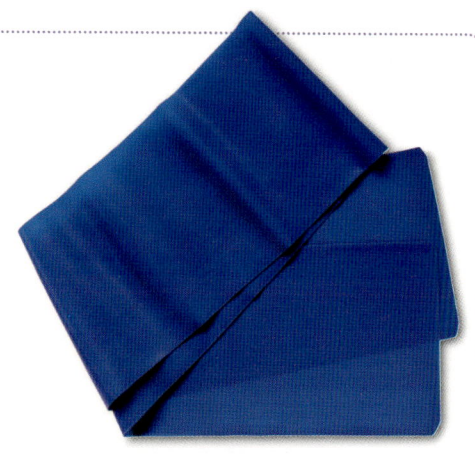

Faixas elásticas
As faixas são úteis para quem sente rigidez e acha difícil manter as posturas. Sua elasticidade proporciona uma ligeira resistência, permitindo que os músculos se alonguem delicadamente. Use uma faixa para posturas enlaçadas como a da Cabeça de vaca (pp. 108-9).

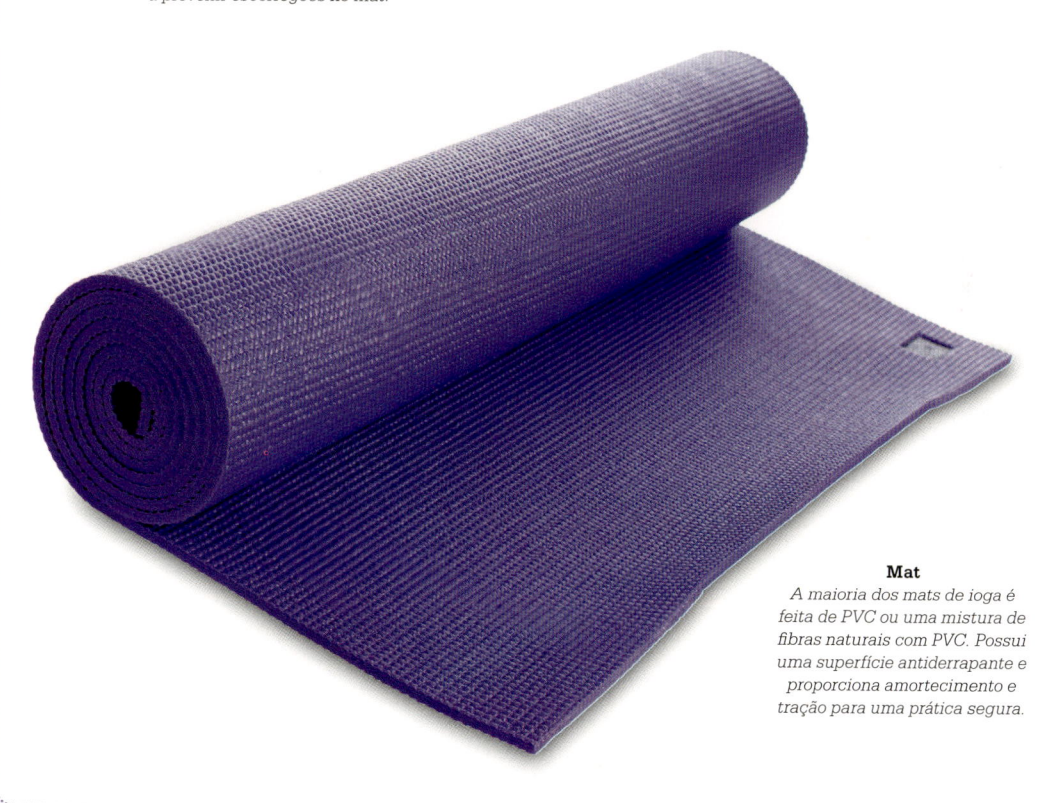

Mat
A maioria dos mats de ioga é feita de PVC ou uma mistura de fibras naturais com PVC. Possui uma superfície antiderrapante e proporciona amortecimento e tração para uma prática segura.

INTRODUÇÃO

A coluna vertebral

A coluna vertebral sustenta o corpo e protege a medula espinhal. Suas curvas naturais permitem amplitude de movimento. A ioga ajuda a manter a coluna flexível, o que é vital para uma boa saúde e preparo físico.

A coluna é o eixo central do corpo que, junto com articulações e músculos, forma o suporte para o tronco e os membros. Suas 33 vértebras abrigam a medula espinhal, conjunto complexo de nervos que transmitem mensagens do cérebro para as outras partes do corpo.

A flexibilidade da coluna vertebral é notável. Permite torcer, flexionar e estender o corpo – movimentos possíveis graças à estrutura segmentada da coluna, que se constitui de uma pilha de vértebras.

Uma vértebra é formada por um bloco e um anel ósseo. Recheando os espaços entre cada vértebra, há um disco de cartilagem, que tem a função de impedir o atrito entre as vértebras e amortecer o impacto da coluna. Ao pular ou correr, por exemplo, os discos dão às vértebras todo o amortecimento de que precisam.

Cada vértebra tem quatro articulações ou facetas. O ângulo das facetas muda em cada nível de vértebras, criando as quatro curvas naturais da coluna: cervical, torácica, lombar e sacral. À medida que o indivíduo cresce, algumas das vértebras se fundem e há uma redução natural na flexibilidade da coluna.

A coluna adulta desenvolve curvas naturais, convexas e côncavas, para formar um "S" alongado. Trabalhando como uma mola helicoidal, a coluna absorve o impacto, mantém o equilíbrio e permite uma gama completa de movimentos ao longo de seu eixo.

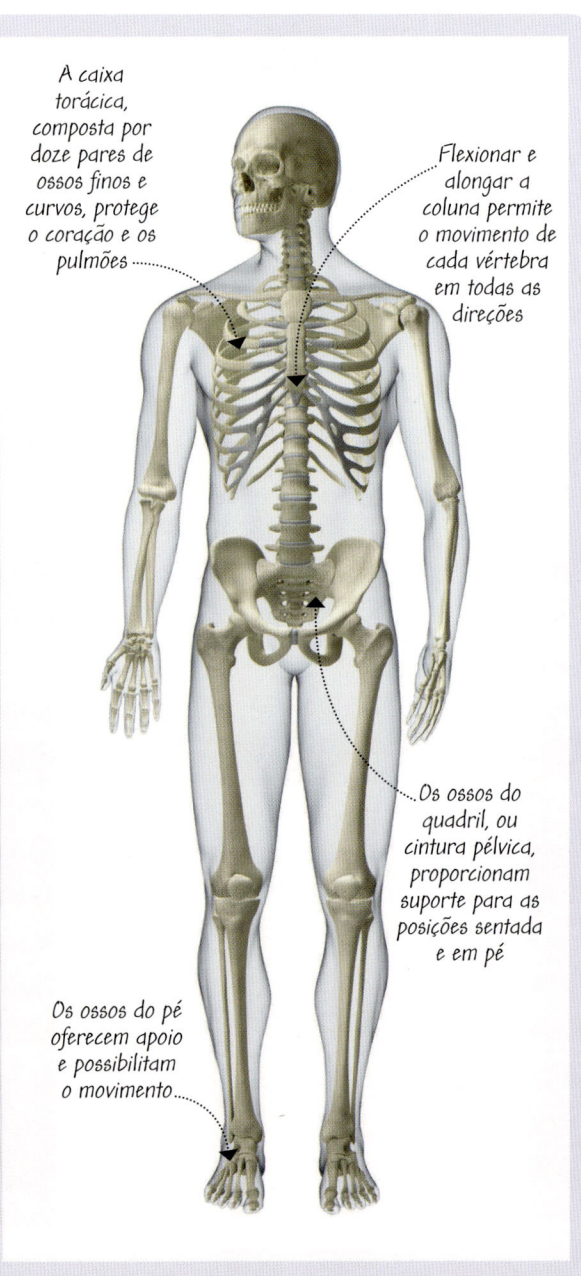

A caixa torácica, composta por doze pares de ossos finos e curvos, protege o coração e os pulmões

Flexionar e alongar a coluna permite o movimento de cada vértebra em todas as direções

Os ossos do quadril, ou cintura pélvica, proporcionam suporte para as posições sentada e em pé

Os ossos do pé oferecem apoio e possibilitam o movimento

A COLUNA VERTEBRAL

Protegida pelos ossos da coluna, a medula espinhal transmite impulsos do cérebro ao corpo. O líquido cerebroespinhal envolve o cérebro e a medula espinhal, fornecendo proteção e atuando como um meio pelo qual a energia flui.

As vértebras cervicais permitem que a cabeça flexione, estenda e gire de lado a lado

As vértebras torácicas se estendem desde a base do pescoço até a parte inferior do tórax

As últimas cinco vértebras se unem para formar o osso caudal, ou cóccix, essencial para o equilíbrio

As vértebras sacrais fundidas se conectam com a cintura pélvica e ajudam a andar e correr

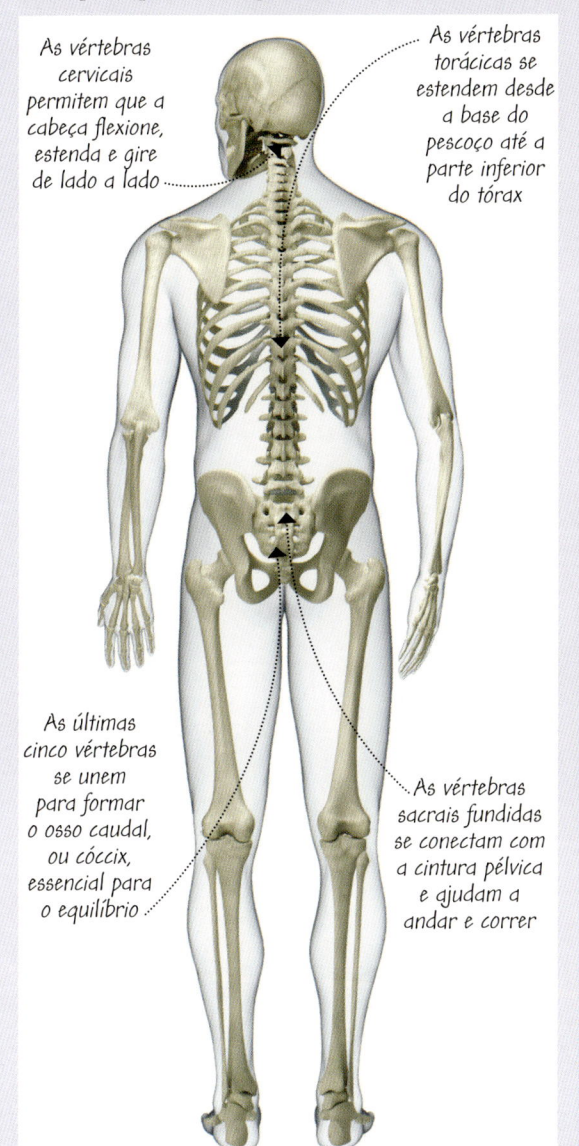

Energizando a coluna

As posturas de ioga flexionam e estendem diferentes seções da coluna, em graus variados, para desenvolver a flexibilidade. Os benefícios mais evidentes estão nas posturas que incluem flexões (inclinar para a frente), extensões (inclinar para trás) e torções. Essas posturas mantêm e restauram as estruturas que suportam a coluna vertebral, como os músculos paravertebrais e os ligamentos que unem as vértebras, as articulações da coluna e os discos intervertebrais. As posturas de ioga ajudam a corrigir qualquer curvatura anormal da coluna causada por má postura. Uma coluna vertebral flexível nutre o líquido cerebroespinhal que circunda a medula espinhal e permite que o prana flua livremente pelos sete centros de energia no corpo.

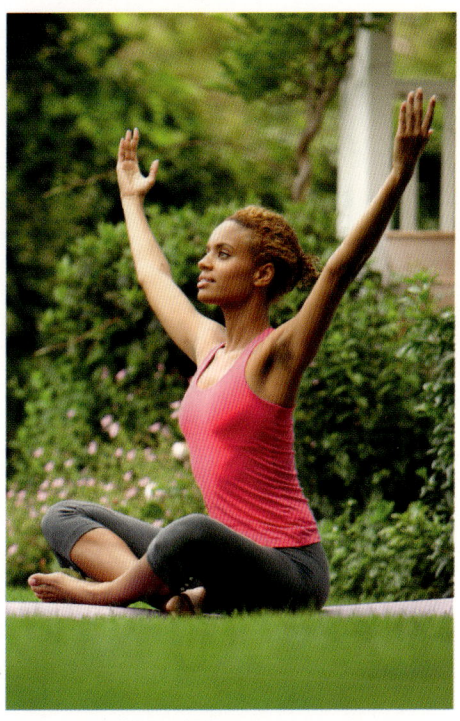

INTRODUÇÃO

Cuidados com as costas

As posturas de ioga exercitam a coluna de forma única e completa, aumentando a flexibilidade e fortalecendo os músculos das costas. Como resultado, as tensões – que causam, entre outras coisas, problemas de coluna – são neutralizadas.

Coluna forte e fluida

A vida moderna leva o indivíduo a passar horas sentado, estresse mecânico que comprime os quadris e tensiona os músculos do pescoço e dos ombros, resultando em má postura, ombros para a frente e coluna com curvas exageradas. As consequências podem ser problemas de coluna, dores de cabeça e padrões de respiração ruins, com impacto negativo na qualidade de vida.

As posturas de ioga beneficiam a coluna, recuperando a flexibilidade por meio de extensões e flexões. Cada vértebra exerce uma gama completa de movimento em todas as direções. O aumento na mobilidade dos discos intervertebrais reduz as lesões ao diminuir a pressão no movimento. As posturas trabalham ainda na tonificação e no fortalecimento dos músculos que sustentam a coluna, dando suporte adicional.

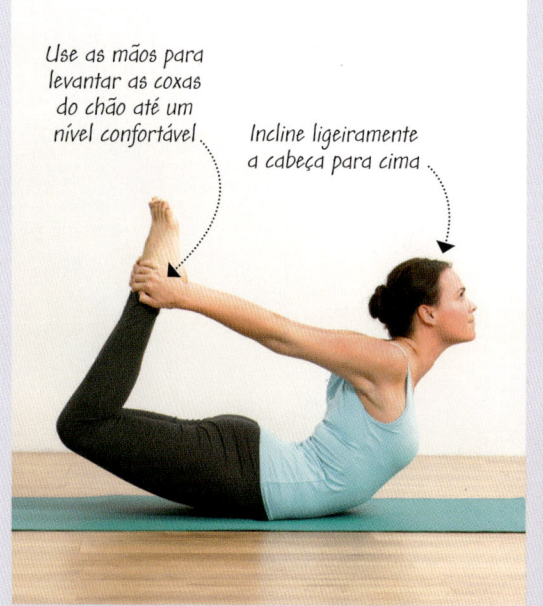

Use as mãos para levantar as coxas do chão até um nível confortável

Incline ligeiramente a cabeça para cima

Gire o pescoço e alinhe o queixo com o ombro

Pressione o cotovelo contra o joelho direito para girar ainda mais o ombro esquerdo

Postura do arco

Particularmente eficaz para compensar as horas diante de um computador, essa postura (pp. 156-7) abre a caixa torácica para permitir a expansão do peito e mobiliza a coluna em toda a extensão.

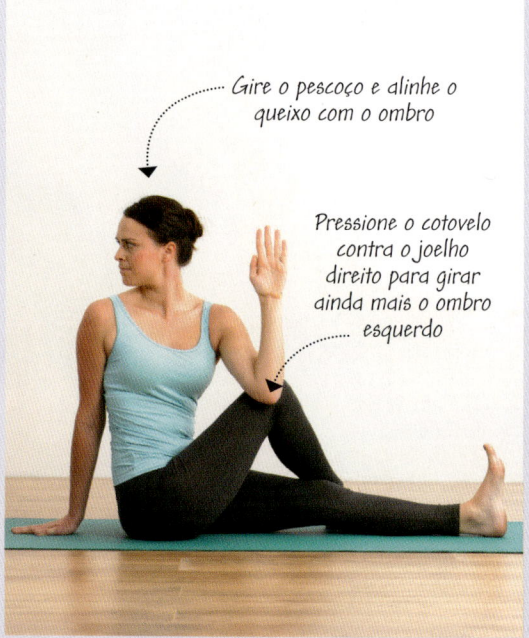

Meia torção da coluna

Os músculos das costas são contraídos em um lado e alongados no lado oposto (pp. 120-1). A postura promove a flexibilidade da coluna e tonifica os músculos das costas para que os movimentos de torção sejam mais seguros.

CUIDADOS COM AS COSTAS

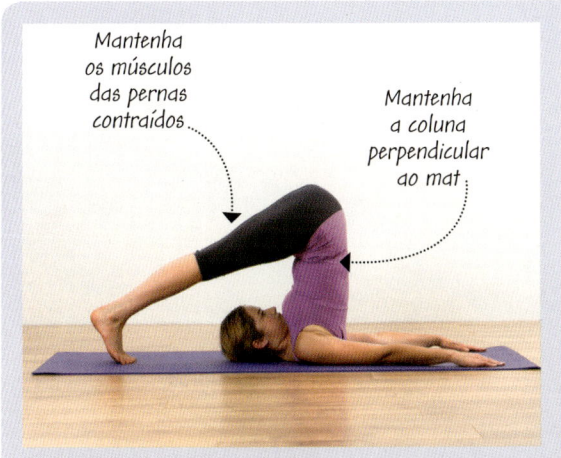

Mantenha os músculos das pernas contraídos

Mantenha a coluna perpendicular ao mat

Estenda totalmente o pescoço para que o topo da cabeça descanse no mat

Arqueie as costas para expandir o peito

Postura do arado
Essa postura (pp. 168-9) alonga os músculos do pescoço e do ombro, estimula a medula espinhal e aumenta a flexibilidade da coluna. A intensa flexão no pescoço fortalece as vértebras cervicais e libera qualquer acúmulo de tensão.

Postura do peixe
Essa postura (pp. 172-3) promove uma extensão total do pescoço e as escápulas se movem para cima e para fora. Alonga a coluna torácica, expande as costelas e abre o peito. Evite essa postura se tiver problemas na região cervical.

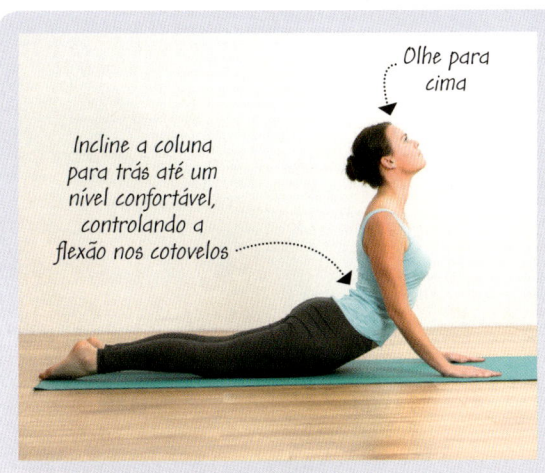

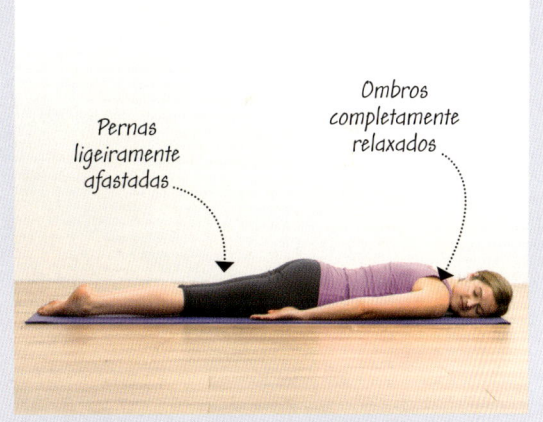

Olhe para cima

Incline a coluna para trás até um nível confortável, controlando a flexão nos cotovelos

Pernas ligeiramente afastadas

Ombros completamente relaxados

Postura da cobra
Essa postura (pp. 60-1) fortalece os músculos do abdome e da lombar. Por permitir controlar a inclinação para trás por meio do grau de flexão dos braços, a cobra é uma excelente postura para iniciantes, desenvolvendo flexibilidade na coluna.

Alongamento diagonal
Deitar de bruços no chão apoia todo o peso do corpo, liberando a tensão e permitindo que os músculos relaxem. Essa postura (pp. 58-9) incentiva a coluna a estar centrada e alinhada em sua posição natural.

INTRODUÇÃO

O alinhamento do corpo

Aprender a manter o corpo alinhado é a base da ioga. Pense no corpo dividido em oito segmentos – cabeça, tronco, braços, antebraços, mãos, coxas, pernas e pés. Lembre-se de que o alinhamento correto em cada postura pode ser horizontal, vertical ou angular.

Alinhar o corpo de maneira segura pode ser um desafio. Um erro comum é fazer o alongamento a partir das áreas mais flexíveis do corpo usando os músculos mais desenvolvidos para compensar os menos trabalhados. Restaurar o alinhamento natural da coluna também é um processo gradual. As vértebras só devem ser alongadas ou comprimidas até um ponto confortável.

O termo "alinhamento" tornou-se sinônimo do guru indiano da ioga B. K. S. Iyengar, que descreve as posturas como o processo de "alinhar o corpo, a mente, as fibras, as articulações, os músculos". Dessa forma, "a mente pode ser alinhada ao movimento".

O espelho interior

Por meio da prática regular, você cria um mapa mental ou "espelho interior" do corpo. Utilize-o para realinhá-lo, trabalhando lentamente de baixo para cima, dos dedos dos pés à cabeça. Faça pequenos ajustes corretivos até se sentir firme e centrado. Conscientize-se do ritmo constante da respiração enquanto relaxa o corpo em um alinhamento correto.

A Postura da montanha (à direita) é um bom ponto de partida para alcançar um alinhamento adequado. Uma linha reta e perpendicular ao chão – visualizada em uma perspectiva de perfil – passa pelo meio da mão, do cotovelo e do ombro, descendo pelo centro do quadril até a parte de trás da patela, à frente do osso do tornozelo.

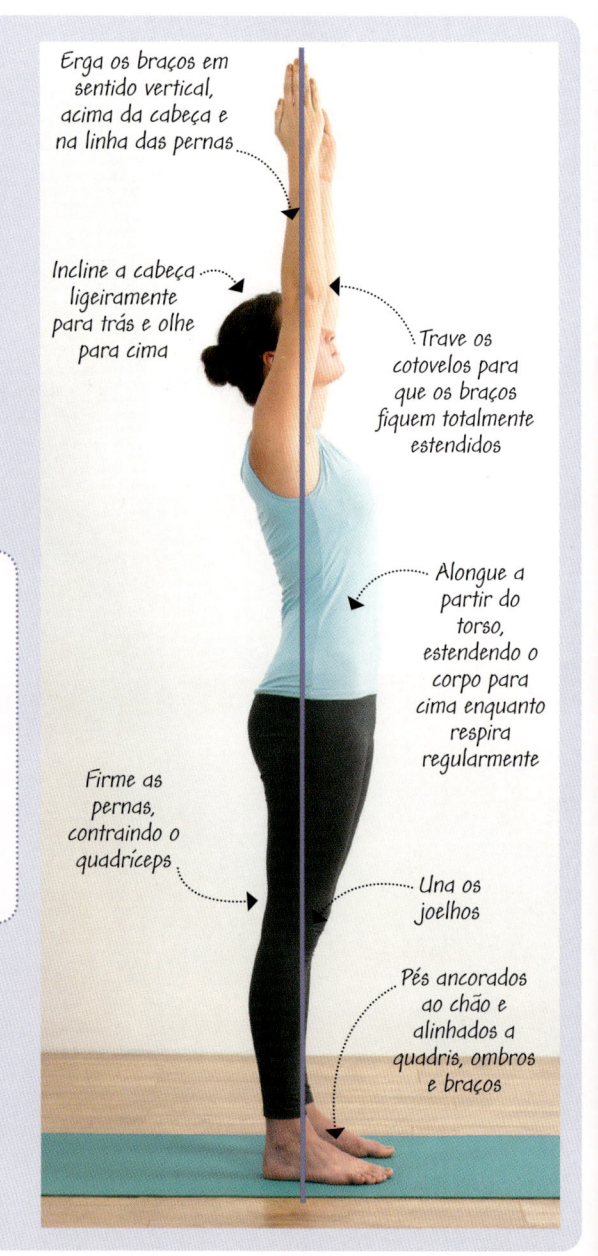

Erga os braços em sentido vertical, acima da cabeça e na linha das pernas

Incline a cabeça ligeiramente para trás e olhe para cima

Trave os cotovelos para que os braços fiquem totalmente estendidos

Alongue a partir do torso, estendendo o corpo para cima enquanto respira regularmente

Firme as pernas, contraindo o quadríceps

Una os joelhos

Pés ancorados ao chão e alinhados a quadris, ombros e braços

O ALINHAMENTO DO CORPO

O que lembrar ao alinhar o corpo

- Certifique-se de ter uma base firme: fixe-se pelos pés e pelas mãos e contraia os músculos apropriados, sem exagerar.

- Estabilize o centro do corpo: puxe o umbigo para dentro a fim de ativar os músculos abdominais, ajudando a sustentar a coluna e a respirar mais profundamente.

- Alinhe a coluna, deixando a cabeça em linha reta com o pescoço, seguindo o movimento da coluna. Abaixe os ombros e use os músculos do tronco para manter a curva natural da coluna.

- Não arqueie a coluna nas posturas de flexão. Use a articulação do quadril como eixo para inclinar o tronco à frente. Isso ajuda a manter a coluna reta, sem arquear.

Pontos principais

- **Alinhe as articulações verticalmente,** ajustando as posições onde for necessário; distribua o peso por igual e use a força natural da gravidade.

- **Mova-se de maneira controlada,** lenta e com propósito. O alinhamento não deve forçar músculos, ligamentos e articulações.

- **Tenha consciência** dos segmentos do corpo e da posição em relação um ao outro.

- **Use a respiração** para aperfeiçoar uma postura.

A Postura do guerreiro II (pp. 98-9) é boa para o alinhamento horizontal. Trabalha as pernas e os pés para dar estabilidade, permitindo mover os quadris para baixo.

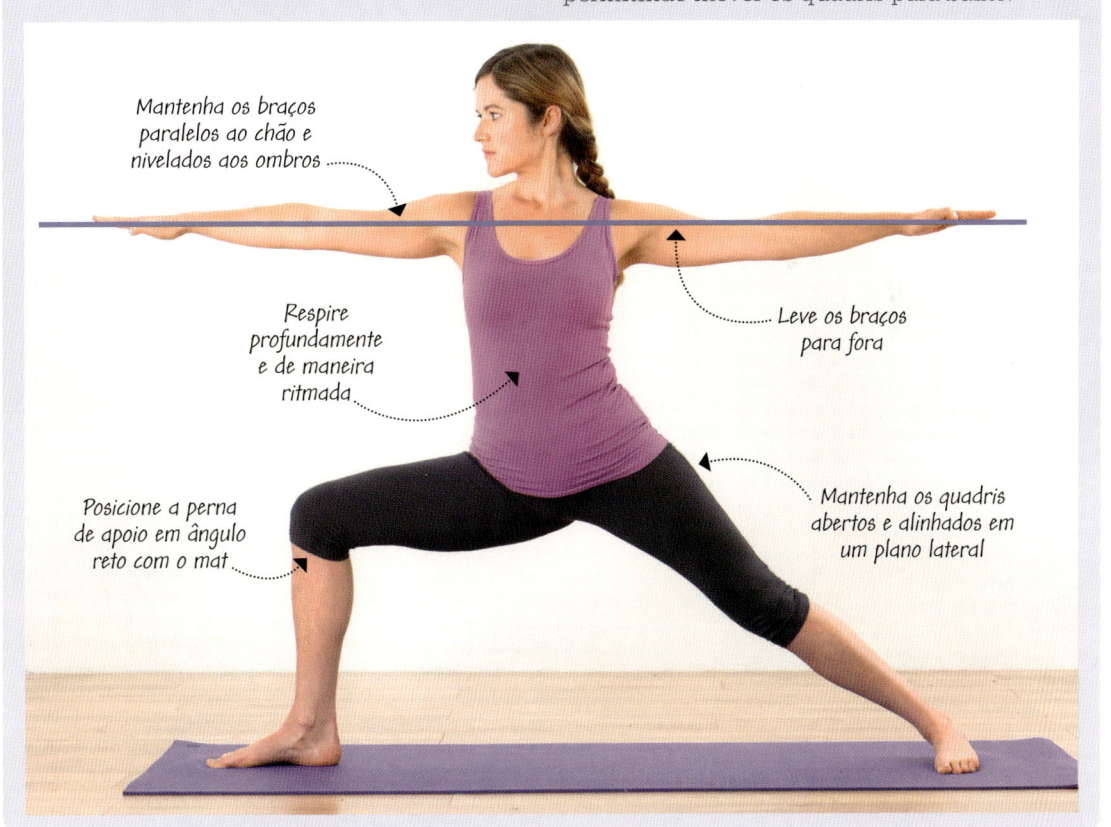

Mantenha os braços paralelos ao chão e nivelados aos ombros

Respire profundamente e de maneira ritmada

Leve os braços para fora

Posicione a perna de apoio em ângulo reto com o mat

Mantenha os quadris abertos e alinhados em um plano lateral

INTRODUÇÃO

Os músculos

O movimento ocorre a partir da contração muscular. Os ligamentos mantêm as articulações estáveis ao segurar os ossos. A prática da ioga trabalha os músculos – aumentando o tônus e a força – e a flexibilidade das articulações.

Músculos ativados puxam os ossos para garantir a permanência em uma postura de ioga. O fornecimento de oxigênio e o fluxo sanguíneo para os músculos aumentam à medida que a respiração se aprofunda. O resultado é um incremento na força e na elasticidade muscular.

Dependendo da ação realizada, cada músculo atua como agonista ou antagonista. O agonista, ou músculo principal, é aquele que inicia o movimento. Já o músculo que controla a velocidade e extensão do movimento é chamado de antagonista. Agonistas e antagonistas são normalmente encontrados em lados opostos de uma articulação.

Por exemplo, ao fazer um movimento de extensão no joelho, o quadríceps atua como agonista e os isquiotibiais, como antagonistas. Inversamente, quando o joelho é flexionado, os isquiotibiais iniciam o movimento e o quadríceps o controla.

A elasticidade dos músculos é a chave para a mobilidade das articulações e flexibilidade da coluna. As posturas de ioga envolvem mente e corpo. Usar os músculos para segurar os membros ou o corpo contra a gravidade em uma dada posição requer esforço, foco e concentração. A ioga permite a permanência nas mais diferentes posturas, usando o próprio peso corporal como carga de equilíbrio.

O músculo é composto de tecidos fibrosos e conjuntivos organizados em camadas para que o movimento possa ser controlado por meio de forças musculares opostas.

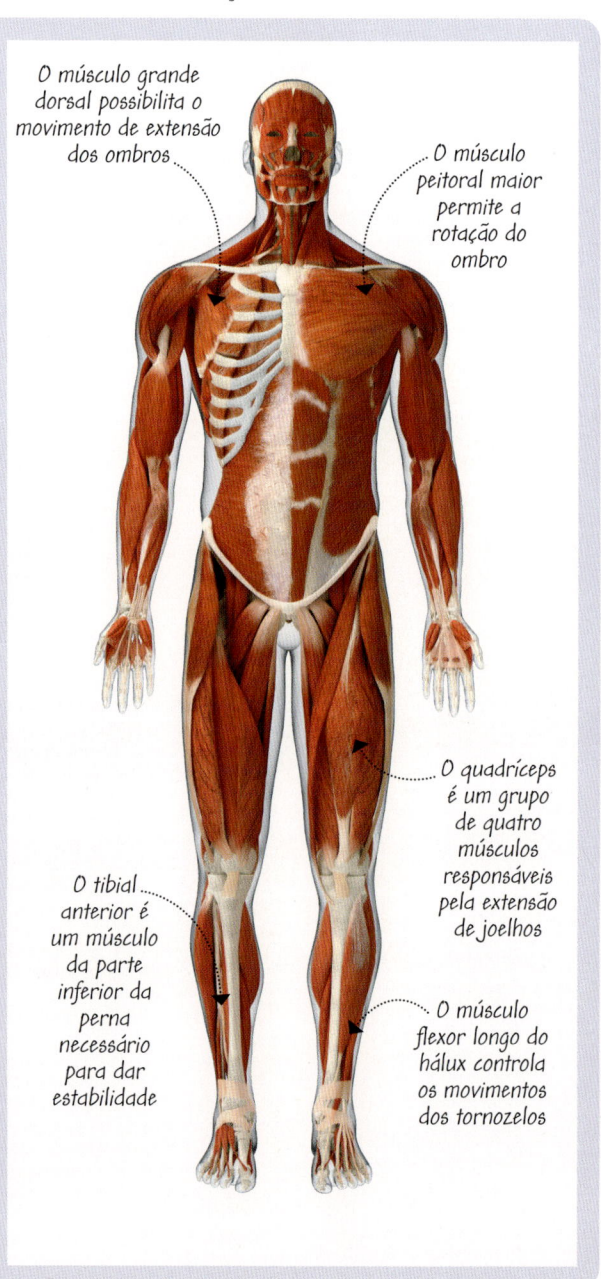

O músculo grande dorsal possibilita o movimento de extensão dos ombros

O músculo peitoral maior permite a rotação do ombro

O quadríceps é um grupo de quatro músculos responsáveis pela extensão de joelhos

O tibial anterior é um músculo da parte inferior da perna necessário para dar estabilidade

O músculo flexor longo do hálux controla os movimentos dos tornozelos

OS MÚSCULOS

Muitos músculos atuam em pares, contrabalanceando e complementando uns aos outros. O bíceps, por exemplo, opõe-se ao tríceps; os músculos extensores das costas, aos flexores.

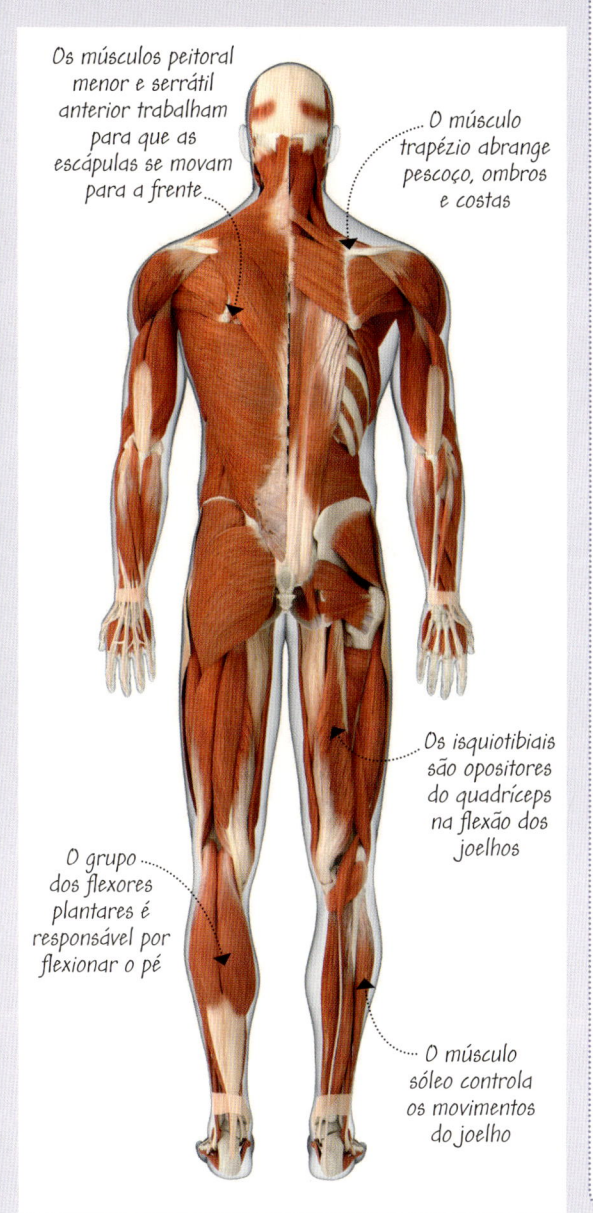

Os músculos peitoral menor e serrátil anterior trabalham para que as escápulas se movam para a frente

O músculo trapézio abrange pescoço, ombros e costas

Os isquiotibiais são opositores do quadríceps na flexão dos joelhos

O grupo dos flexores plantares é responsável por flexionar o pé

O músculo sóleo controla os movimentos do joelho

Inclinação para a frente em pé

Nessa postura (pp. 52-3), o quadríceps atua como agonista e os isquiotibiais, como antagonistas. A respiração é crucial para a permanência na posição. A cada respiração você pode se aprofundar conscientemente na postura. A concentração permite contrair o quadríceps um pouco mais, enviando um sinal neural aos isquiotibiais para que relaxem na mesma proporção. Os músculos eretores da espinha localizados nas costas também participam desse alongamento, visto que toda a coluna é estendida. O correto equilíbrio muscular é restaurado porque os membros trabalham por igual.

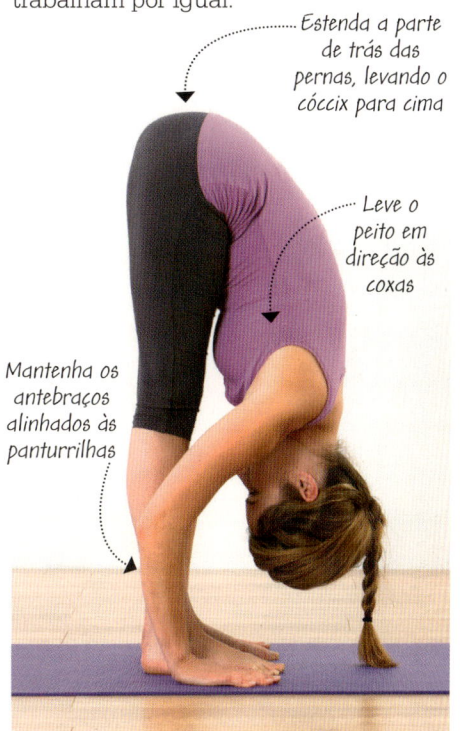

Estenda a parte de trás das pernas, levando o cóccix para cima

Leve o peito em direção às coxas

Mantenha os antebraços alinhados às panturrilhas

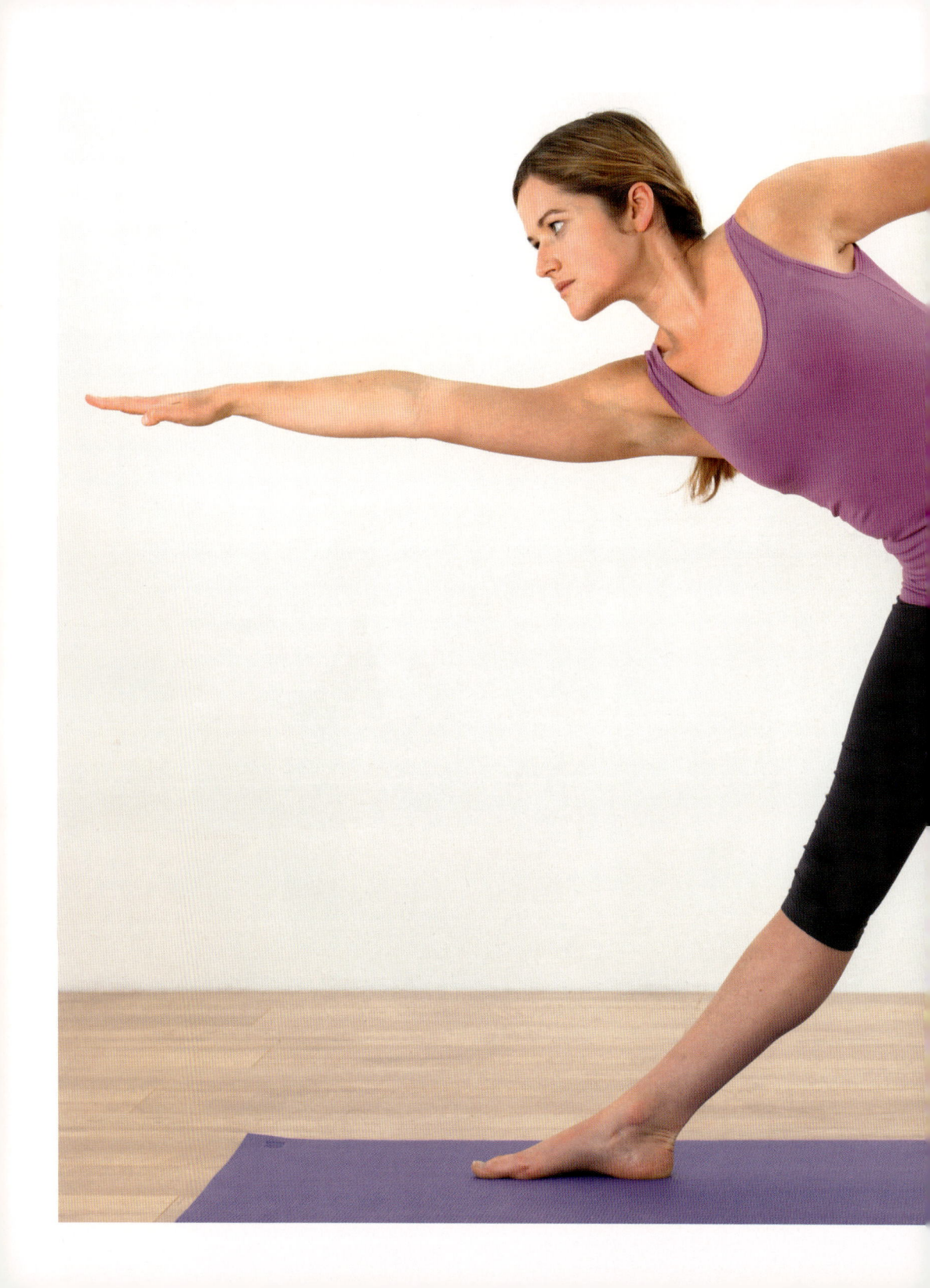

1
Para começar

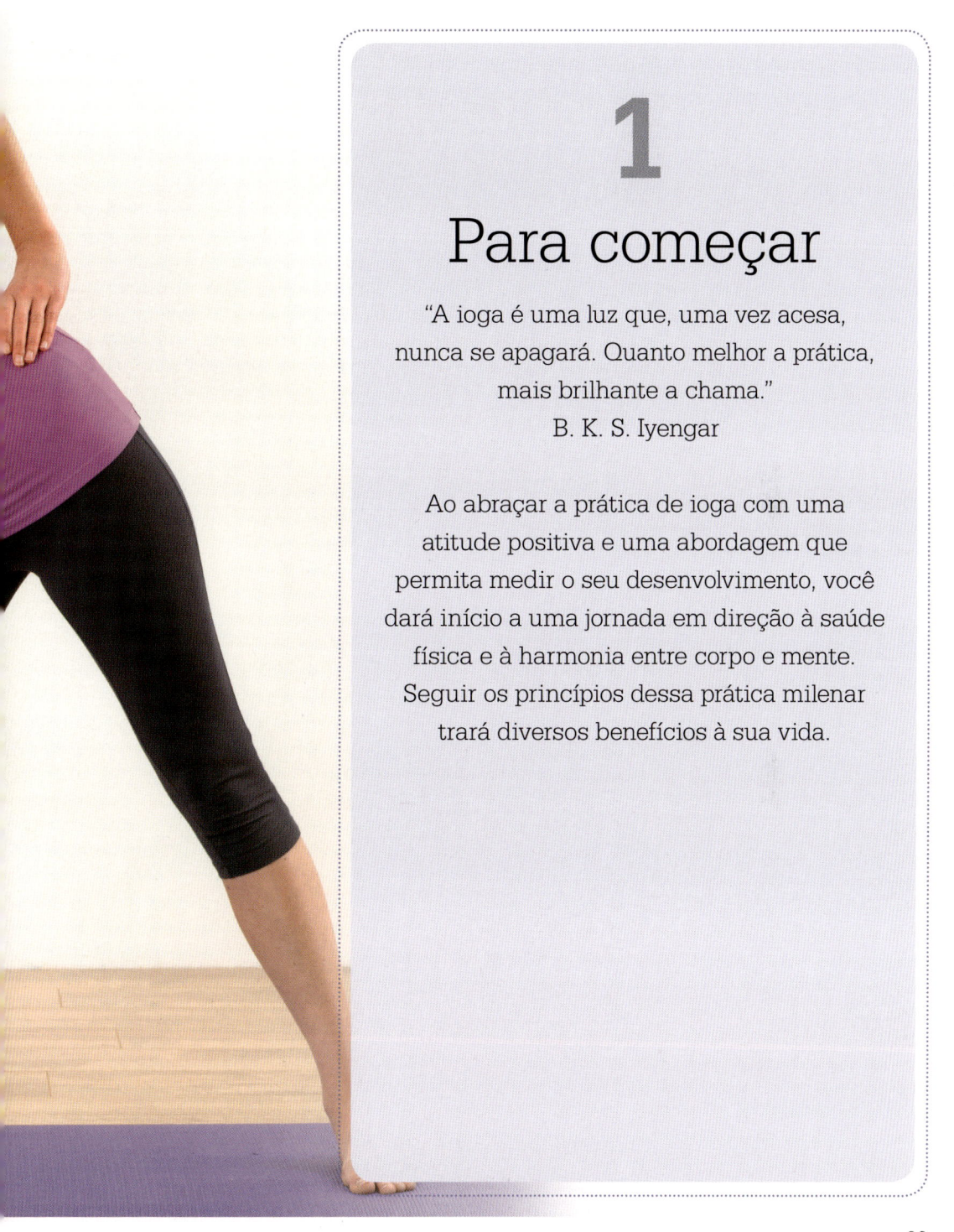

"A ioga é uma luz que, uma vez acesa, nunca se apagará. Quanto melhor a prática, mais brilhante a chama."
B. K. S. Iyengar

Ao abraçar a prática de ioga com uma atitude positiva e uma abordagem que permita medir o seu desenvolvimento, você dará início a uma jornada em direção à saúde física e à harmonia entre corpo e mente. Seguir os princípios dessa prática milenar trará diversos benefícios à sua vida.

Planeje seu curso

Os cinco princípios da ioga (pp. 8-11) são uma boa base e um ponto de partida consistente para começar a prática regular. Depois de entender os conceitos contidos nos princípios, é possível aplicá-los na vida diária para construir e manter o entusiasmo em sua jornada.

1. Planejamento

Antes de começar, decida como, quando e onde você vai praticar ioga. Pense nos seus compromissos cotidianos e quando você poderá praticar. O planejamento cuidadoso permite antecipar os obstáculos que podem impedir uma prática eficaz.

Pensar afirmativamente sobre aquilo que se pretende alcançar na prática de ioga traz foco e motivação. É importante escrever seus objetivos e fixá-los na mente.

Manter um registro escrito será uma ajuda valiosa a longo prazo. Registre tanto observações sobre as sensações físicas como os estados emocionais antes e depois de suas rotinas. A comparação de pensamentos e sentimentos em fases distintas de sua prática lhe dará uma régua própria com a qual medir seu progresso.

2. Avaliação

Avaliar a si mesmo pode ser difícil, sobretudo se praticar sozinho. Veja alguns conselhos (pp. 88-9) sobre como realizar uma autoavaliação eficaz. É importante ter uma ferramenta para medir seu progresso.

Ouvir seu corpo é uma das chaves para esse processo. Isso requer execução cuidadosa e concentração. Você terá melhores condições de colher os benefícios completos da prática de ioga se estiver em sintonia com os ritmos do seu corpo.

Escrever os objetivos ajudará a acompanhar seu progresso, a tornar as conquistas mais evidentes e a identificar as áreas problemáticas que precisam de mais atenção.

Revisar as metas periodicamente permite verificar se você está trilhando o caminho que deseja alcançar dentro do tempo previsto.

Prepare-se

- **Você já definiu** as metas que deseja alcançar?
- **Você já decidiu** onde e quando praticar?
- **Você já conferiu** se tem o equipamento adequado para a prática?
- **Você já planejou** como praticar, conciliando compromissos já existentes?
- **Você já atentou** às suas necessidades de saúde?
- **Você já estabeleceu** um período de tempo para revisar seus objetivos?

PLANEJE SEU CURSO

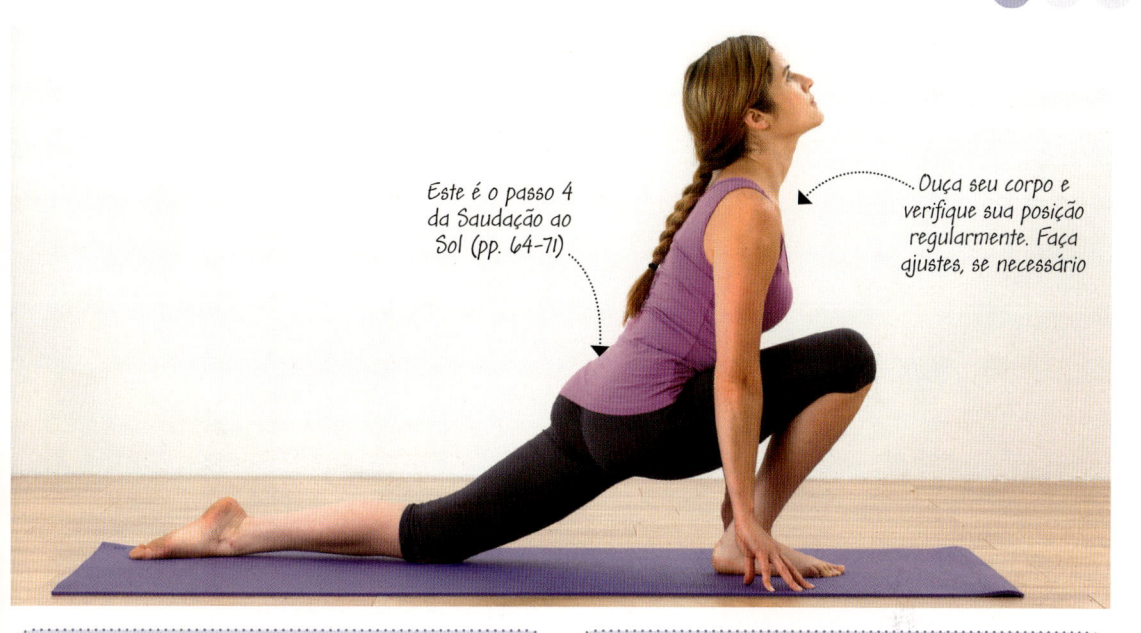

Este é o passo 4 da Saudação ao Sol (pp. 64-71)

Ouça seu corpo e verifique sua posição regularmente. Faça ajustes, se necessário

3. Construção de uma sequência

Uma sequência é composta por várias posturas diferentes, a serem executadas de modo que uma flua naturalmente para a seguinte. Longas e algumas vezes complexas, as sequências podem intimidar o iniciante.

Para se preparar antes da prática de uma sequência, pesquise os antecedentes das posturas e entenda o papel que elas possuem na série de exercícios. Isso tornará mais fácil memorizar e executar os diversos movimentos envolvidos.

Compreender a importância da respiração e treinar técnicas respiratórias é essencial para uma prática bem-sucedida de ioga. Dê atenção especial a esses exercícios. Divida posturas individuais em etapas e adapte-as às suas condições. Assim, você conhecerá melhor seus pontos fortes e fracos e usará os acessórios certos quando necessário.

4. O que esperar

Nesse momento é sensato estabelecer objetivos gerais e realistas.

Procure estabelecer e manter uma prática regular. Uma boa ideia é definir um horário específico para seus exercícios, de forma a adequar outros compromissos sem interferir na sua rotina. Com isso, serão minimizados tanto eventuais transtornos para você como para aqueles com quem você convive. Manter um diário de suas sessões também permite acompanhar sua autodisciplina em seguir o planejamento.

Busque melhorar sua saúde em geral, preste mais atenção ao corpo e a tudo que o afeta. Isso pode implicar fazer mais exercício, comer de maneira mais saudável e ser mais cuidadoso com o que você oferece a seu corpo.

Ao buscar uma atitude positiva que promova seu próprio bem-estar, você já cria uma base consistente para a prática futura. É importante ter uma abordagem otimista da ioga.

PARA COMEÇAR

Técnicas de **aquecimento**

Antes de iniciar a prática de ioga, é importante aquecer-se e também dedicar um período para os exercícios de respiração. Aprender a respirar com as técnicas de ioga permite que você execute as posturas de forma correta e também permaneça por mais tempo nelas.

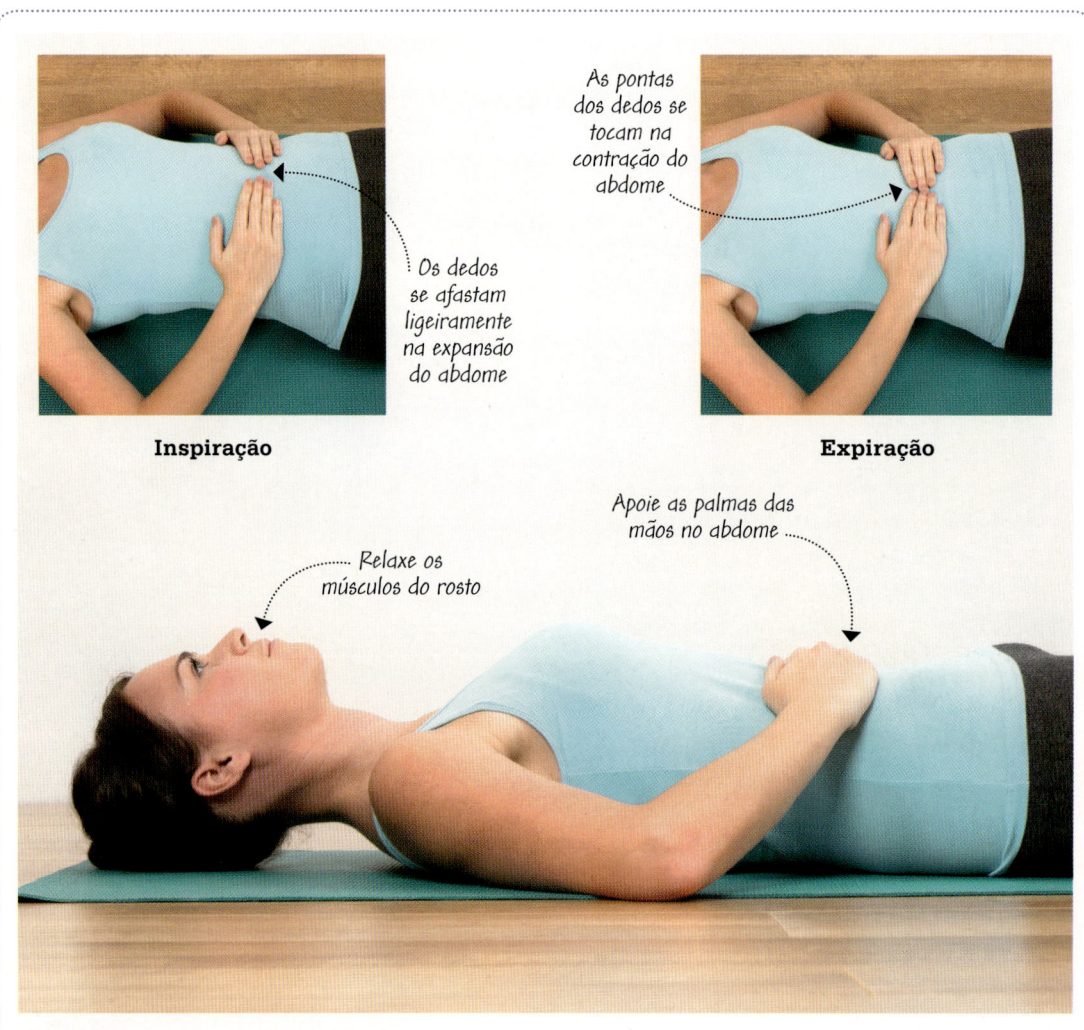

Os dedos se afastam ligeiramente na expansão do abdome

Inspiração

As pontas dos dedos se tocam na contração do abdome

Expiração

Relaxe os músculos do rosto

Apoie as palmas das mãos no abdome

Respiração abdominal

Deite-se de costas e coloque cada mão de um lado do umbigo. Ao inspirar, o abdome deve se expandir para fora, afastando os dedos. Ao expirar, sinta-o contrair e os dedos se juntarem. Leve as mãos um pouco mais acima do umbigo a fim de sentir os movimentos do diafragma. Inspire e expire durante 2 minutos.

TÉCNICAS DE AQUECIMENTO

1 2 3

Inspiração

- Cabeça centrada
- Ombros ligeiramente para cima
- O peito se expande para cima e para fora
- Deixe a barriga expandir enquanto o diafragma se contrai

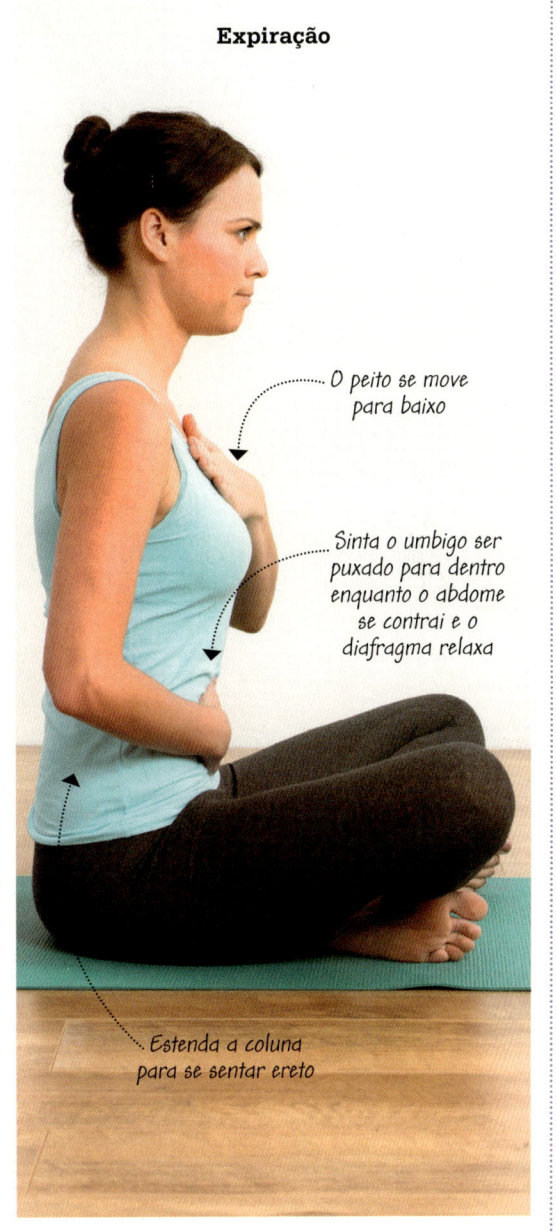

Expiração

- O peito se move para baixo
- Sinta o umbigo ser puxado para dentro enquanto o abdome se contrai e o diafragma relaxa
- Estenda a coluna para se sentar ereto

Respiração iogue

Inspire lentamente, expandindo o abdome, a caixa torácica e a área do peito perto da clavícula. Pare por um momento. Ao expirar, sinta o ar deixando primeiro o abdome, depois o meio do peito e, por fim, a parte superior de peito e pescoço. Faça outra pausa. Repita as inspirações e expirações durante cerca de 2 minutos.

PARA COMEÇAR

Levante os calcanhares o mais alto possível

Pressione os dedos para baixo com força

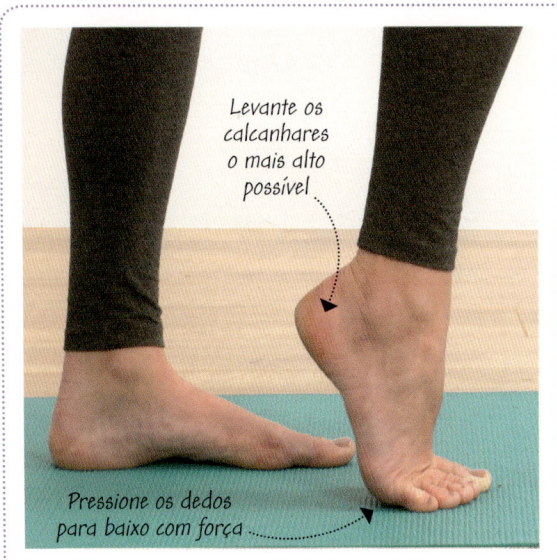

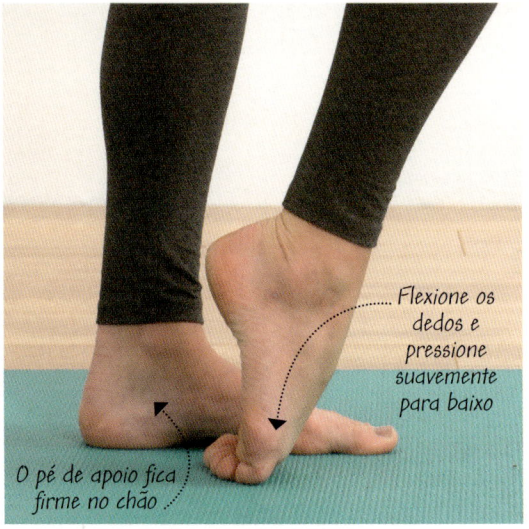

Flexione os dedos e pressione suavemente para baixo

O pé de apoio fica firme no chão

Aquecimento dos pés

Estenda o calcanhar de cada pé algumas vezes, fazendo movimentos para cima e para baixo (esquerda). Em seguida, role os dedos para baixo do pé até que estejam curvados e ligeiramente pressionados (direita). Mantenha por 2 ou 3 respirações. Repita com o outro pé.

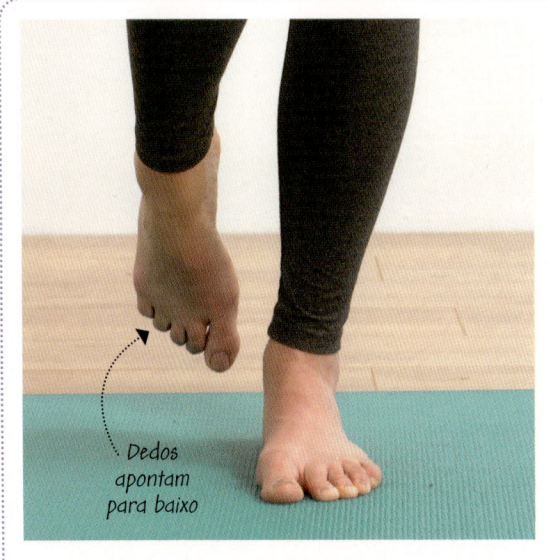

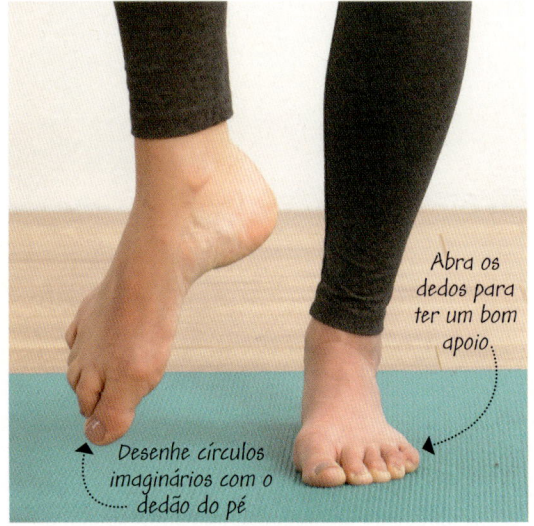

Dedos apontam para baixo

Abra os dedos para ter um bom apoio

Desenhe círculos imaginários com o dedão do pé

Aquecimento dos tornozelos

Com a perna esquerda firme, eleve o pé direito, dedos apontando para baixo (esquerda). Segure por algumas respirações e inverta a perna. Em seguida, gire o pé direito usando o tornozelo, primeiro para um lado e depois para o outro (direita). Repita com a outra perna.

TÉCNICAS DE AQUECIMENTO   **1** 2 3

Aponte os dedos para baixo

Gire os joelhos

Mantenha os tornozelos móveis

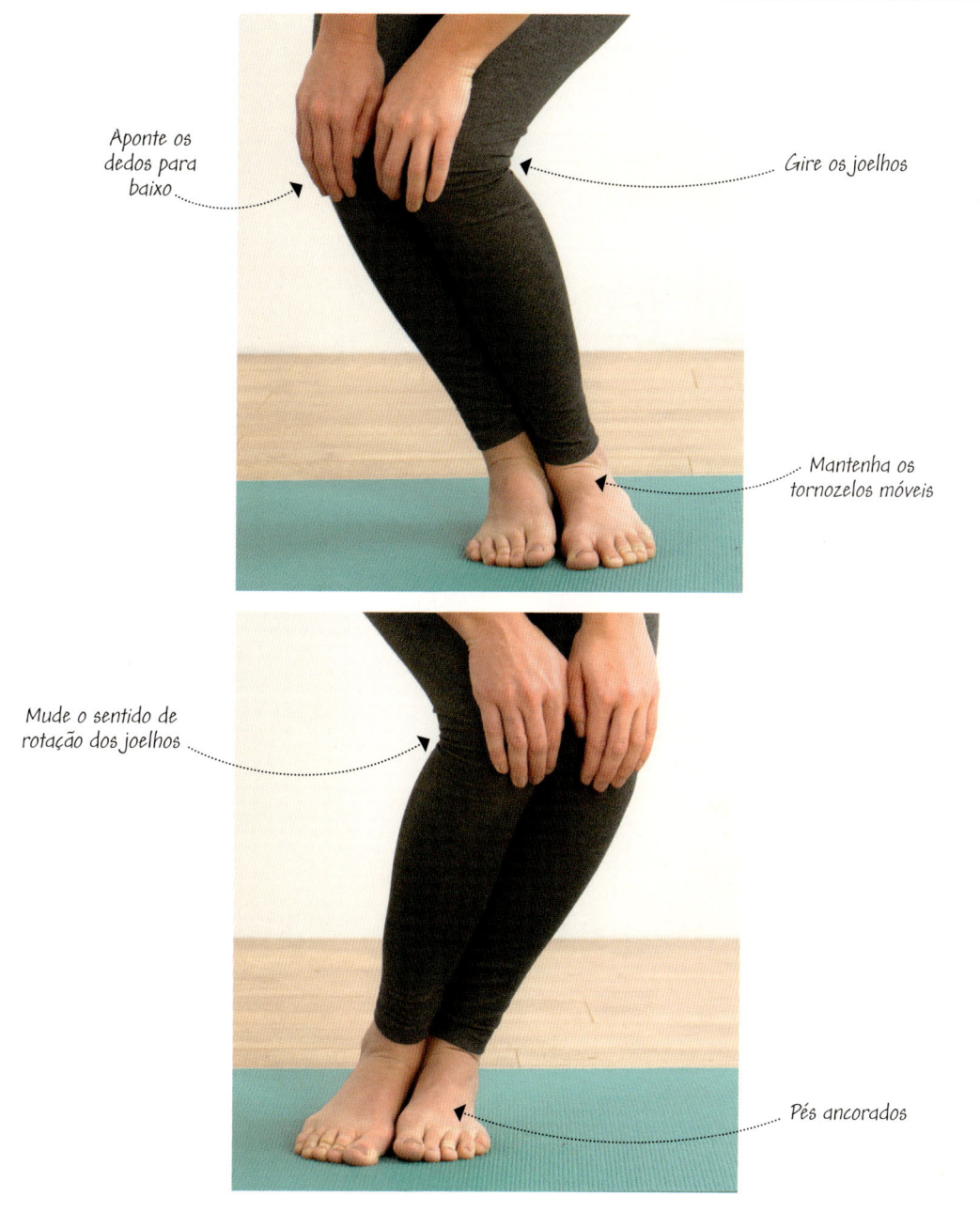

Mude o sentido de rotação dos joelhos

Pés ancorados

Aquecimento dos joelhos

Fique em pé. Com os pés unidos, flexione ligeiramente os joelhos e apoie as mãos nas patelas, com os dedos apontando para baixo.

Faça movimentos circulares e suaves com os joelhos: 10 vezes em cada sentido com os pés firmes no chão.

1 **2** **3** PARA COMEÇAR

Mantenha as mãos nos quadris

O torso se inclina com os movimentos

Olhe para a frente, e não para baixo

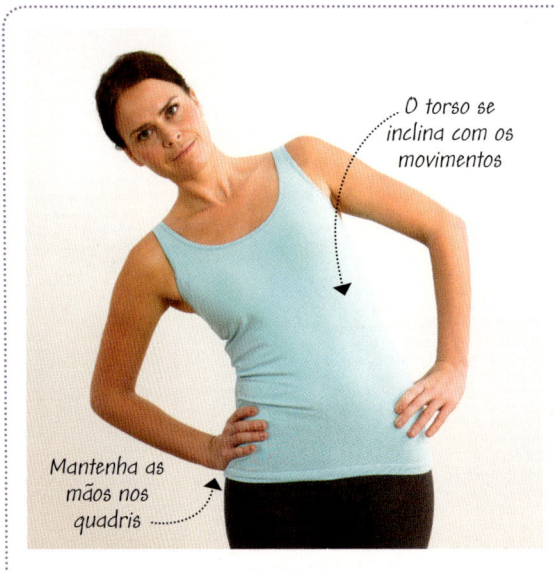

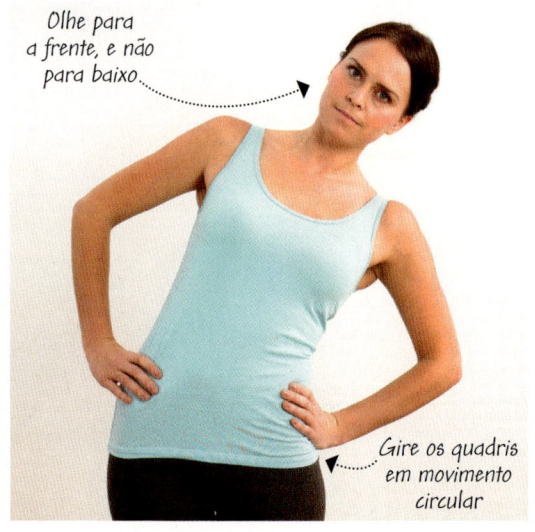

Gire os quadris em movimento circular

Aquecimento dos quadris

Em pé, de pernas afastadas, alinhadas com os ombros, e as mãos nos quadris, gire a pelve 10 vezes no sentido horário e 10 no anti-horário. Mantenha as pernas retas e as patelas puxando para cima, envolva os quadris e a parte superior do corpo no giro.

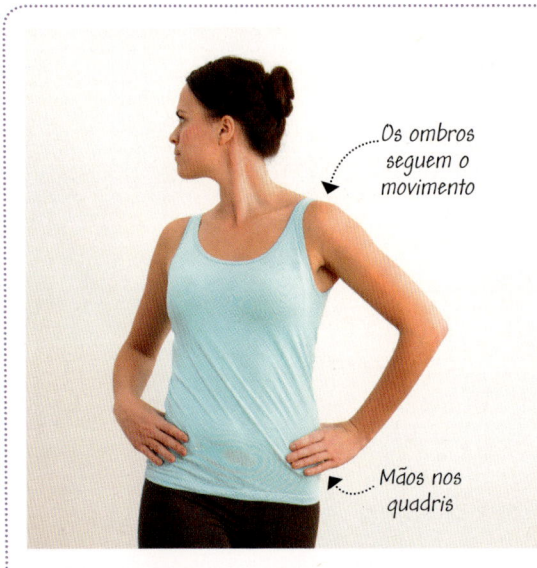

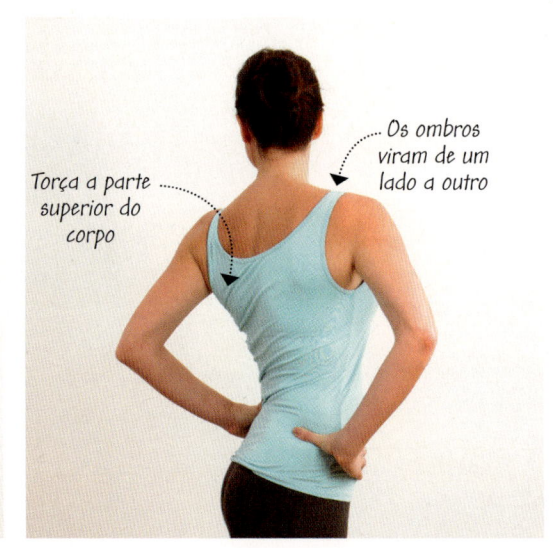

Os ombros seguem o movimento

Mãos nos quadris

Torça a parte superior do corpo

Os ombros viram de um lado a outro

Aquecimento do torso

Em pé, de pernas afastadas, alinhadas com os ombros, e as mãos nos quadris, gire o tronco de um lado a outro suavemente, torcendo o quadril, a cintura e a coluna vertebral. Gire 10 vezes para cada lado. A cabeça e os ombros devem seguir o movimento.

TÉCNICAS DE AQUECIMENTO   **1** 2 3

Mantenha os ombros nivelados

Pontas dos dedos nos ombros

1. Expire

Cabeça centrada

Os cotovelos se tocam

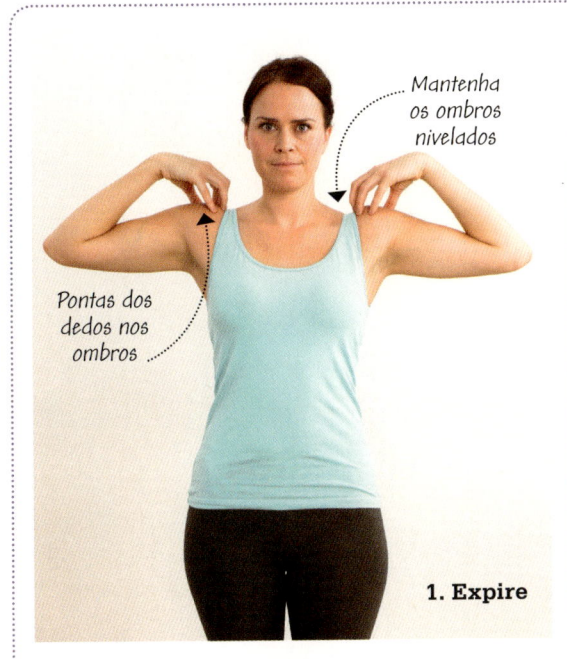

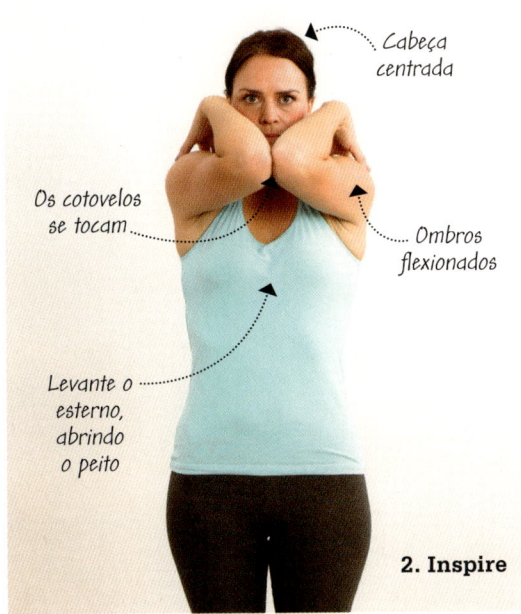

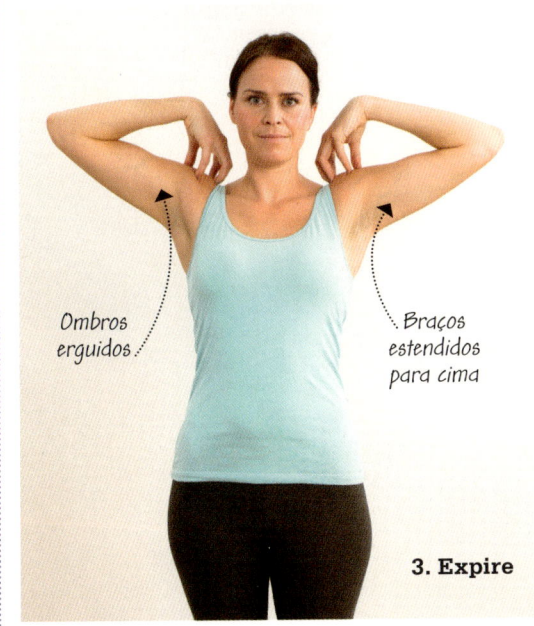

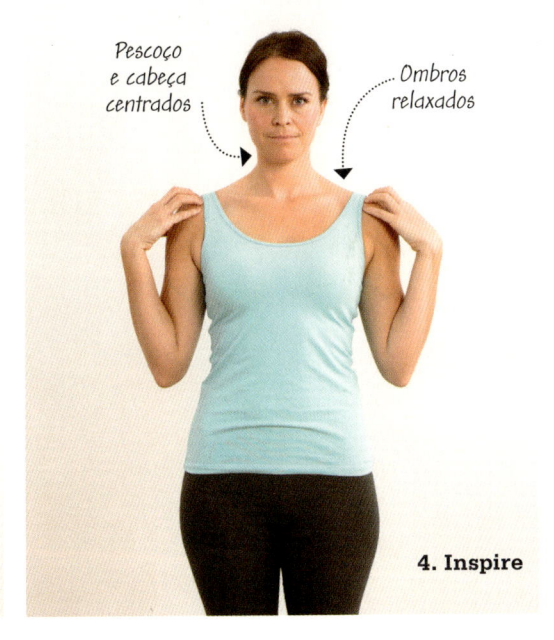

Ombros flexionados

Levante o esterno, abrindo o peito

2. Inspire

Ombros erguidos

Braços estendidos para cima

3. Expire

Pescoço e cabeça centrados

Ombros relaxados

4. Inspire

Aquecimento dos ombros

Em pé, coloque os dedos das mãos nos ombros. Inspire, aproximando os cotovelos na frente até se tocarem. Expire para erguer e separar os cotovelos, estendendo-os para cima. Complete o movimento baixando os cotovelos. Repita 10 vezes.

① ② ③   PARA COMEÇAR

Olhe fixo para cima

Olhe para a direita

Olhe para o canto superior direito

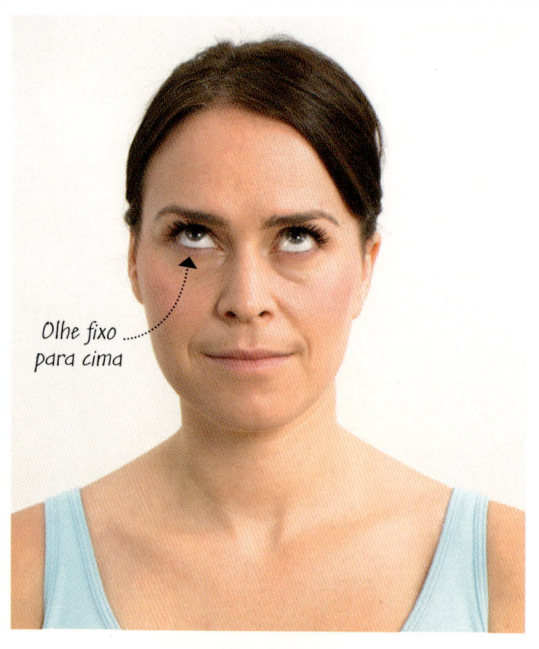

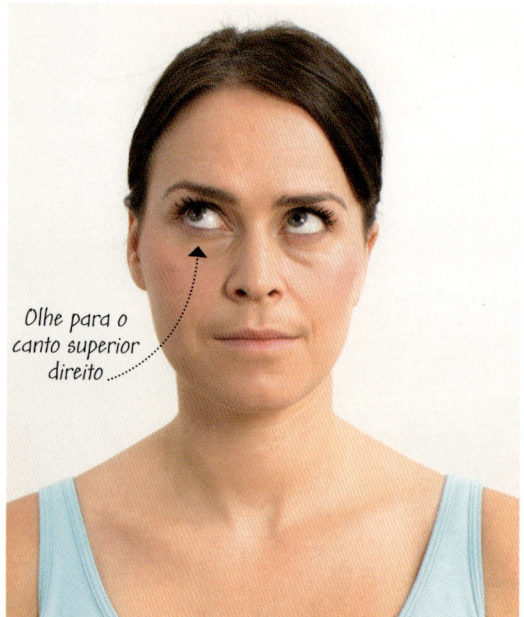

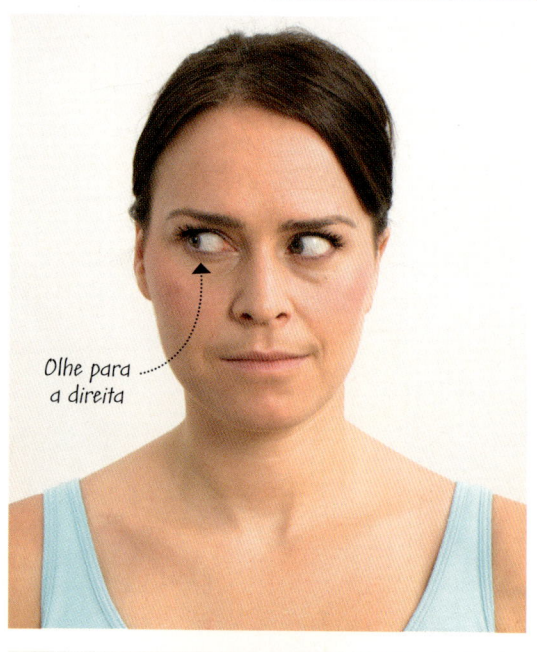

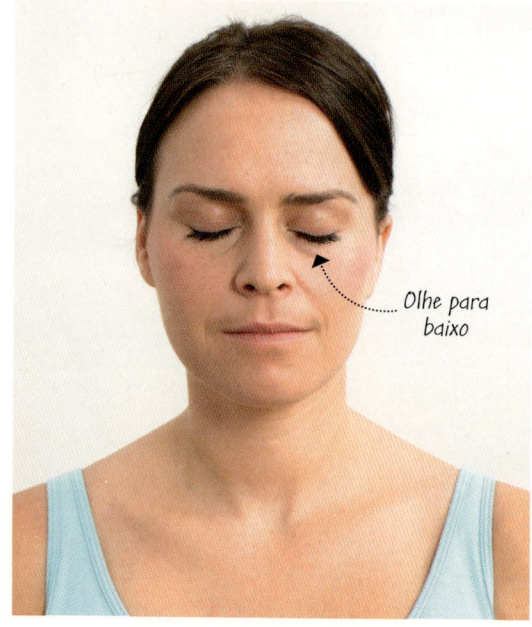

Olhe para baixo

Aquecimento dos olhos
Cabeça e pescoço imóveis. Mantenha cada posição por alguns segundos. No sentido horário, começando no alto à esquerda: olhe para cima, depois para a direita, para o canto superior direito e para baixo. Depois olhe para a esquerda e para o canto superior esquerdo.

TÉCNICAS DE AQUECIMENTO   **1** 2 3

Queixo na direção do peito

Incline a cabeça para trás

Estenda o pescoço para trás

Incline a cabeça para a direita

Incline a cabeça para a esquerda

Gire a cabeça para o lado

Gire a cabeça para o outro lado

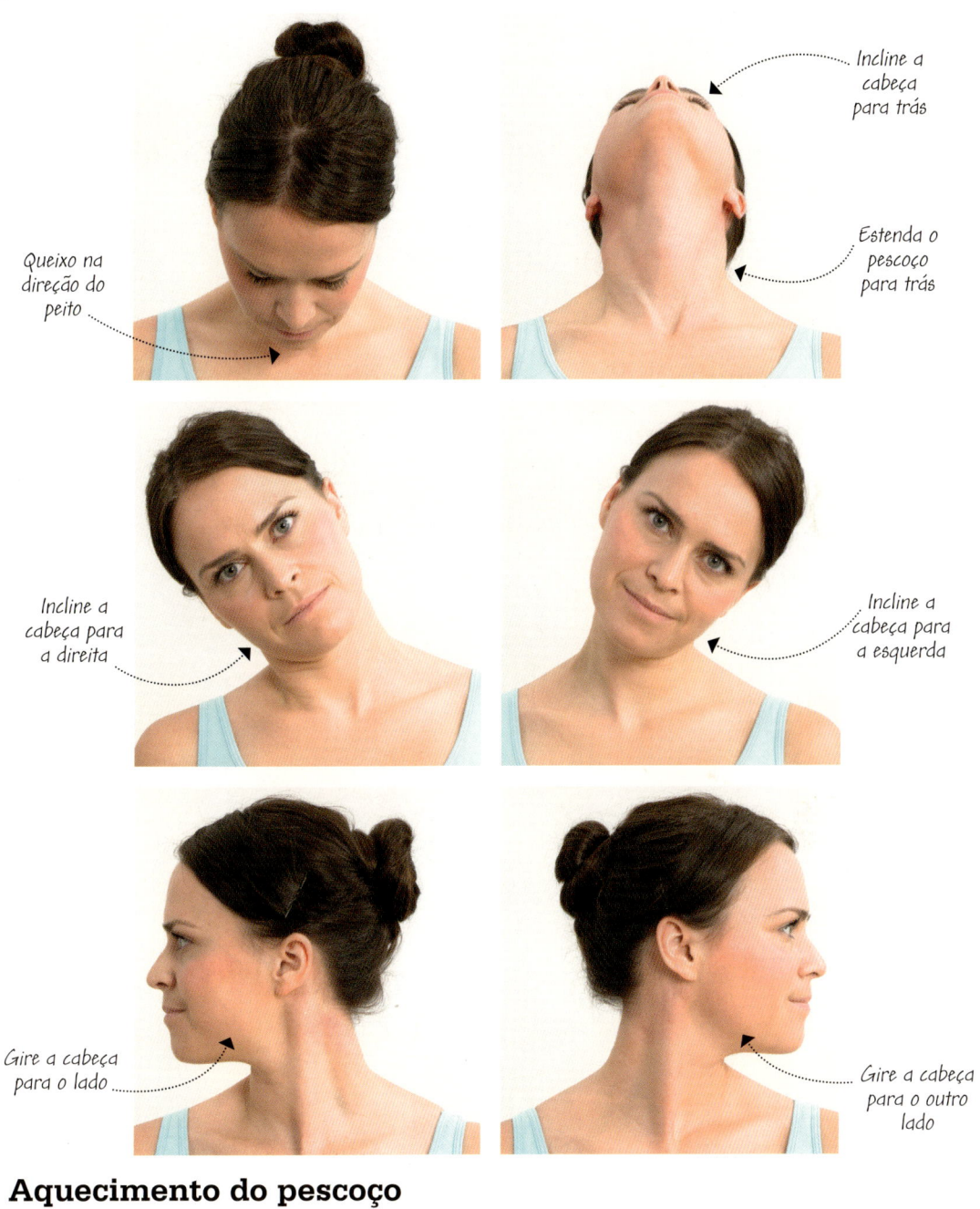

Aquecimento do pescoço

Sente-se ereto. Incline lentamente a cabeça para a frente e depois para trás. Em seguida, curve a cabeça para a direita e depois para a esquerda. Por fim, gire a cabeça para a direita e depois para a esquerda. Permaneça em cada posição por alguns segundos.

Prática segura

Praticar ioga implica respeitar as limitações do corpo e compreender como e quando usar os equipamentos de auxílio. Atenção: se algum exercício ou postura provocar sensações desagradáveis, como tontura ou dor, consulte um médico – pode haver algum problema de saúde desconhecido que torna a prática de ioga inadequada.

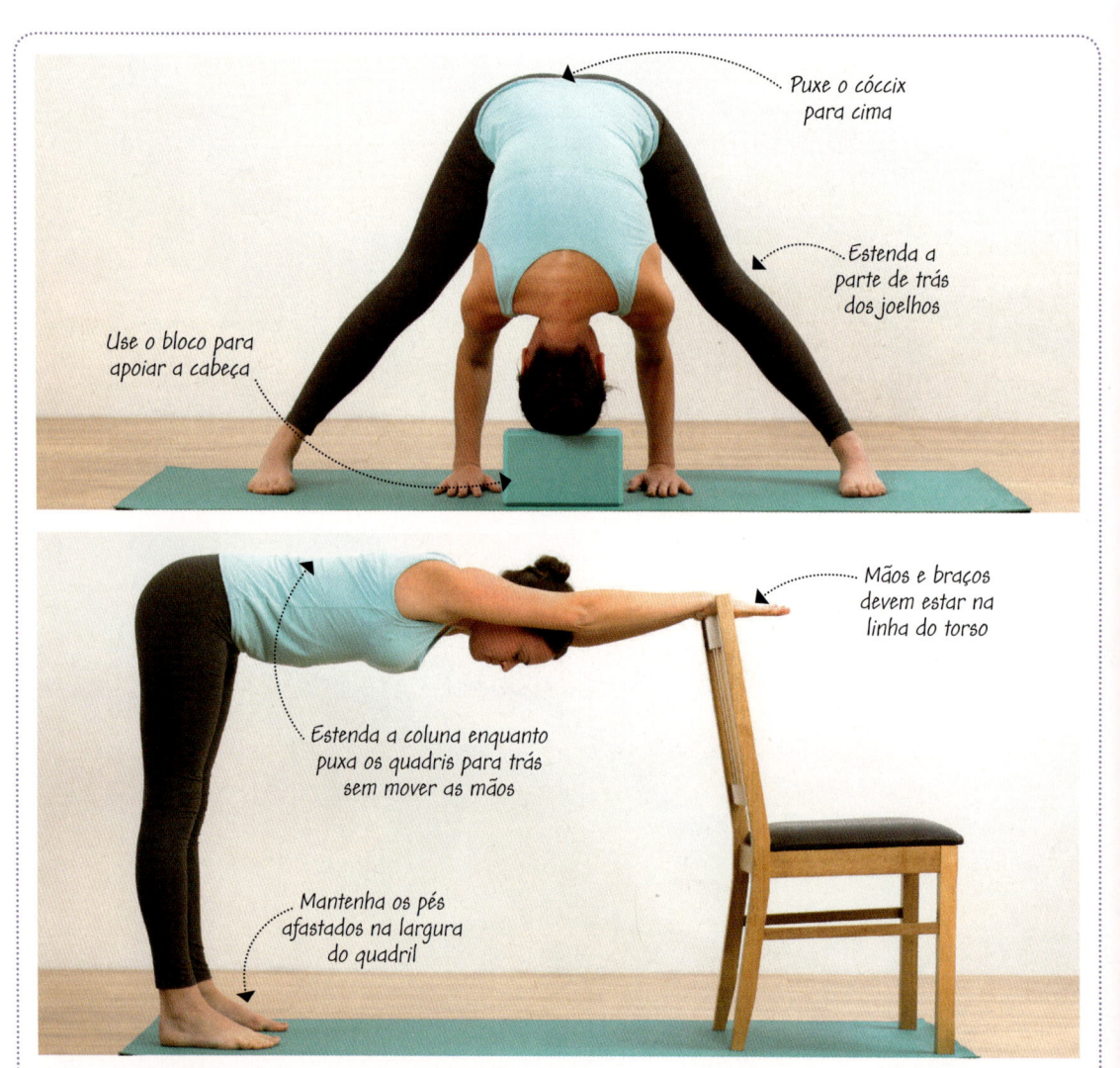

Puxe o cóccix para cima

Estenda a parte de trás dos joelhos

Use o bloco para apoiar a cabeça

Mãos e braços devem estar na linha do torso

Estenda a coluna enquanto puxa os quadris para trás sem mover as mãos

Mantenha os pés afastados na largura do quadril

Acessórios para posturas em pé

Posturas em pé, como a inclinação para a frente, podem ser difíceis em uma primeira tentativa. Blocos ou outros meios de apoio, como uma cadeira, ajudam a modificar a postura, de modo que a flexibilidade seja alcançada gradualmente e sem lesões.

PRÁTICA SEGURA

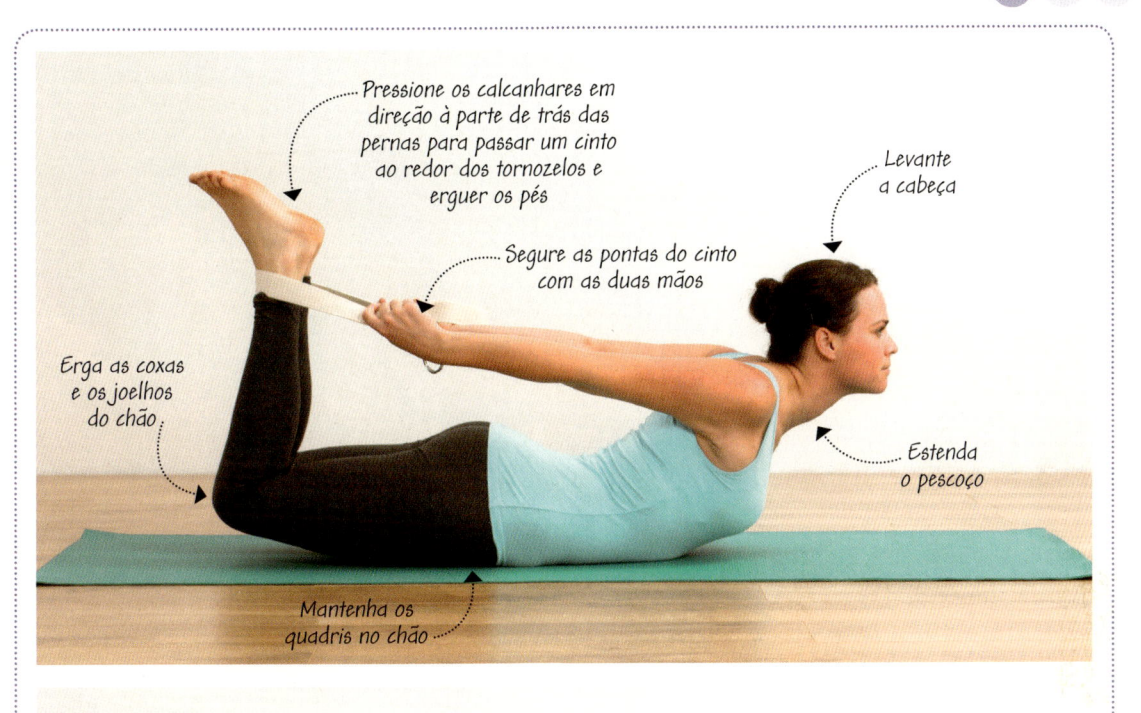

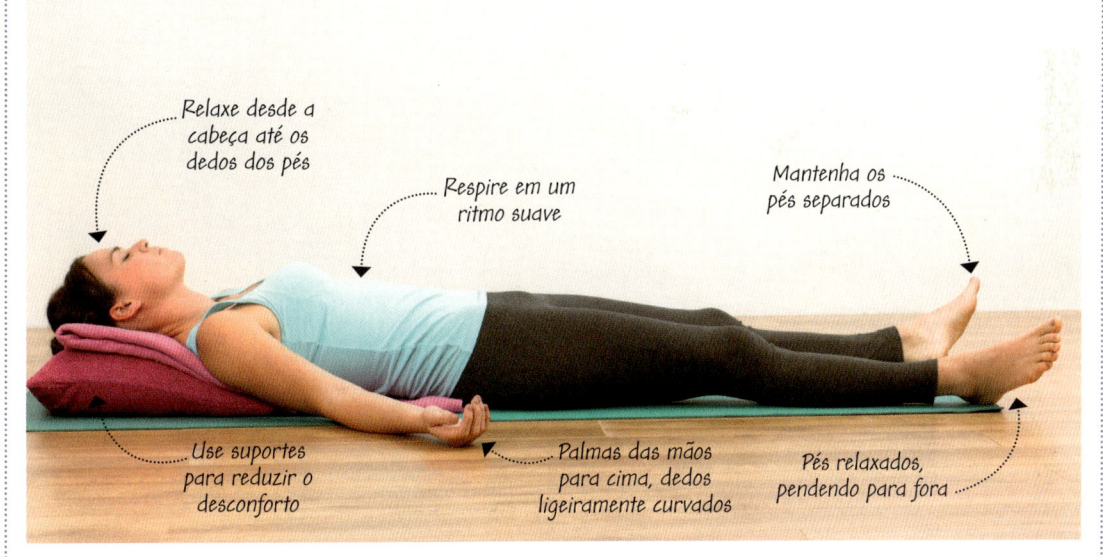

Pressione os calcanhares em direção à parte de trás das pernas para passar um cinto ao redor dos tornozelos e erguer os pés

Levante a cabeça

Segure as pontas do cinto com as duas mãos

Erga as coxas e os joelhos do chão

Estenda o pescoço

Mantenha os quadris no chão

Relaxe desde a cabeça até os dedos dos pés

Respire em um ritmo suave

Mantenha os pés separados

Use suportes para reduzir o desconforto

Palmas das mãos para cima, dedos ligeiramente curvados

Pés relaxados, pendendo para fora

Acessórios para posturas no chão

Usar um cinto de ioga ajuda a trabalhar a execução de uma postura que no princípio pareça difícil.

Toalhas ou almofadas podem proporcionar o conforto necessário para se relaxar completamente.

PARA COMEÇAR

Principais técnicas de **relaxamento**

O relaxamento na ioga envolve a exploração consciente do eu interior. As técnicas para reduzir a tensão criam um estado de calma no qual mente e corpo são capazes de se conectar. Respirar conscientemente de forma suave e ondulatória é fundamental para aprofundar a sensação de paz e tranquilidade do relaxamento.

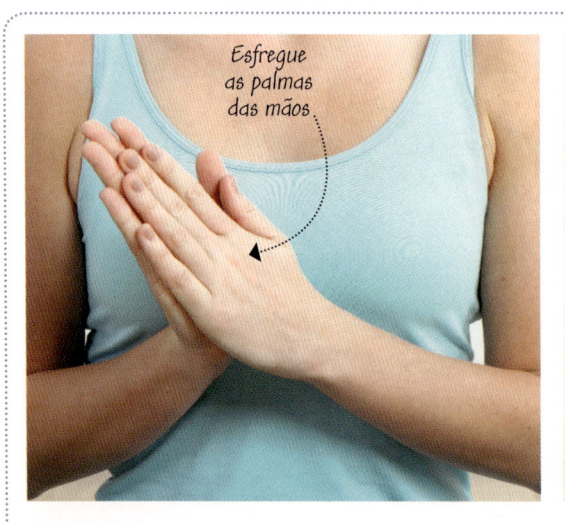

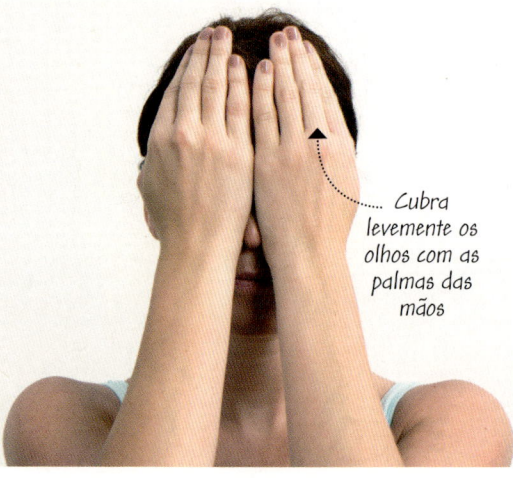

Esfregue as palmas das mãos

Cubra levemente os olhos com as palmas das mãos

Relaxe os olhos

Sente-se com a coluna ereta, esfregue as mãos até as palmas ficarem aquecidas. Respire de maneira uniforme, feche os olhos e cubra-os delicadamente com as palmas das mãos para experimentar a escuridão. Permaneça assim por alguns minutos.

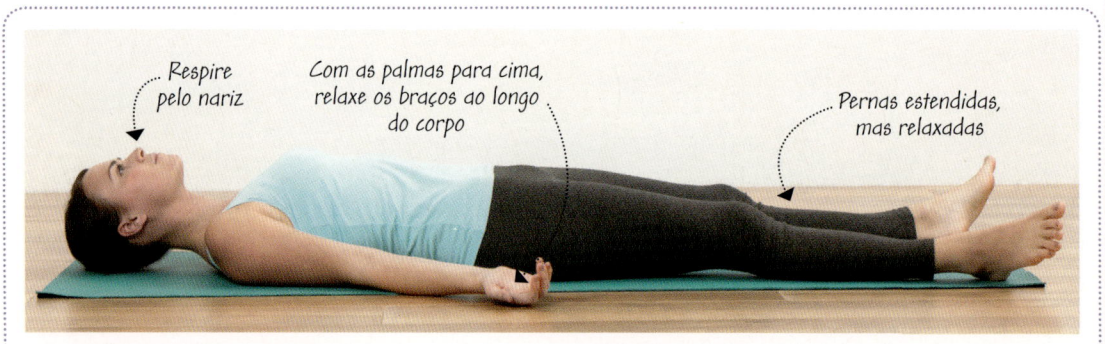

Respire pelo nariz

Com as palmas para cima, relaxe os braços ao longo do corpo

Pernas estendidas, mas relaxadas

Postura do cadáver

Deite-se de costas e mantenha as pernas afastadas em pelo menos 60 cm. Relaxe, deixando que os pés virem para fora. Os braços devem estar em um ângulo de 45 graus do corpo, as palmas das mãos voltadas para cima. Perceba o abdome subir e descer suavemente. Inspire e expire. Sinta a tensão sair a cada expiração. Fique na postura por pelo menos 5 minutos.

PRINCIPAIS TÉCNICAS DE RELAXAMENTO

Pescoço e cabeça centrados

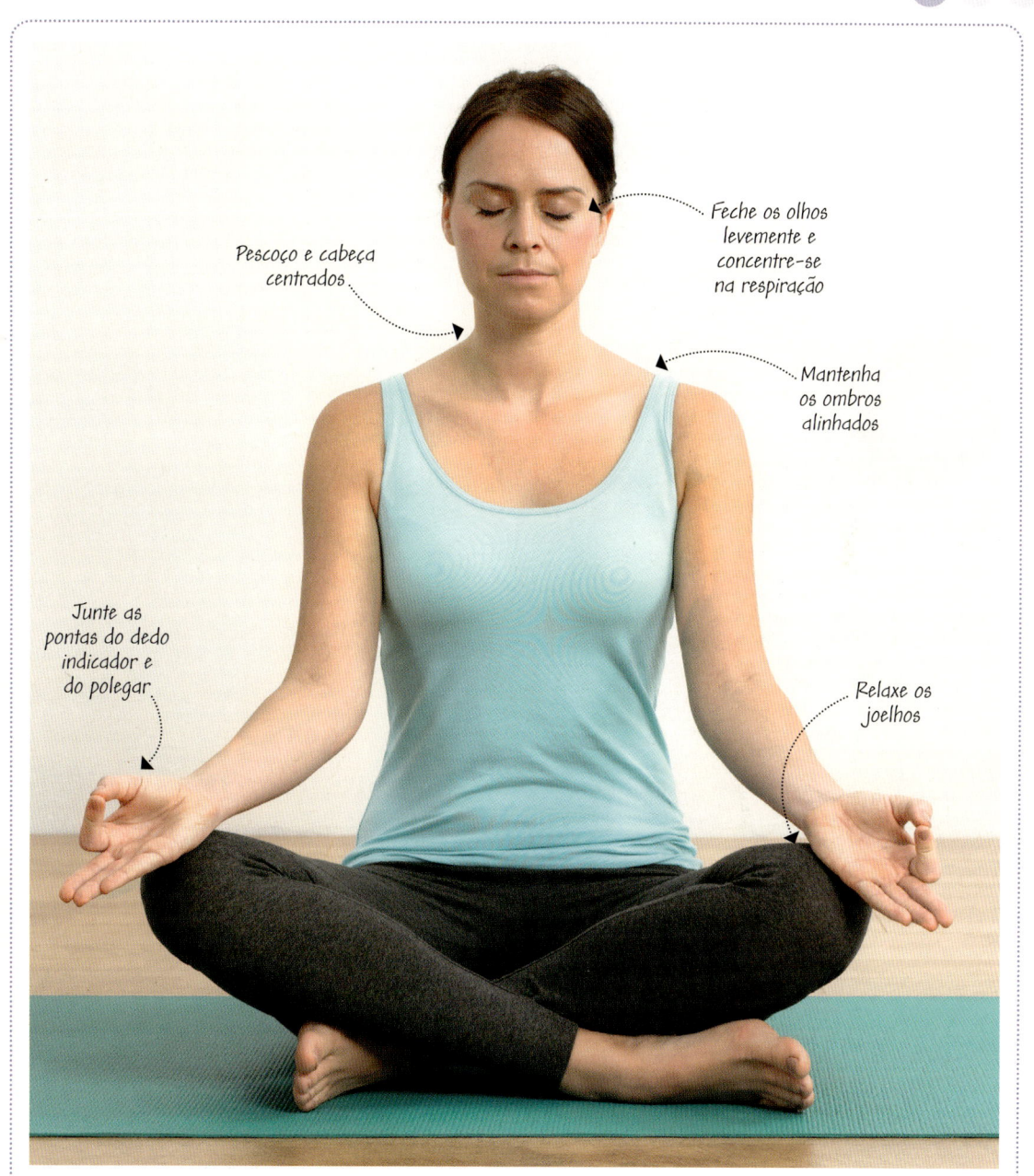

Feche os olhos levemente e concentre-se na respiração

Mantenha os ombros alinhados

Junte as pontas do dedo indicador e do polegar

Relaxe os joelhos

Sentar com as pernas cruzadas

Sente-se em um mat ou almofada (para maior conforto) e cruze as pernas. Se necessário, evite tensionar os joelhos utilizando almofadas de apoio. Incline-se ligeiramente para a frente, coluna ereta. Descanse as mãos sobre os joelhos, as palmas viradas para fora. Sinta o peito subir e descer suavemente ao respirar. Abrace a quietude, como um lótus em um lago.

Postura da montanha

Desenvolve a postura • **Promove** o alinhamento da coluna

A Postura da montanha permite que você utilize seu espelho interior para corrigir o alinhamento da coluna. A consciência corporal adquirida vai ajudar em outras posturas.

1 Fique em pé. Afaste os pés na largura do quadril, mantenha as pernas paralelas e os dedos dos pés apontando para a frente. Levante e afaste os dedos; depois, pressione-os contra o chão. Braços ao lado do corpo. Realinhe lentamente o corpo para cima: desde os dedos dos pés até os tornozelos, joelhos, pelve, peito, ombros, pescoço e cabeça.

Dica Distribua o peso do corpo por igual nos pés. Imagine criar raízes no chão, que firmam a posição em pé.

Atenção

Pescoço e cabeça inclinados para a frente Ombros rígidos ou cervical com curva exagerada (cifose) podem fazer o pescoço estender para a frente. Abra o peito, alongue o pescoço e mantenha o queixo alinhado com o chão.

Torso inclinado para trás Quando as pernas estão posicionadas, a pelve tende a cair para a frente, curvando a parte superior do corpo ligeiramente para trás. Para reduzir a inclinação pélvica, puxe o osso púbico para dentro e deixe o cóccix alongar.

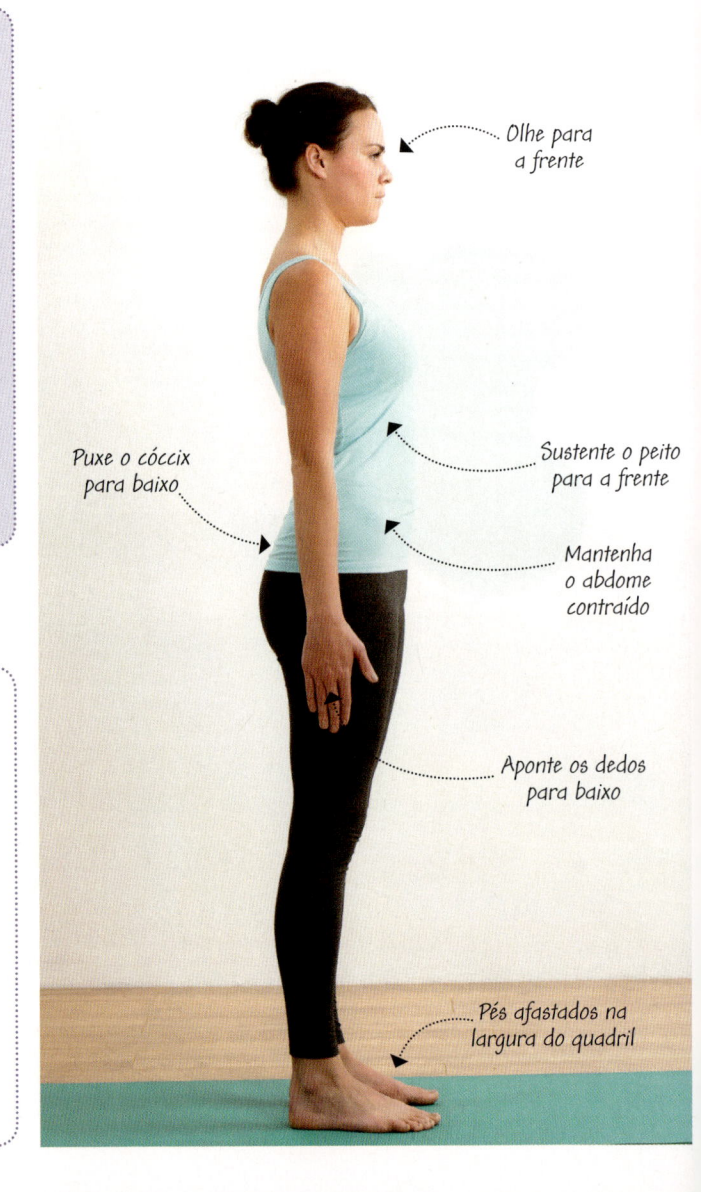

- Olhe para a frente
- Sustente o peito para a frente
- Puxe o cóccix para baixo
- Mantenha o abdome contraído
- Aponte os dedos para baixo
- Pés afastados na largura do quadril

POSTURA DA MONTANHA

① ② ③

Mantenha o pescoço reto

Levante as mãos em posição de oração

Contraia os músculos posteriores da coxa

Afaste os tornozelos ligeiramente, levantando os arcos dos pés

Contraia os músculos das panturrilhas e una os joelhos

Levante os braços com as palmas viradas para dentro

Incline a cabeça ligeiramente para trás

Alongue a partir da coluna

Inspire ao erguer os braços

Mantenha os pés firmes no chão

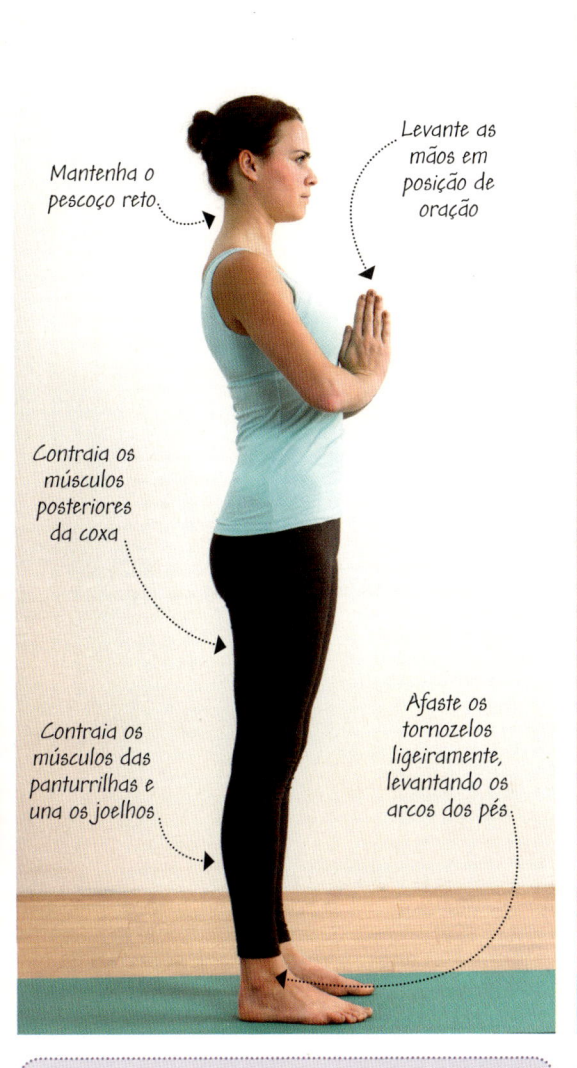

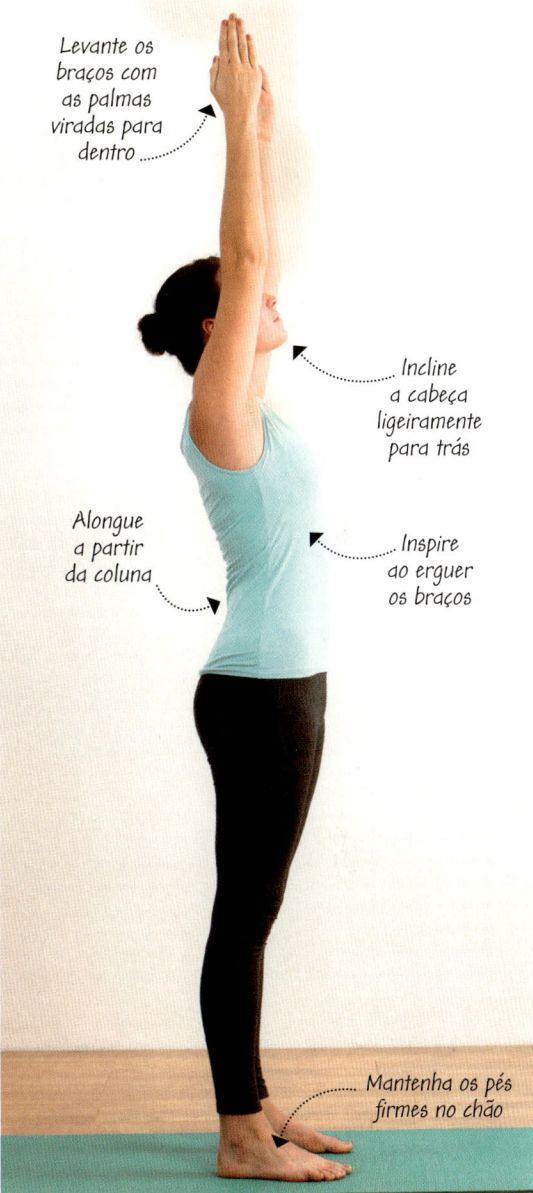

2 Flexione os cotovelos, trazendo as mãos unidas à frente do peito em posição de oração. Concentre-se no alinhamento da coluna e mantenha pescoço e cabeça eretos, olhando para a frente. Observe o ritmo constante de sua respiração.

3 Inspire e estenda os braços para cima com as palmas das mãos viradas para dentro. Incline o pescoço de modo a olhar ligeiramente para cima. Utilize os músculos das costas para alongar a coluna. Faça pequenos ajustes até se sentir firme no chão.

Alongamento de braços em pé

Harmoniza a respiração • **Alonga** a coluna

Postura boa para praticar a sincronia entre respiração e movimento. Também propicia um bom alongamento para ombros e coluna.

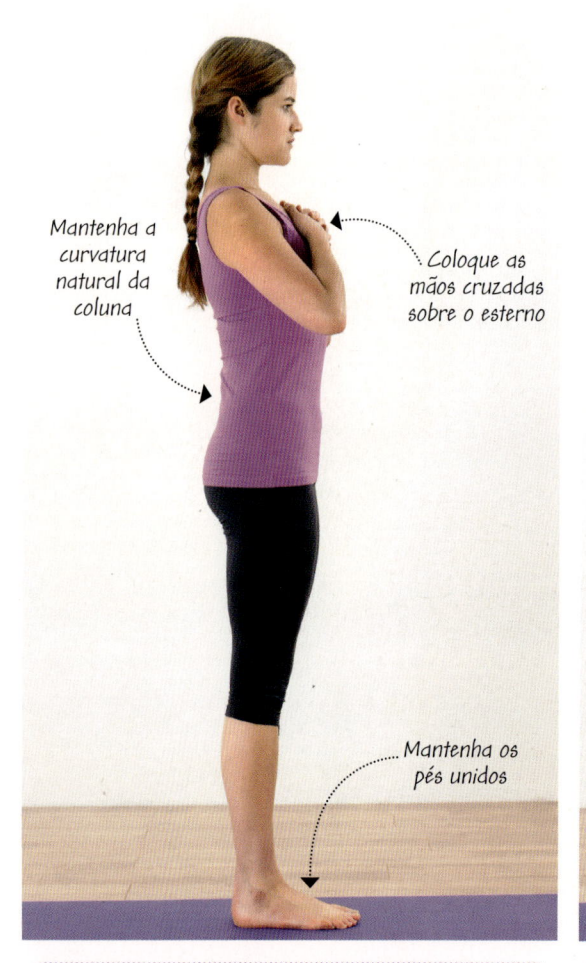

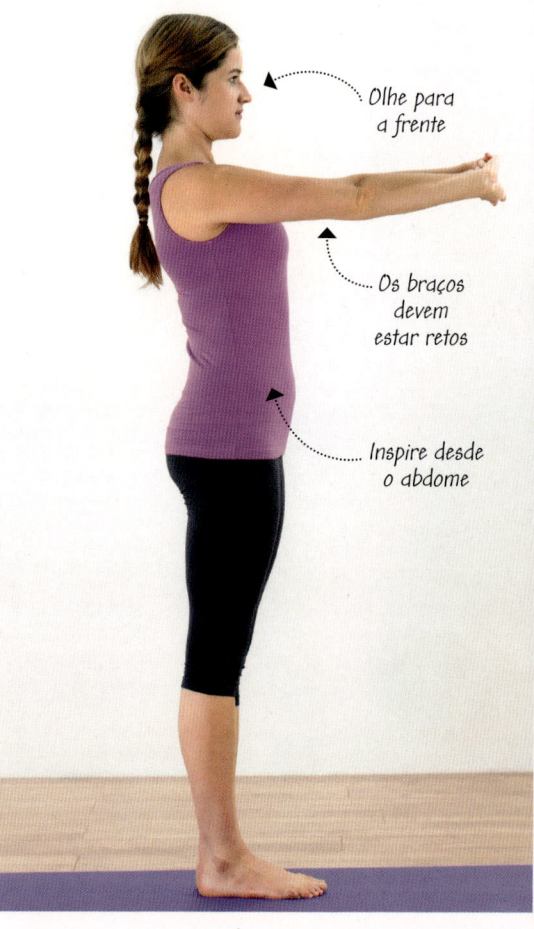

- Mantenha a curvatura natural da coluna
- Coloque as mãos cruzadas sobre o esterno
- Mantenha os pés unidos
- Olhe para a frente
- Os braços devem estar retos
- Inspire desde o abdome

1 Ereto e com os pés unidos, entrelace os dedos das mãos, apoiando-as levemente no peito. Concentre-se na respiração, sentindo seu peito subir e descer ao inspirar e expirar.

2 Ao inspirar, estenda os braços para a frente com os dedos entrelaçados e as palmas das mãos viradas para fora até que os cotovelos fiquem retos. Ao expirar, volte os braços à posição original.

ALONGAMENTO DE BRAÇOS EM PÉ

Atenção

Um erro comum é arquear a parte inferior das costas (a região lombar). Concentre-se em manter a curvatura natural da coluna durante o alongamento.

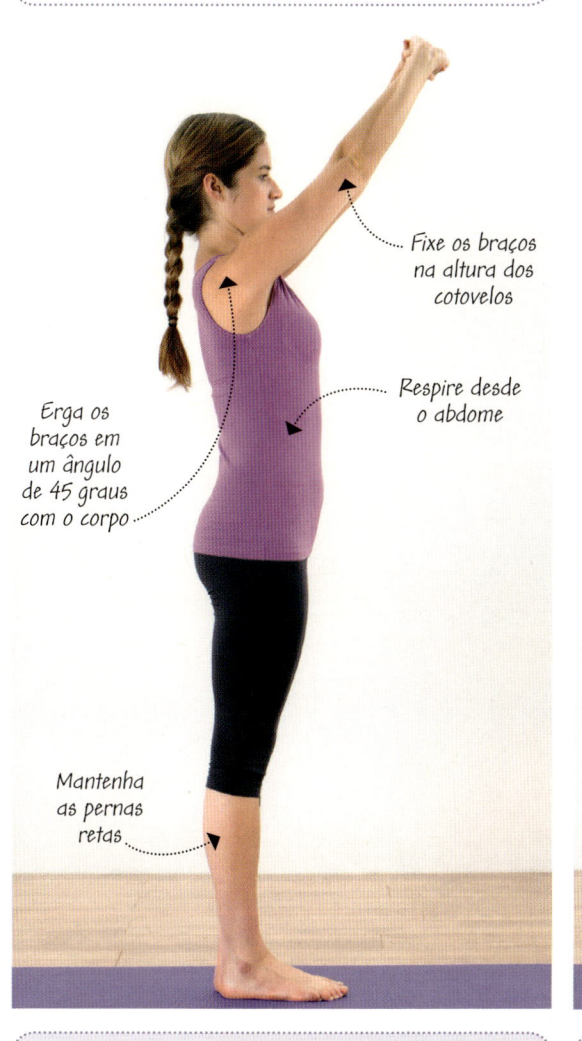

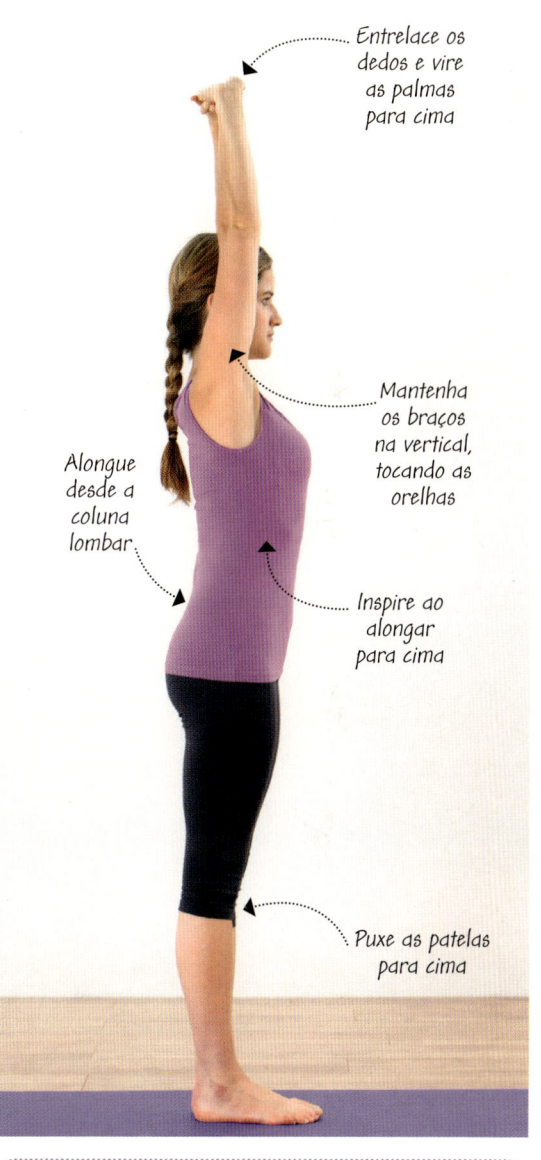

Erga os braços em um ângulo de 45 graus com o corpo

Fixe os braços na altura dos cotovelos

Respire desde o abdome

Mantenha as pernas retas

Entrelace os dedos e vire as palmas para cima

Mantenha os braços na vertical, tocando as orelhas

Alongue desde a coluna lombar

Inspire ao alongar para cima

Puxe as patelas para cima

3 Faça o mesmo movimento mostrado no passo 2, mas em vez de estender os braços para a frente, eleve-os até um ângulo de 45 graus. Lembre-se de inspirar ao estender os braços e de expirar ao voltar à posição inicial.

4 Mantendo os ombros relaxados, repita os passos 1 e 2, mas desta vez estenda os braços para cima, alongando a coluna. Coordene os movimentos com a respiração. Expire e volte à posição inicial. Repita pelo menos 5 vezes.

Elevação de uma perna

Fortalece os abdominais • **Tonifica** as pernas

Este é um forte alongamento para os músculos isquiotibiais e os das panturrilhas. Também desenvolve flexibilidade e força para posturas de inclinação para a frente.

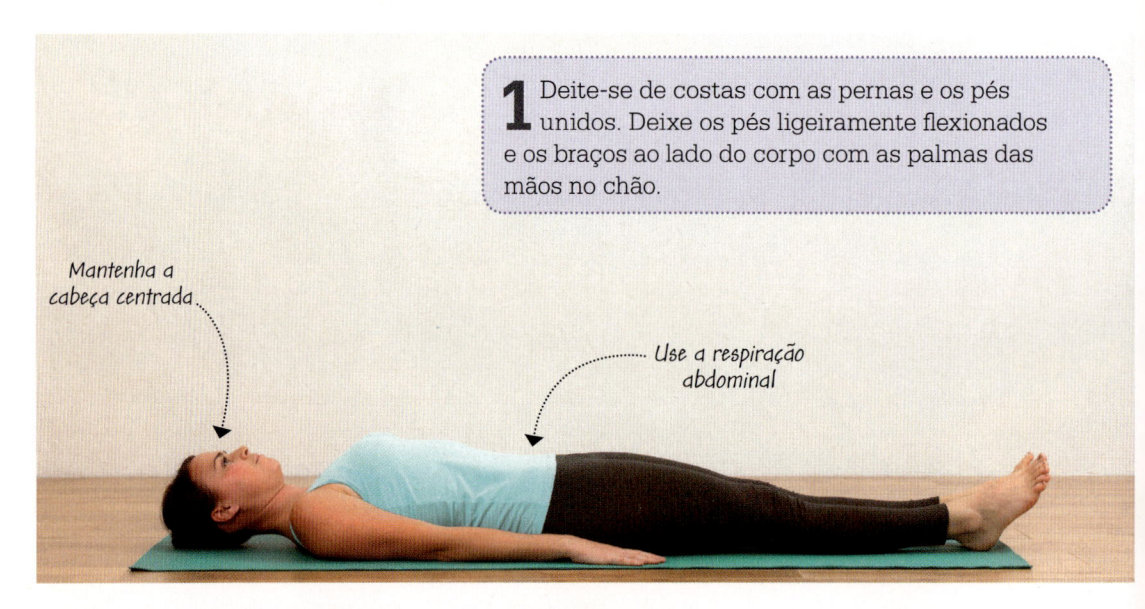

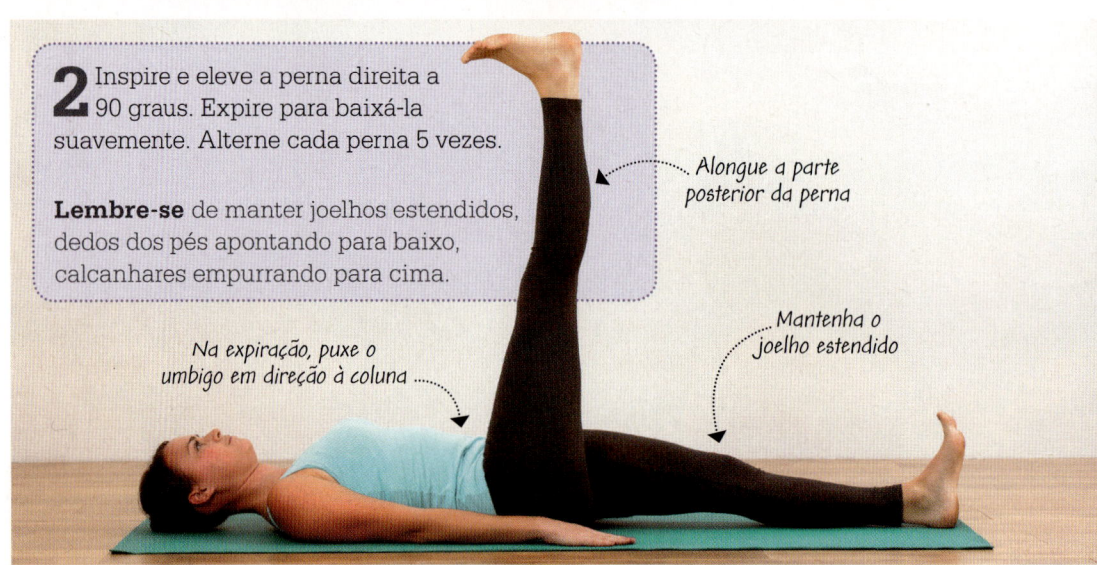

1 Deite-se de costas com as pernas e os pés unidos. Deixe os pés ligeiramente flexionados e os braços ao lado do corpo com as palmas das mãos no chão.

Mantenha a cabeça centrada

Use a respiração abdominal

2 Inspire e eleve a perna direita a 90 graus. Expire para baixá-la suavemente. Alterne cada perna 5 vezes.

Lembre-se de manter joelhos estendidos, dedos dos pés apontando para baixo, calcanhares empurrando para cima.

Alongue a parte posterior da perna

Mantenha o joelho estendido

Na expiração, puxe o umbigo em direção à coluna

Elevação de cabeça e joelho

Fortalece o pescoço • **Tonifica** as pernas

Levar a cabeça até o joelho comprime o abdome, de modo que a postura, além de trabalhar o pescoço e as pernas, também remove todo o ar residual.

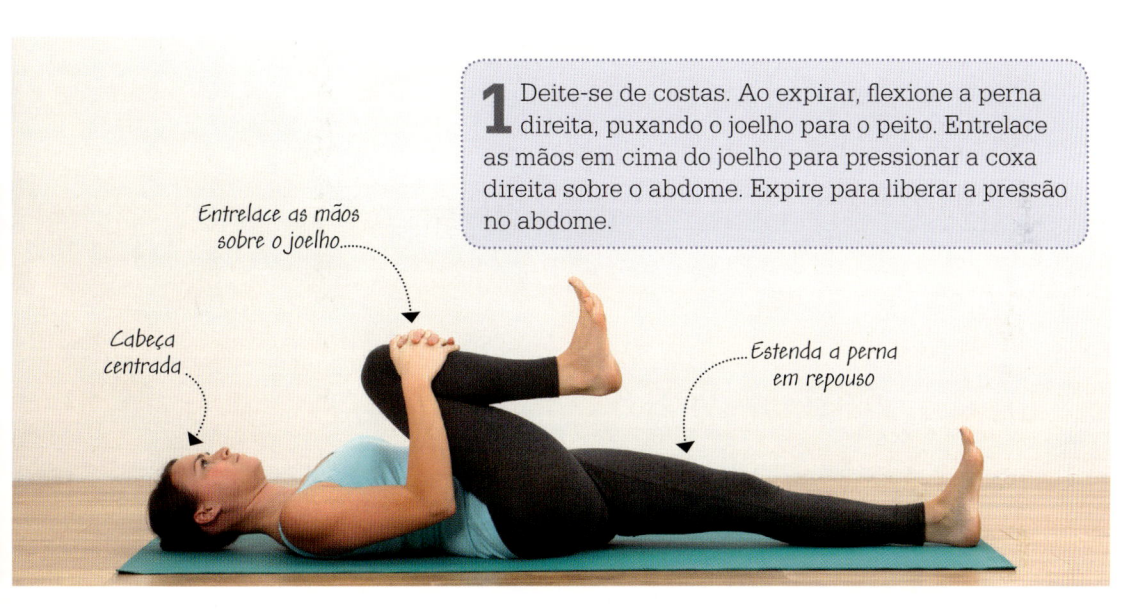

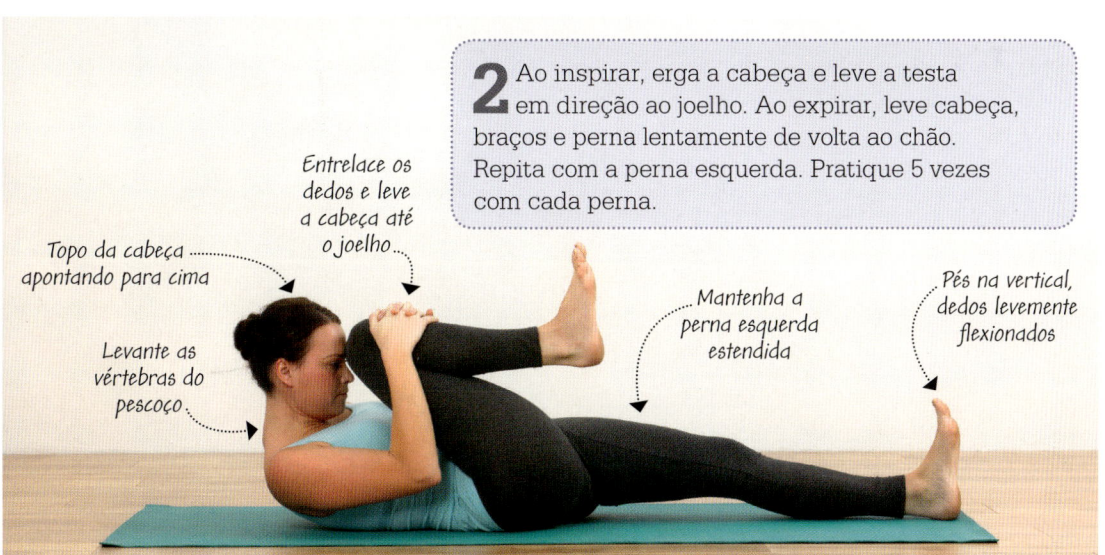

1 Deite-se de costas. Ao expirar, flexione a perna direita, puxando o joelho para o peito. Entrelace as mãos em cima do joelho para pressionar a coxa direita sobre o abdome. Expire para liberar a pressão no abdome.

Entrelace as mãos sobre o joelho

Cabeça centrada

Estenda a perna em repouso

2 Ao inspirar, erga a cabeça e leve a testa em direção ao joelho. Ao expirar, leve cabeça, braços e perna lentamente de volta ao chão. Repita com a perna esquerda. Pratique 5 vezes com cada perna.

Entrelace os dedos e leve a cabeça até o joelho

Topo da cabeça apontando para cima

Levante as vértebras do pescoço

Mantenha a perna esquerda estendida

Pés na vertical, dedos levemente flexionados

Postura do triângulo

Fortalece a coluna • **Tonifica** os quadris

Postura de flexão lateral excelente para fortalecer a coluna e o centro do corpo. Também melhora a flexibilidade da articulação dos quadris e expande o peito.

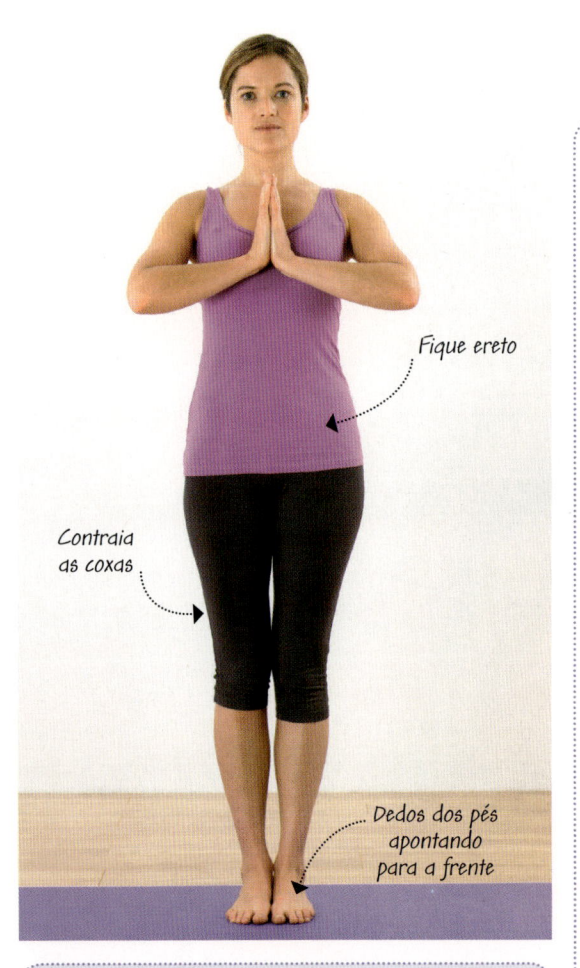

Fique ereto

Contraia as coxas

Dedos dos pés apontando para a frente

1 Ereto e com os pés unidos, concentre-se em sua respiração. Sinta o movimento das costelas e do diafragma ao inspirar e expirar.

Facilite

Se você não conseguir tocar o chão com os dedos, utilize um bloco de espuma posicionado atrás do pé direito. Pressione a palma da mão no bloco. Estenda o braço esquerdo para cima, palma da mão aberta, alinhada ao braço.

Como alternativa, comece repousando a mão na parte inferior da perna direita com conforto (abaixo). Pratique essa extensão lateral e leve a mão um pouco mais para baixo ao expirar. Evite inclinar o torso para a frente na tentativa de aproximar a mão do chão.

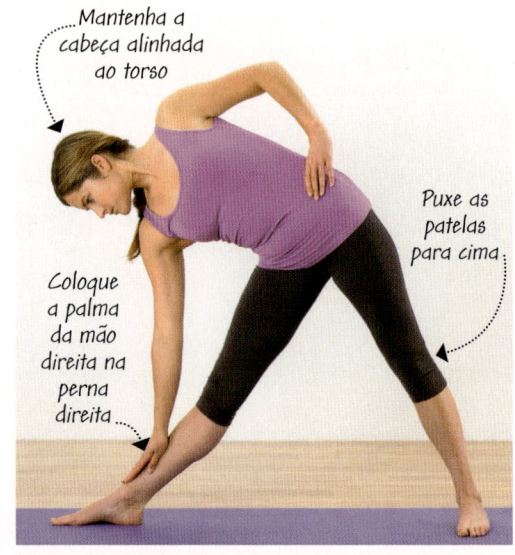

Mantenha a cabeça alinhada ao torso

Puxe as patelas para cima

Coloque a palma da mão direita na perna direita

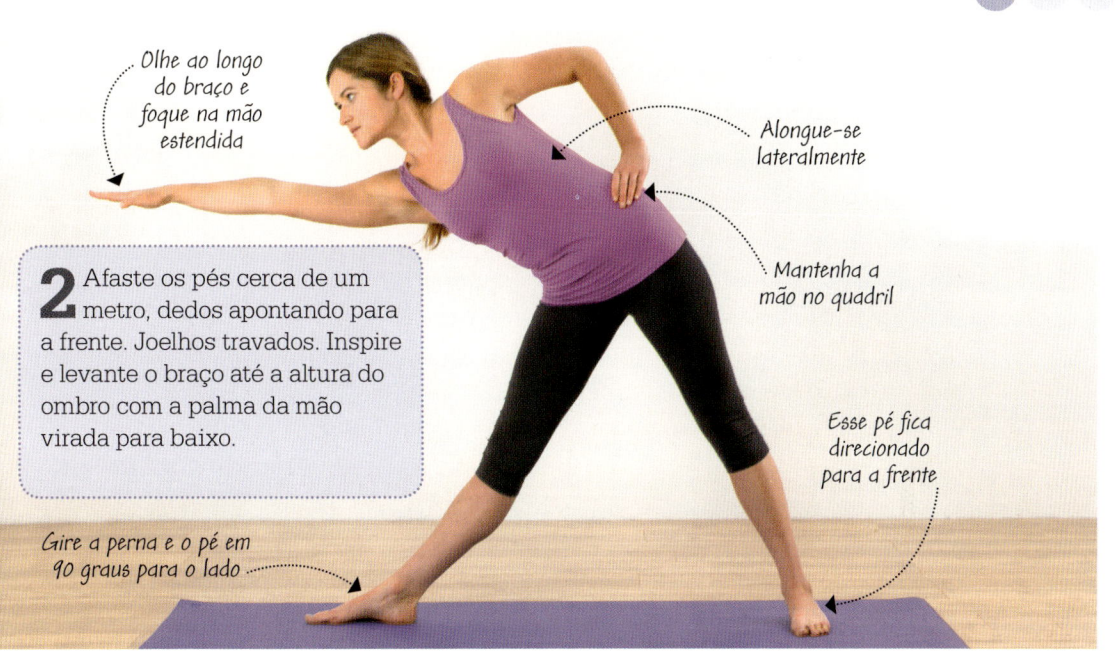

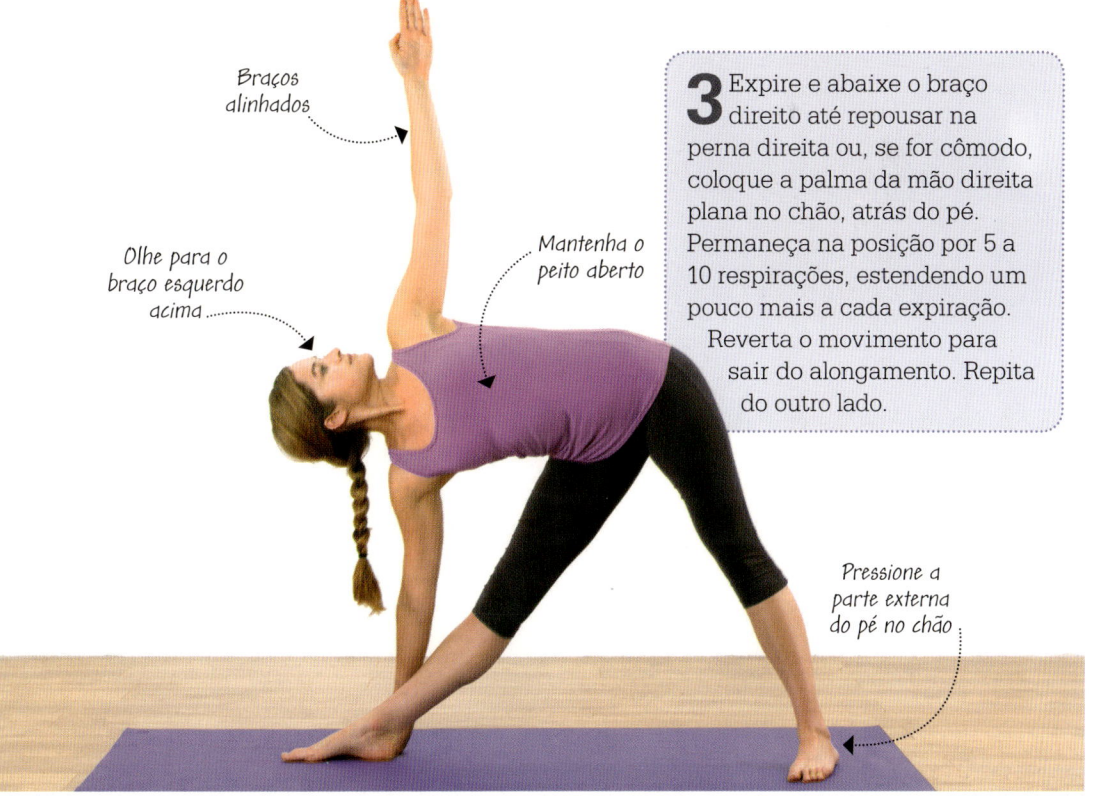

POSTURA DO TRIÂNGULO

1 2 3

Olhe ao longo do braço e foque na mão estendida

Alongue-se lateralmente

2 Afaste os pés cerca de um metro, dedos apontando para a frente. Joelhos travados. Inspire e levante o braço até a altura do ombro com a palma da mão virada para baixo.

Mantenha a mão no quadril

Esse pé fica direcionado para a frente

Gire a perna e o pé em 90 graus para o lado

Braços alinhados

3 Expire e abaixe o braço direito até repousar na perna direita ou, se for cômodo, coloque a palma da mão direita plana no chão, atrás do pé. Permaneça na posição por 5 a 10 respirações, estendendo um pouco mais a cada expiração. Reverta o movimento para sair do alongamento. Repita do outro lado.

Olhe para o braço esquerdo acima

Mantenha o peito aberto

Pressione a parte externa do pé no chão

Inclinação para a frente em pé

Tonifica as pernas • **Revigora** a mente

Alongamento intenso desde o meio das costas até as pernas e os calcanhares. É também uma complementação para as extensões de coluna.

1 Fique na Postura da montanha (pp. 44-5) com os pés afastados na largura do quadril, mãos ao lado do corpo, dedos apontando para baixo. Mantenha-se centrado e consciente da respiração.

2 Inspire fundo, trave os cotovelos e erga os braços lentamente até que estejam afastados na largura dos ombros. Incline a cabeça para trás, olhando para as mãos.

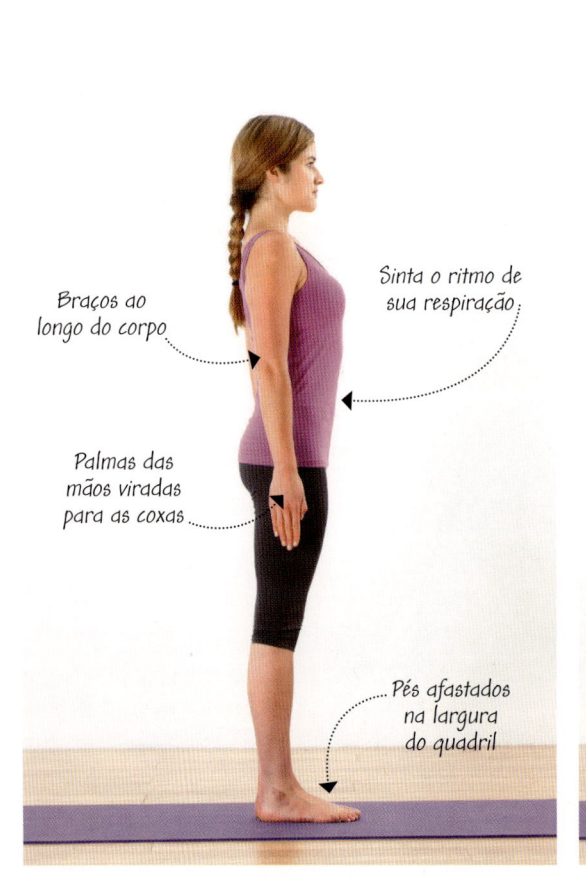

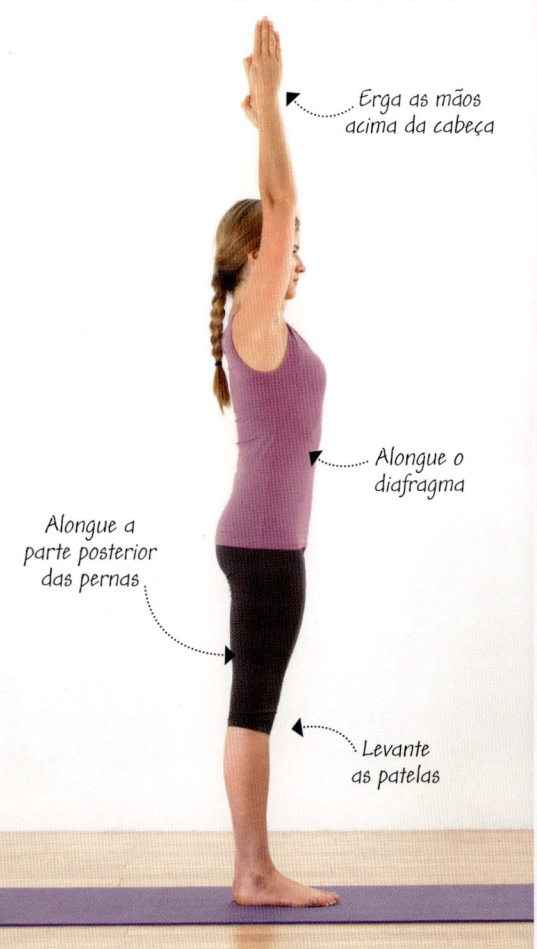

- Braços ao longo do corpo
- Sinta o ritmo de sua respiração
- Palmas das mãos viradas para as coxas
- Pés afastados na largura do quadril

- Erga as mãos acima da cabeça
- Alongue o diafragma
- Alongue a parte posterior das pernas
- Levante as patelas

INCLINAÇÃO PARA A FRENTE EM PÉ

1 2 3

Estenda a região lombar

Puxe o abdome para perto das pernas

Alongue os isquiotibiais

Alongue as panturrilhas

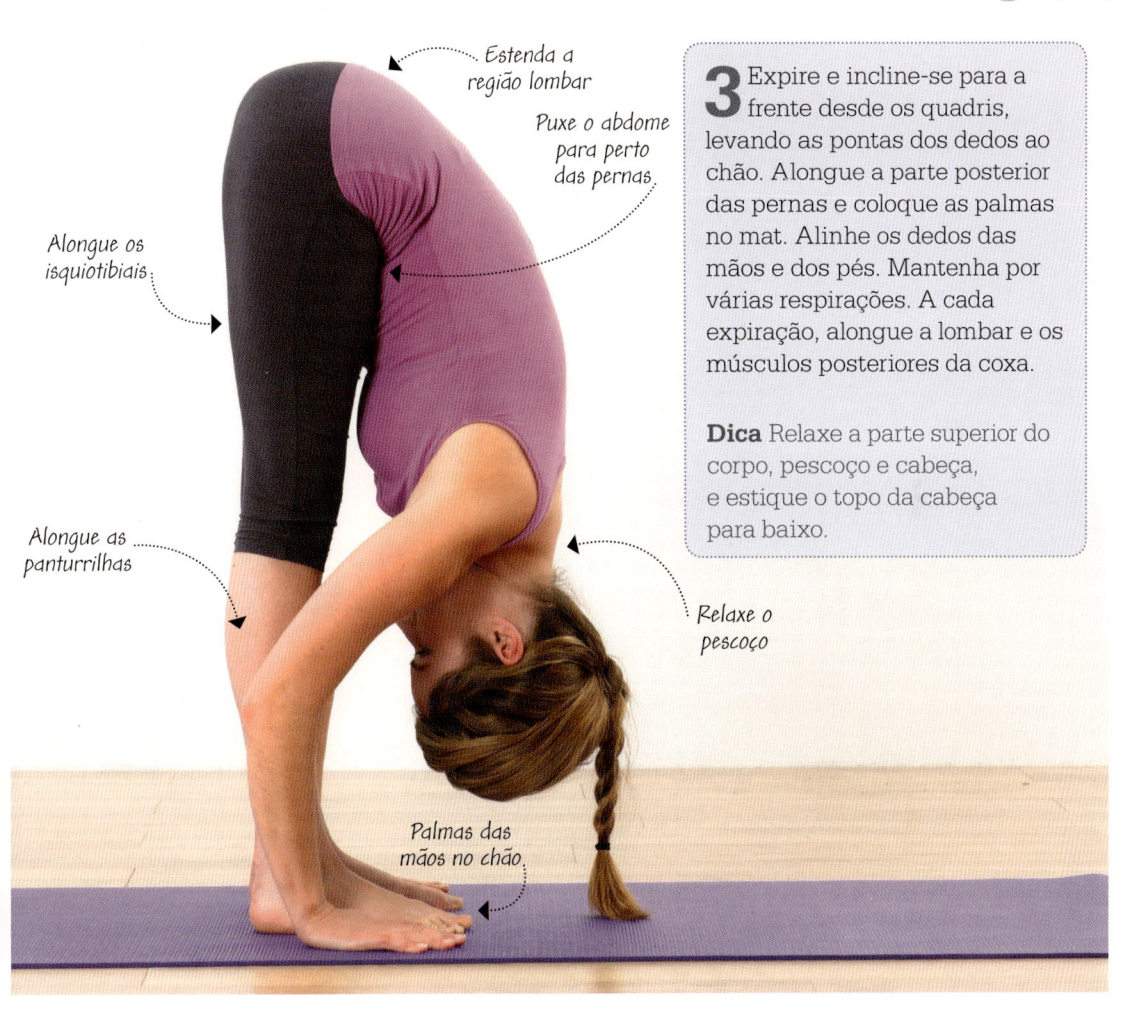

Relaxe o pescoço

Palmas das mãos no chão

3 Expire e incline-se para a frente desde os quadris, levando as pontas dos dedos ao chão. Alongue a parte posterior das pernas e coloque as palmas no mat. Alinhe os dedos das mãos e dos pés. Mantenha por várias respirações. A cada expiração, alongue a lombar e os músculos posteriores da coxa.

Dica Relaxe a parte superior do corpo, pescoço e cabeça, e estique o topo da cabeça para baixo.

Facilite

Flexione um pouco os joelhos para permitir que as palmas alcancem o chão.

Coloque as mãos em um bloco com as palmas repousando nele.

Pratique a Meia inclinação para a frente, colocando as mãos em uma cadeira com os braços na linha dos ombros e os quadris a 90 graus (p. 40).

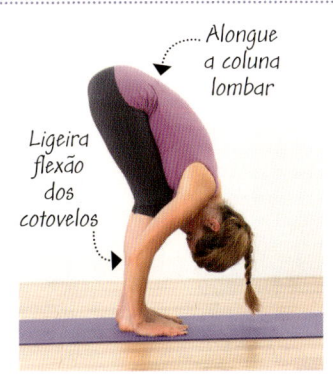

Alongue a coluna lombar

Ligeira flexão dos cotovelos

Flexione os joelhos

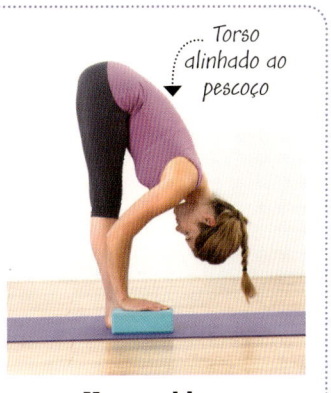

Torso alinhado ao pescoço

Use um bloco

53

1 2 3

Postura da prancha

Fortalece os braços e a parte superior do corpo
Desenvolve a consciência corporal
Postura de fortalecimento geral, também é útil para liberar
a tensão do pescoço e alongar a coluna.

1 Sente-se sobre os calcanhares com os dedos dos pés apontando para trás. Repouse as mãos nas coxas com os dedos para a frente. Alinhe o pescoço e a coluna, queixo paralelo ao chão. Deixe a respiração fluir para dentro e para fora.

Dica Gire os ombros em círculos pequenos, nos dois sentidos, para aliviar a tensão.

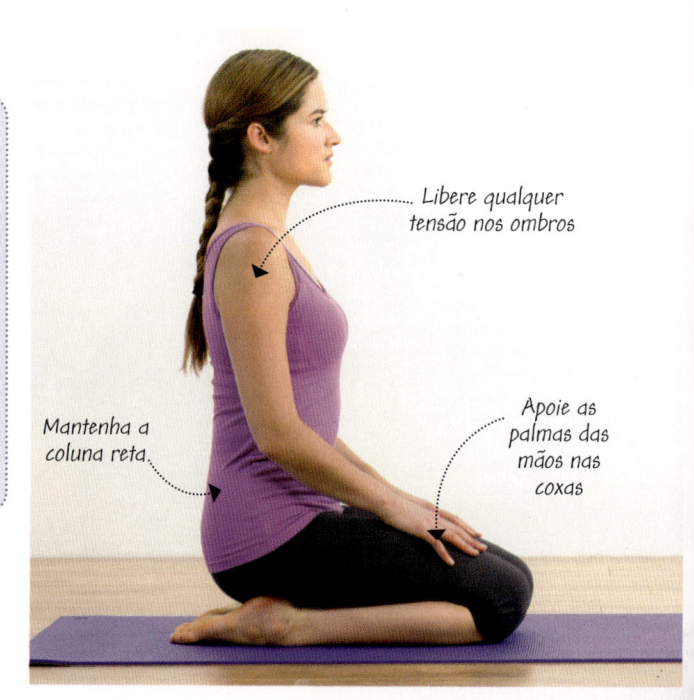

Libere qualquer tensão nos ombros

Mantenha a coluna reta

Apoie as palmas das mãos nas coxas

Empurre os calcanhares para longe do corpo

Trave os joelhos

Atenção

Um erro comum da Postura da prancha é o meio do corpo despencar. Certifique-se de manter uma linha reta olhando ao longo da parte de baixo do corpo.

Posicionar as mãos de forma incorreta força os punhos. Os braços devem estar a 90 graus em relação ao mat para que suportem o peso do corpo sem esforço.

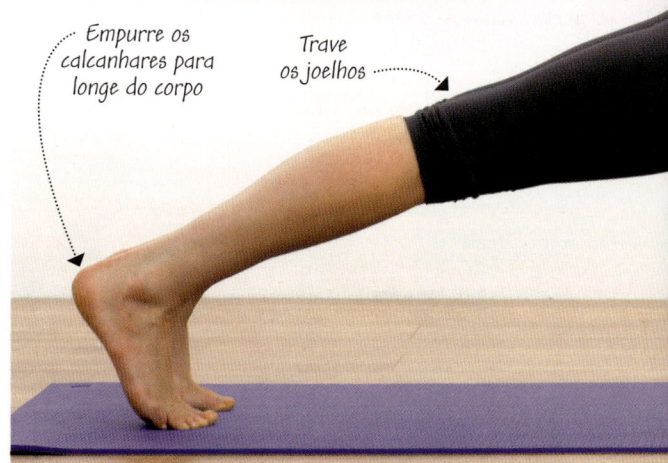

POSTURA DA PRANCHA

1 2 3

2 Na posição de quatro apoios, mantenha ombros e joelhos alinhados aos quadris. Contraia o abdome em direção à coluna. Deixe as costas planas.

Dica Imagine uma caixa que caiba perfeitamente embaixo de seu tronco, entre seus membros.

Contraia o abdome em direção à coluna

Mantenha os pés virados para baixo

Joelhos afastados na largura do quadril

Braços afastados na largura dos ombros

Afaste as escápulas

A cabeça e o pescoço seguem o ângulo do corpo

Afaste os dedos e se estabilize a partir das pontas dos dedos

Mantenha os braços verticais

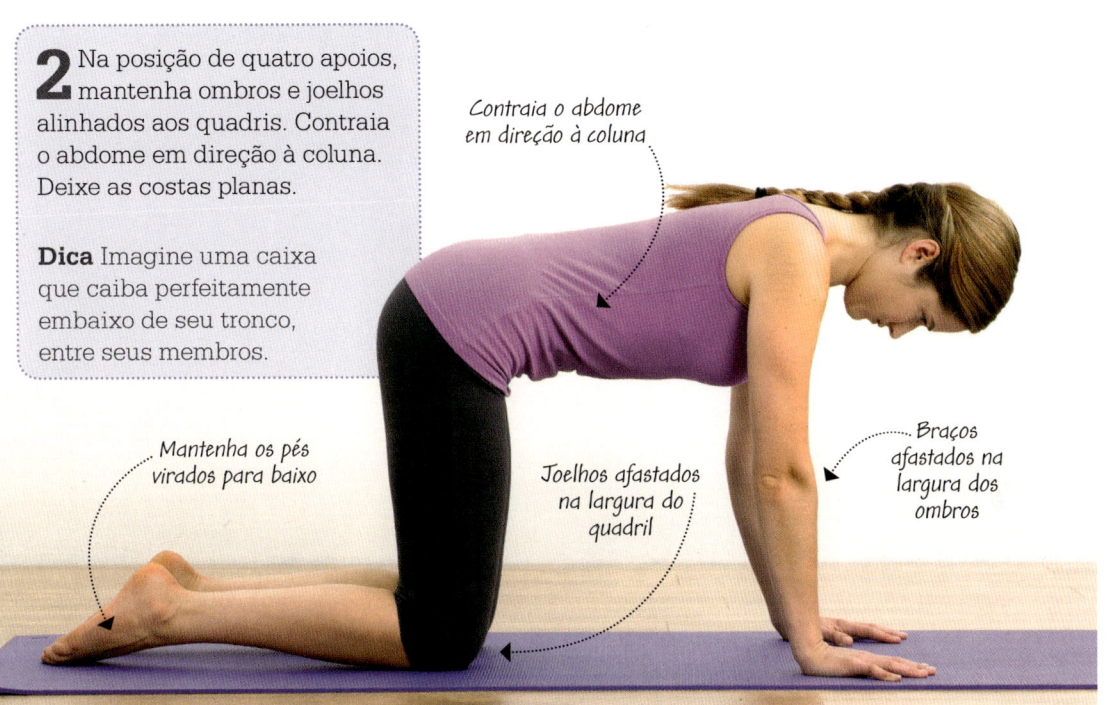

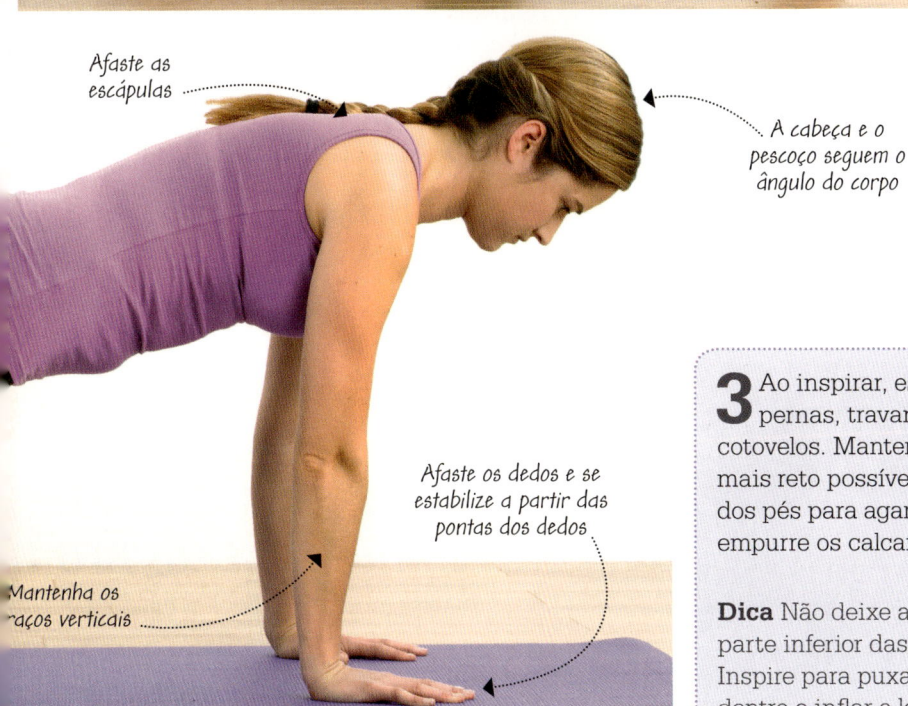

3 Ao inspirar, estenda as pernas, travando joelhos e cotovelos. Mantenha o corpo o mais reto possível. Use os dedos dos pés para agarrar o mat e empurre os calcanhares para trás.

Dica Não deixe a barriga e a parte inferior das costas soltas. Inspire para puxar o abdome para dentro e inflar a lombar.

Cachorro olhando para baixo

Alonga a coluna e as pernas • **Energiza** o corpo

Postura que energiza o corpo inteiro, acalma a mente e propicia um alongamento intenso para ombros, isquiotibiais e panturrilhas.

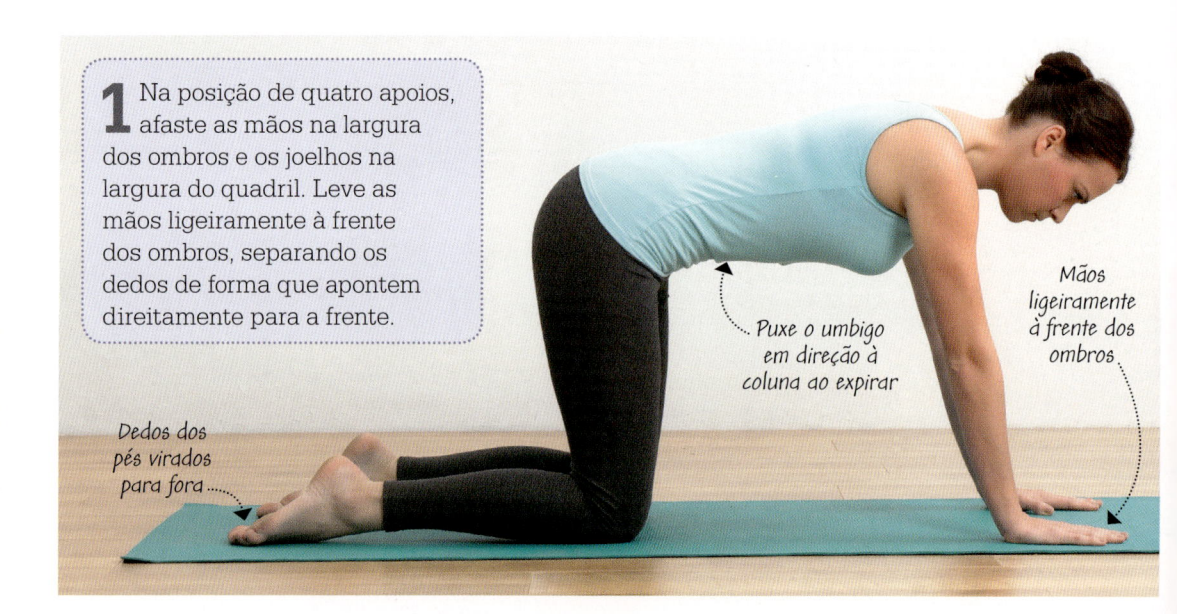

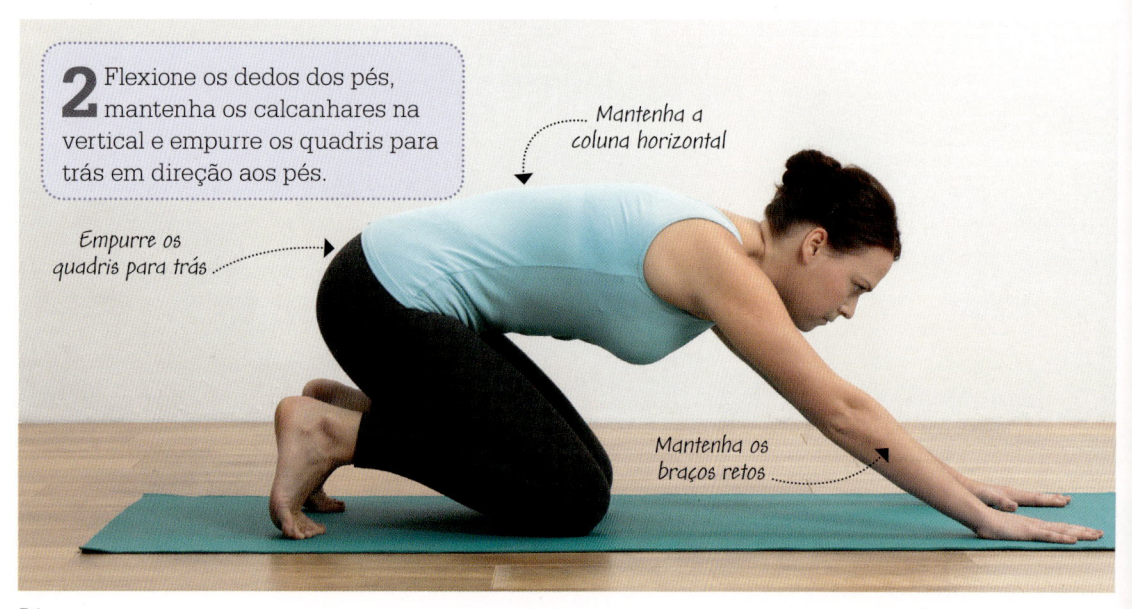

1 Na posição de quatro apoios, afaste as mãos na largura dos ombros e os joelhos na largura do quadril. Leve as mãos ligeiramente à frente dos ombros, separando os dedos de forma que apontem direitamente para a frente.

Dedos dos pés virados para fora

Puxe o umbigo em direção à coluna ao expirar

Mãos ligeiramente à frente dos ombros

2 Flexione os dedos dos pés, mantenha os calcanhares na vertical e empurre os quadris para trás em direção aos pés.

Empurre os quadris para trás

Mantenha a coluna horizontal

Mantenha os braços retos

CACHORRO OLHANDO PARA BAIXO

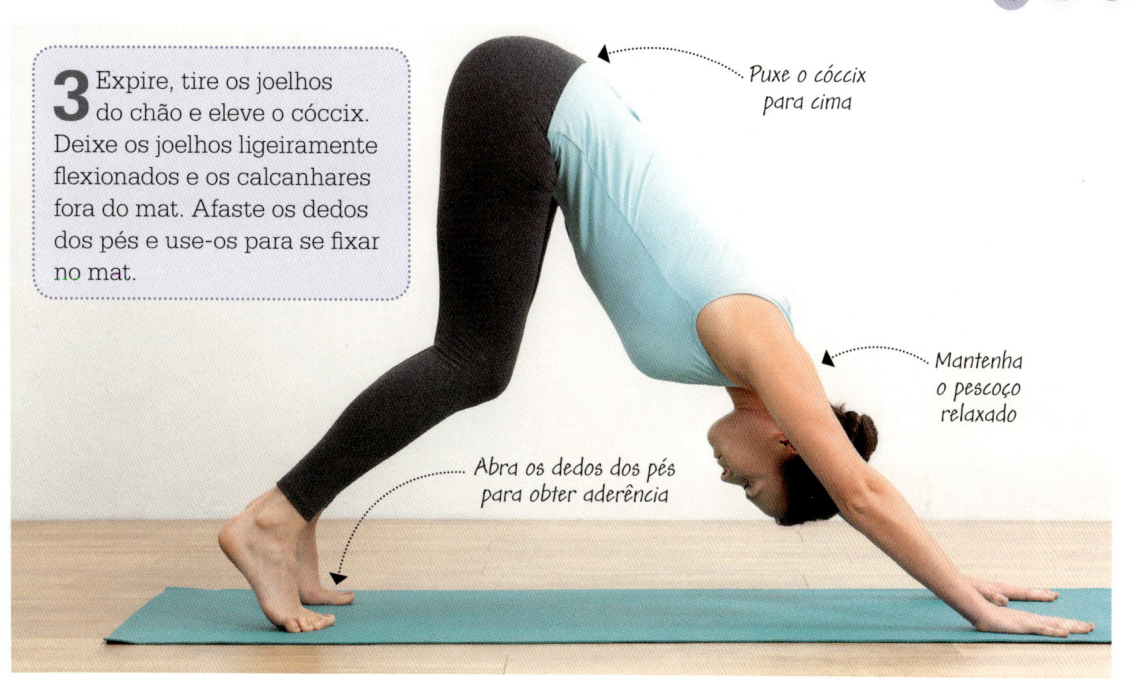

1 2 3

3 Expire, tire os joelhos do chão e eleve o cóccix. Deixe os joelhos ligeiramente flexionados e os calcanhares fora do mat. Afaste os dedos dos pés e use-os para se fixar no mat.

Puxe o cóccix para cima

Mantenha o pescoço relaxado

Abra os dedos dos pés para obter aderência

---

4 Estenda braços e pernas o máximo que puder e empurre os calcanhares para trás. Relaxe o pescoço mantendo a respiração constante. A cada expiração, alongue a coluna.

Estenda a coluna

Alongue a parte posterior das pernas

Sinta o movimento do abdome

Alinhe a cabeça ao torso

Afaste os dedos para tirar o peso dos punhos

Pés planos no chão, calcanhares pressionando para baixo

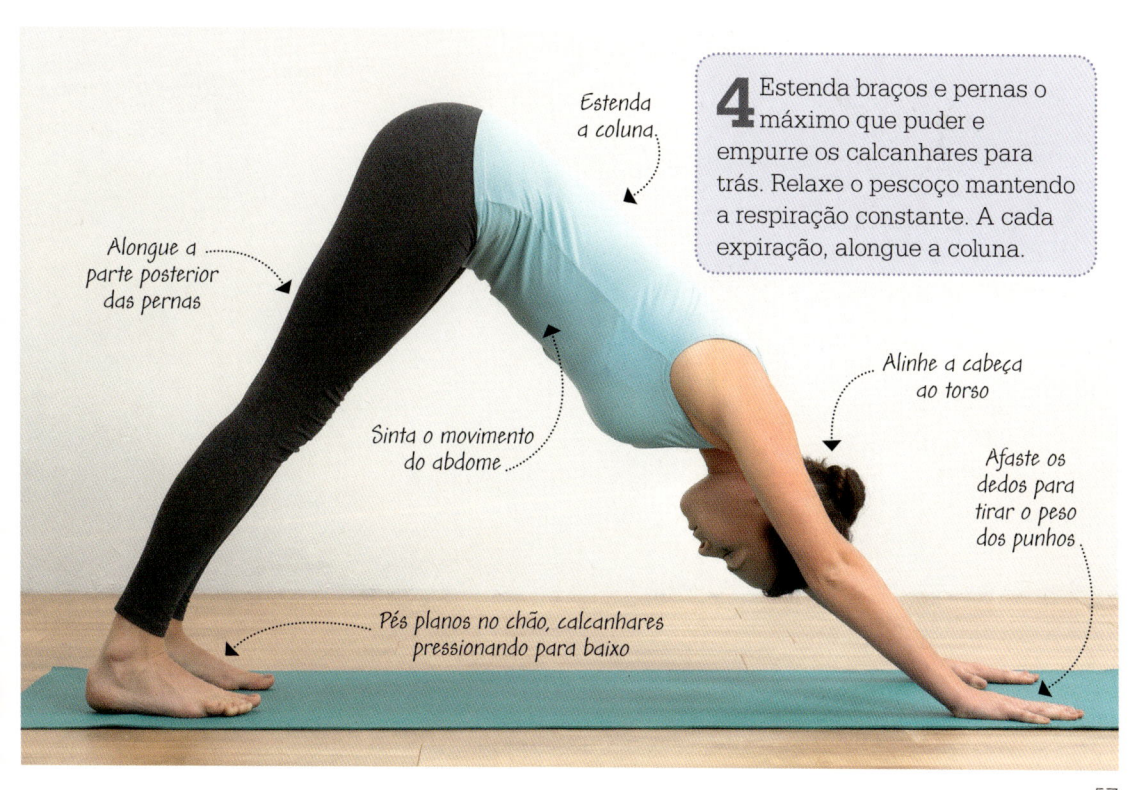

Alongamento diagonal

Fortalece o centro do corpo • **Libera** a tensão

Esse alongamento suave aumenta a flexibilidade da coluna e dos músculos das costas com segurança. Suavizar o fluxo de energia da coluna também energiza o corpo.

1 Deite-se de barriga para baixo, braços laterais ao corpo, cabeça virada para um lado, pés relaxados com os dedões se tocando. Relaxe e ouça sua respiração.

Dica Tensione e depois relaxe braços e pernas, começando dos pés.

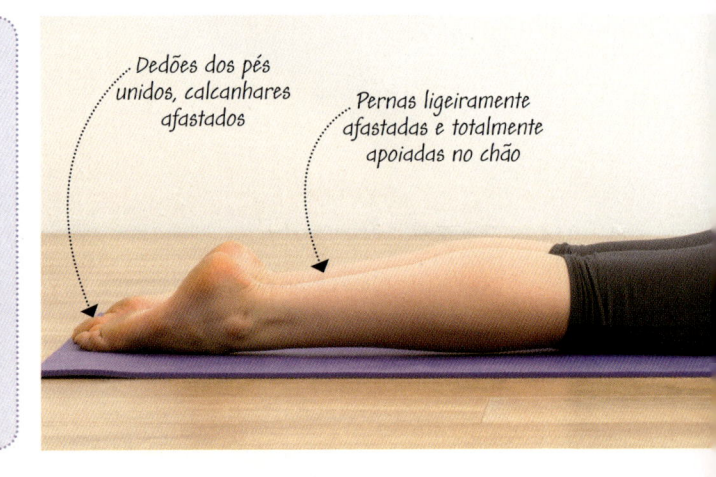

Dedões dos pés unidos, calcanhares afastados

Pernas ligeiramente afastadas e totalmente apoiadas no chão

2 Comece estendendo os braços para a frente. Inspire e eleve o braço direito e o tronco. Ao mesmo tempo, levante a perna esquerda até uma altura e ângulo semelhantes ao do braço direito. Mantenha por 5 a 10 respirações. Expire e volte braços e pernas ao chão. Repita invertendo os lados.

Dica Imagine uma linha diagonal desde a mão direita até o pé esquerdo. Concentre-se em alongar essa linha.

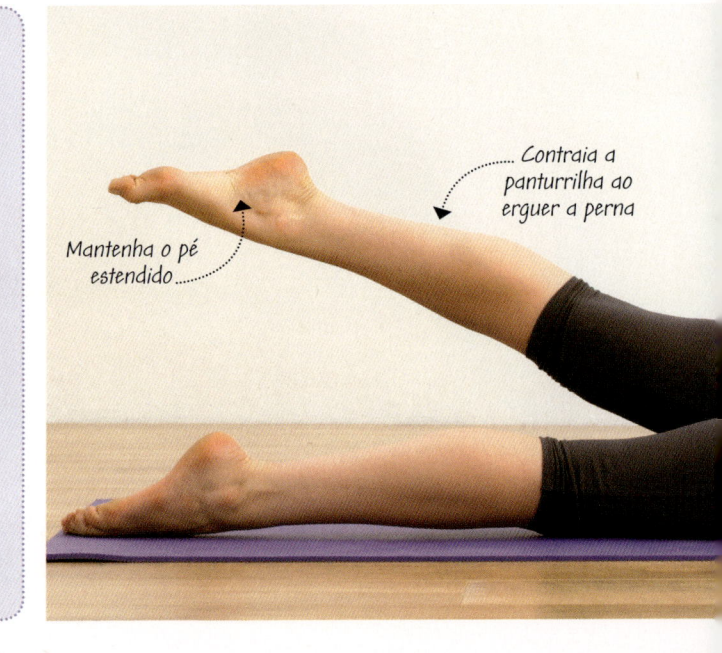

Mantenha o pé estendido

Contraia a panturrilha ao erguer a perna

ALONGAMENTO DIAGONAL

1 2 3

Facilite

A partir da posição do passo 1, estenda os braços à frente. Mantendo o braço direito reto, flexione o esquerdo, coloque a palma no mat e repouse a testa sobre a mão esquerda. Use o braço sobre o mat para pressionar para baixo e se estabilizar enquanto levanta cada membro na diagonal. Repita do outro lado.

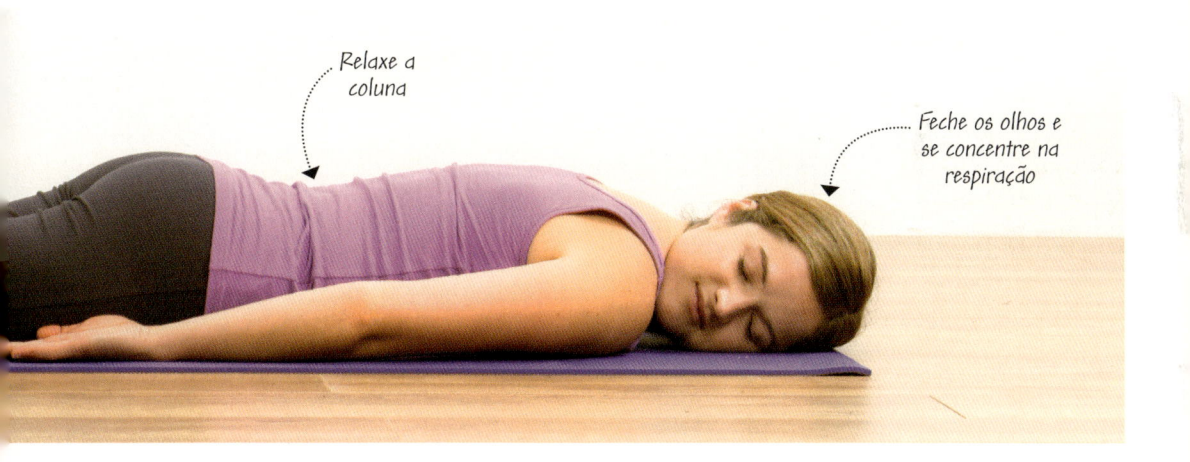

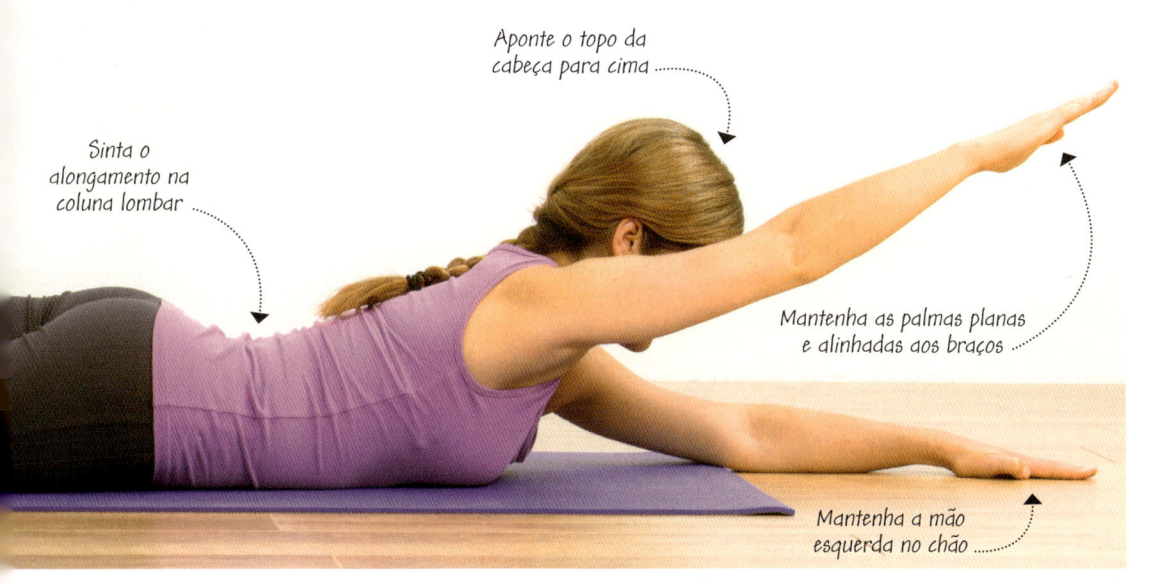

Relaxe a coluna

Feche os olhos e se concentre na respiração

Sinta o alongamento na coluna lombar

Aponte o topo da cabeça para cima

Mantenha as palmas planas e alinhadas aos braços

Mantenha a mão esquerda no chão

Postura da cobra

Fortalece a coluna • **Energiza** o corpo

Postura que eleva a parte superior do corpo e fortalece braços e punhos. O movimento de extensão traz flexibilidade para a coluna.

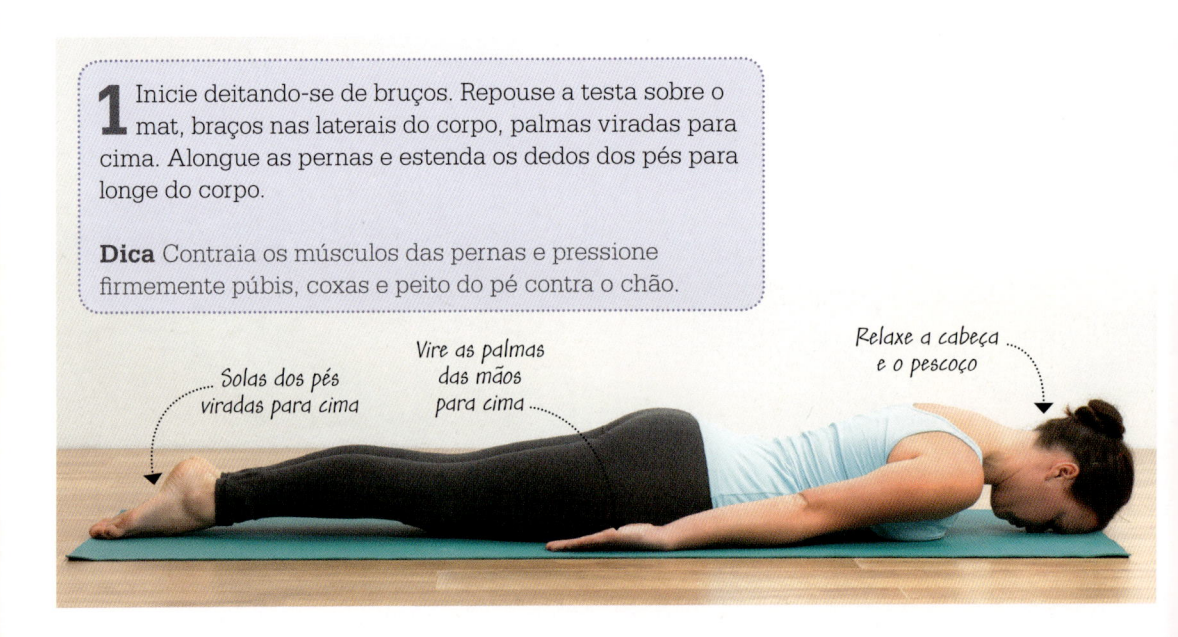

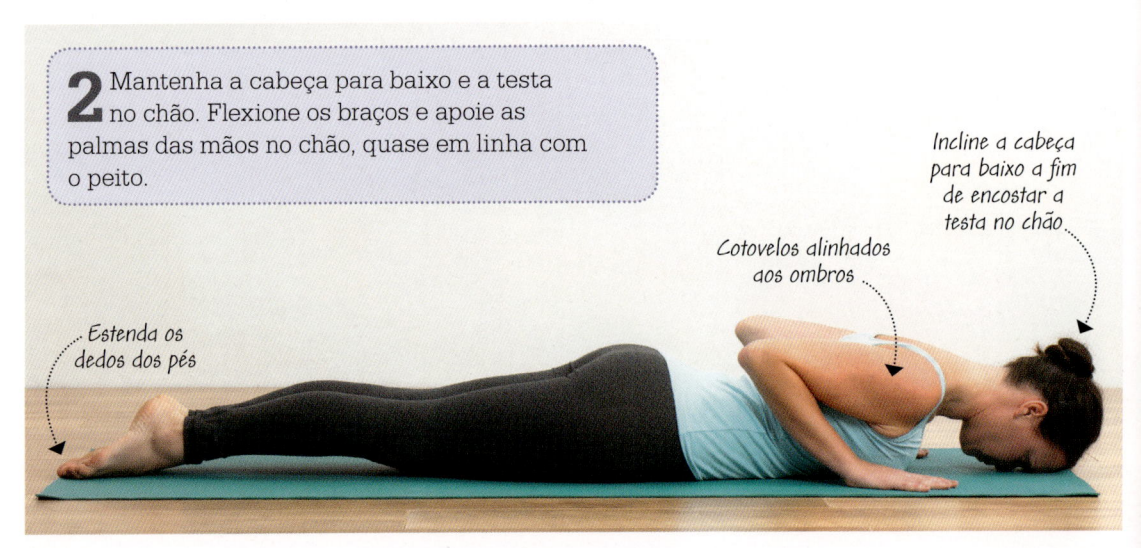

1 Inicie deitando-se de bruços. Repouse a testa sobre o mat, braços nas laterais do corpo, palmas viradas para cima. Alongue as pernas e estenda os dedos dos pés para longe do corpo.

Dica Contraia os músculos das pernas e pressione firmemente púbis, coxas e peito do pé contra o chão.

Solas dos pés viradas para cima

Vire as palmas das mãos para cima

Relaxe a cabeça e o pescoço

2 Mantenha a cabeça para baixo e a testa no chão. Flexione os braços e apoie as palmas das mãos no chão, quase em linha com o peito.

Estenda os dedos dos pés

Cotovelos alinhados aos ombros

Incline a cabeça para baixo a fim de encostar a testa no chão

POSTURA DA COBRA

1 2 3

3 Inspire fundo e erga a cabeça e o peito, arqueando a coluna para trás e aproximando as escápulas. Mantenha por 5 a 10 respirações antes de retornar suavemente à posição inicial.

Dica Concentre-se em tirar a parte inferior do abdome do chão para nivelar a extensão da coluna.

Levante o topo da cabeça, apontando para cima

Contraia as vértebras do pescoço

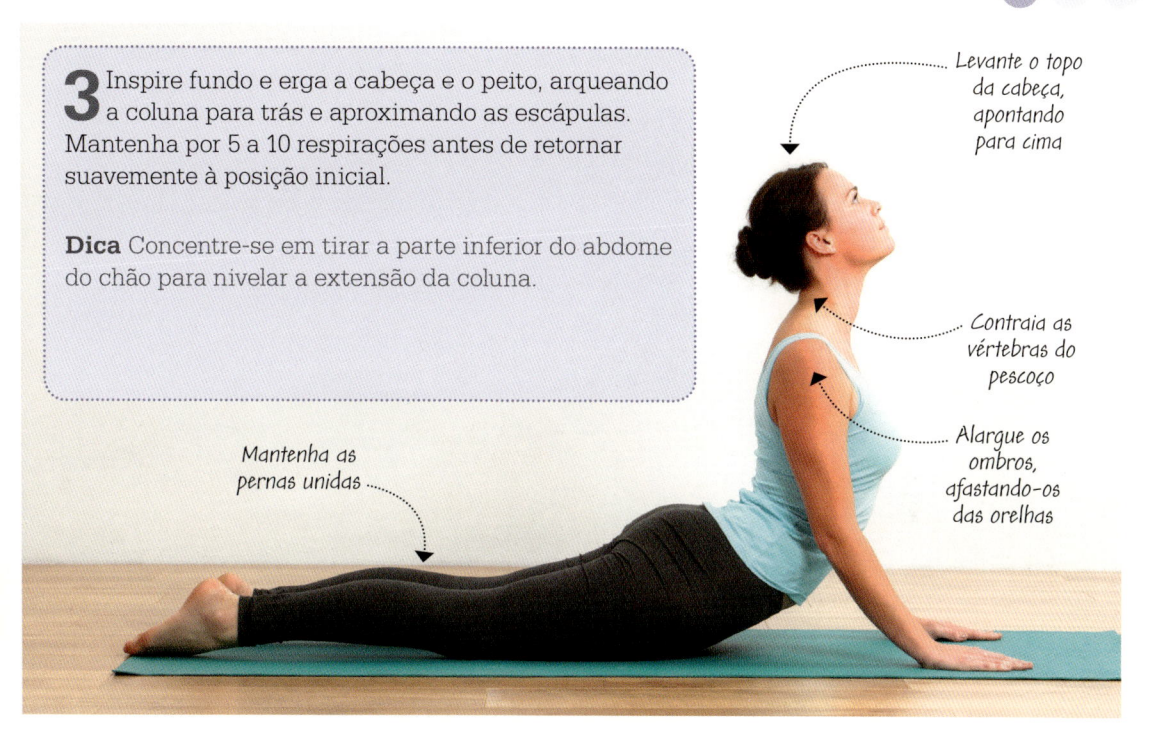

Alargue os ombros, afastando-os das orelhas

Mantenha as pernas unidas

Atenção

Um erro comum é travar os braços para erguer mais a cabeça. Mantenha os cotovelos flexionados e levante a cabeça devagar até um ponto que seja confortável.

Evite levantar os ombros em direção às orelhas, porque isso força as vértebras do pescoço.

Não estenda a coluna exageradamente. Eleve o torso a uma altura confortável para você.

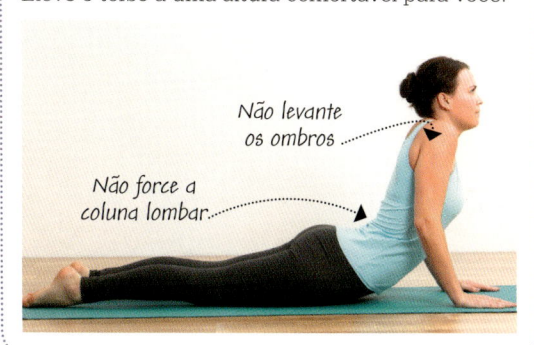

Não force a coluna lombar

Não levante os ombros

Facilite

Pratique a cobra baby – cotovelos paralelos aos ombros e antebraços apoiados no mat. Inspire para subir o peito, ombros e cabeça em forma de esfinge. Olhe para a frente e permaneça assim por 5 a 10 respirações.

Para liberar a tensão do pescoço, inspire e gire a cabeça para o lado. Mantenha por 1 ou 2 respirações e repita do outro lado.

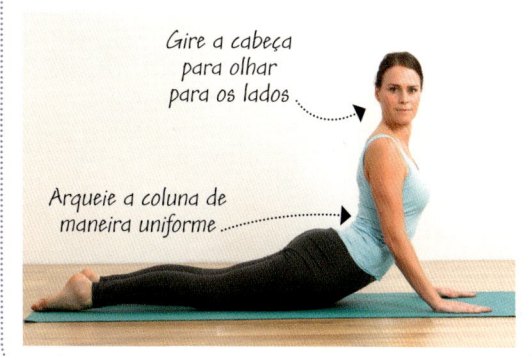

Gire a cabeça para olhar para os lados

Arqueie a coluna de maneira uniforme

1 2 3

Postura da criança

Acalma a mente • **Relaxa** a tensão do pescoço e das costas

Postura relaxante que complementa as extensões de coluna. Também recarrega os músculos ao normalizar a circulação depois das invertidas. Pode ser usada tanto para se preparar como para se recuperar de outras posturas.

1 Sente-se sobre os calcanhares mantendo os joelhos afastados na largura do quadril, dedões dos pés unidos e a coluna ereta. Segure um punho com a mão oposta.

Dica Relaxe os músculos do rosto e libere a tensão dos ombros.

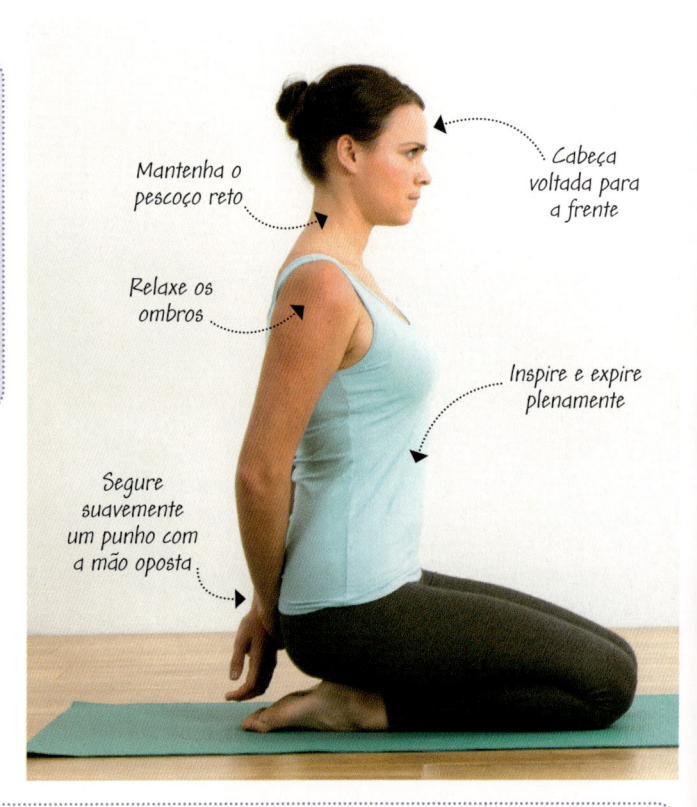

Mantenha o pescoço reto

Cabeça voltada para a frente

Relaxe os ombros

Inspire e expire plenamente

Segure suavemente um punho com a mão oposta

Facilite

Use uma almofada caso não consiga repousar a testa no mat (direita). Cuidado para não pressionar as narinas na almofada, o que restringe sua respiração.

Se a contração na barriga incomodar, afaste os joelhos e os pés cerca de 5-10 cm para reduzir a pressão no abdome.

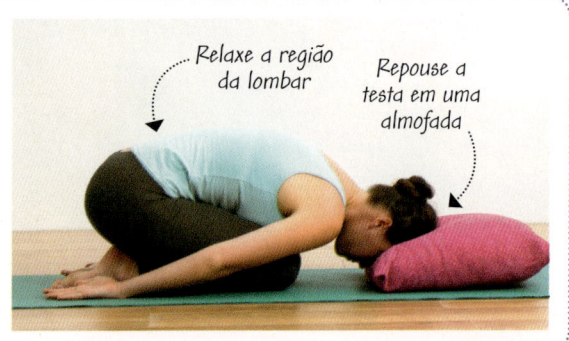

Relaxe a região da lombar

Repouse a testa em uma almofada

POSTURA DA CRIANÇA

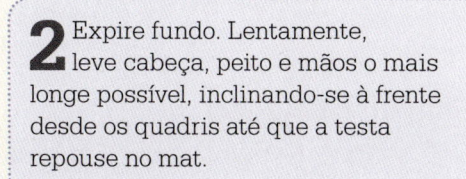

2 Expire fundo. Lentamente, leve cabeça, peito e mãos o mais longe possível, inclinando-se à frente desde os quadris até que a testa repouse no mat.

Dica Alongue o osso sacro e puxe as escápulas para acomodar o peito e a barriga em suas coxas.

Sinta a respiração na parte posterior do tórax

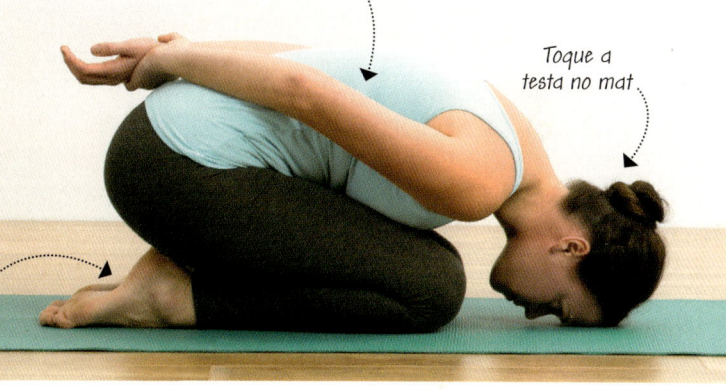

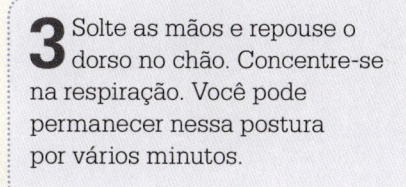

Toque a testa no mat

Relaxe as pernas e os pés

3 Solte as mãos e repouse o dorso no chão. Concentre-se na respiração. Você pode permanecer nessa postura por vários minutos.

Dica Relaxe a coluna na forma de uma cúpula.

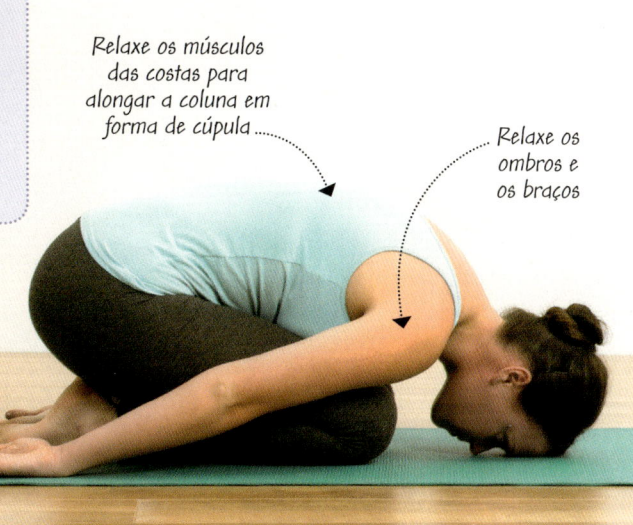

Relaxe os músculos das costas para alongar a coluna em forma de cúpula

Relaxe os ombros e os braços

Saudação ao Sol

Desenvolve a força e a flexibilidade • **Aumenta** a harmonia

Realizada tradicionalmente ao amanhecer para saudar o Sol, esse ciclo fluido de posturas aquece os músculos, flexiona a coluna e sincroniza a respiração com os movimentos.

Alinhe cabeça, pescoço e coluna

Palmas das mãos unidas, dedos apontam para cima

Mantenha a coluna neutra

Contraia o abdome

Contraia as coxas

Mantenha os pés unidos

Estenda os braços com as palmas das mãos viradas para a frente

Inspire e alongue para cima

Arqueie a coluna

Incline as pernas ligeiramente para a frente

Aperte os joelhos, puxando as patelas para cima

Pressione os dedos dos pés no mat

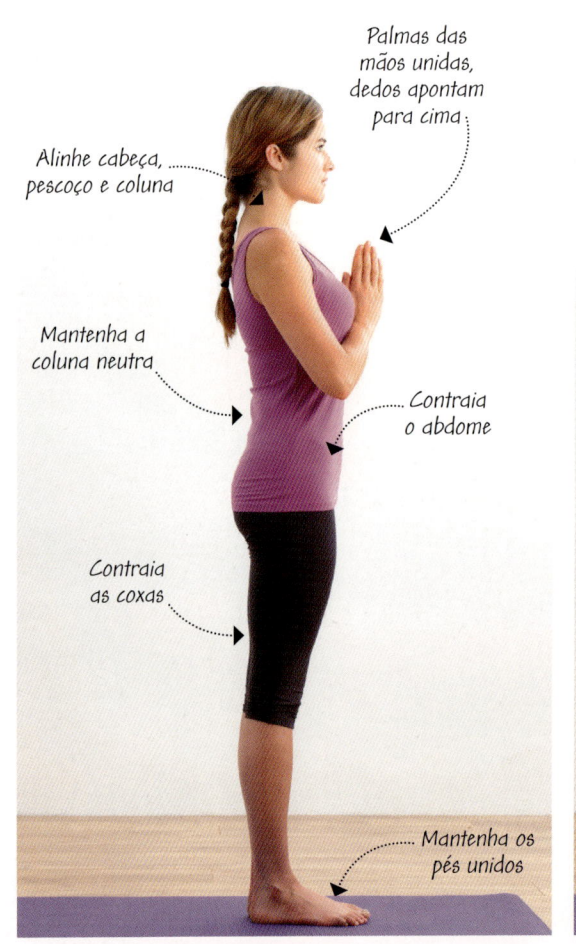

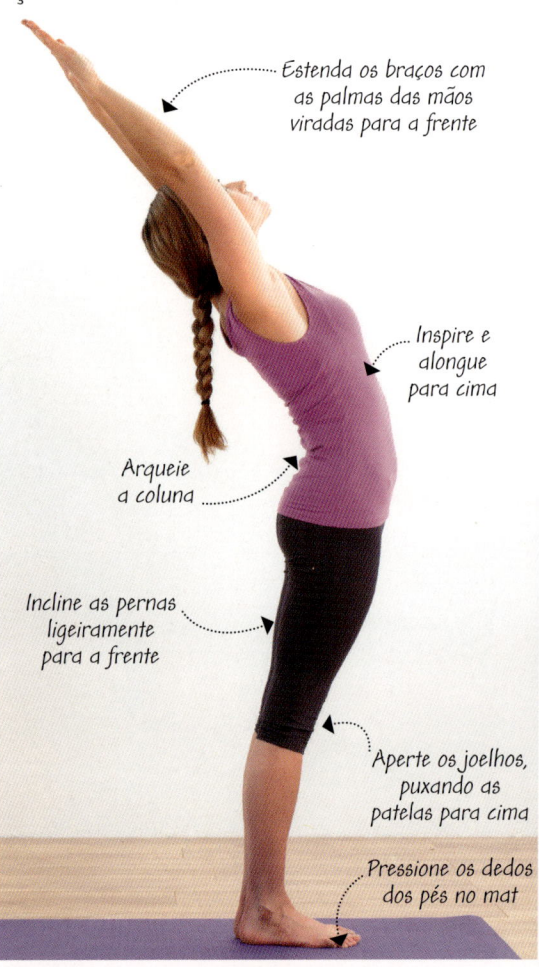

1 Comece na Postura da montanha (pp. 44-5). Olhe para a frente e se concentre no alinhamento e na respiração. Ao expirar, traga as mãos à frente do peito em posição de oração. Firme as pernas e os pés no chão.

2 Inspire fundo, eleve os braços e deixe as palmas viradas para a frente. Incline para trás a partir da cintura e empurre os quadris para fora. Mantenha pernas retas, ombros relaxados e braços separados ao levantar as mãos.

SAUDAÇÃO AO SOL   **1** 2 3

3 Expire, incline-se para a frente a partir dos quadris. Traga as palmas das mãos para o lado dos pés. Posicione-as corretamente, pois ficarão nessa posição pelos próximos 7 passos. Contraia os músculos das pernas para sustentar o movimento para baixo do torso.

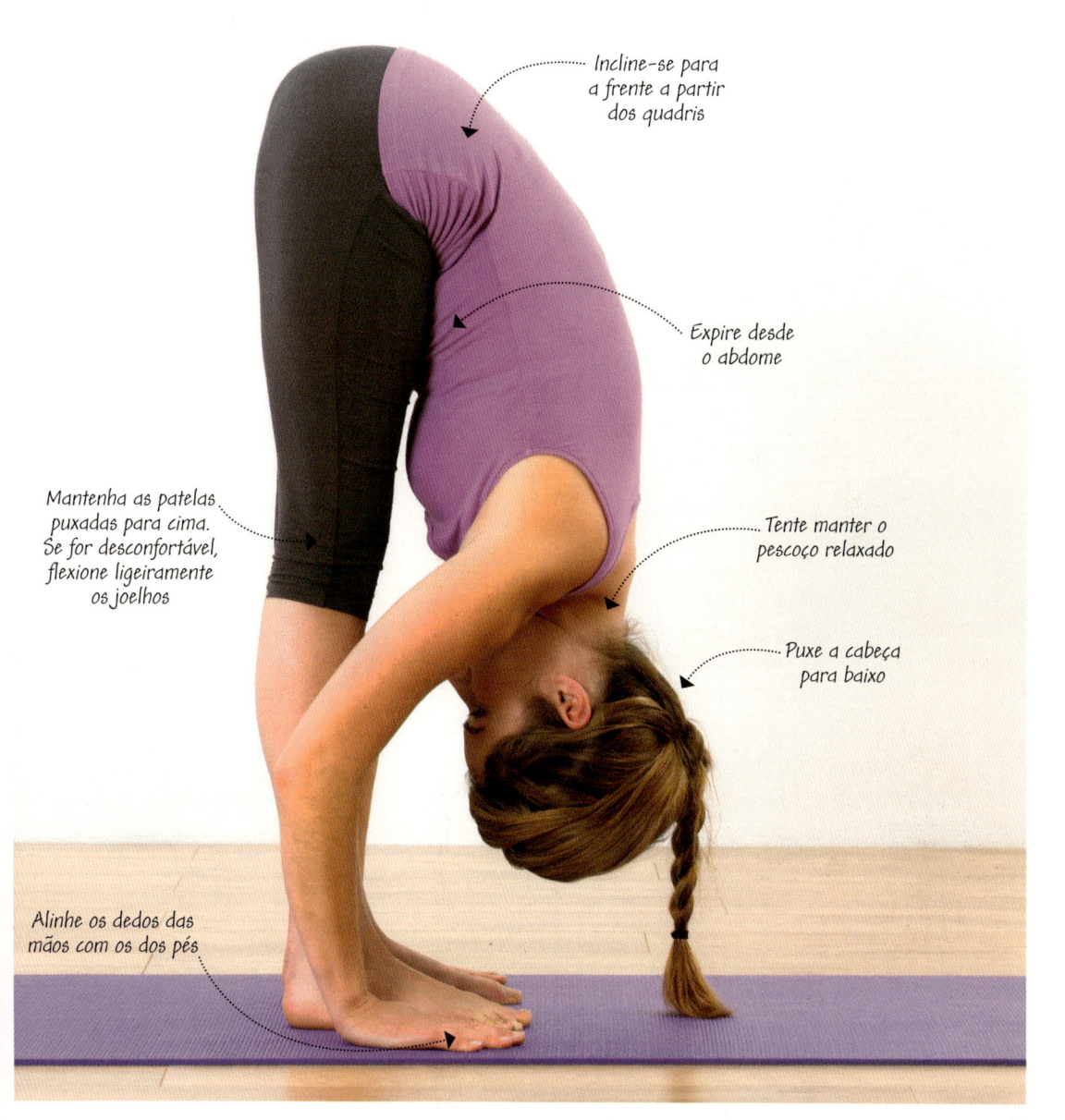

Incline-se para a frente a partir dos quadris

Expire desde o abdome

Mantenha as patelas puxadas para cima. Se for desconfortável, flexione ligeiramente os joelhos

Tente manter o pescoço relaxado

Puxe a cabeça para baixo

Alinhe os dedos das mãos com os dos pés

1 2 3   PARA COMEÇAR

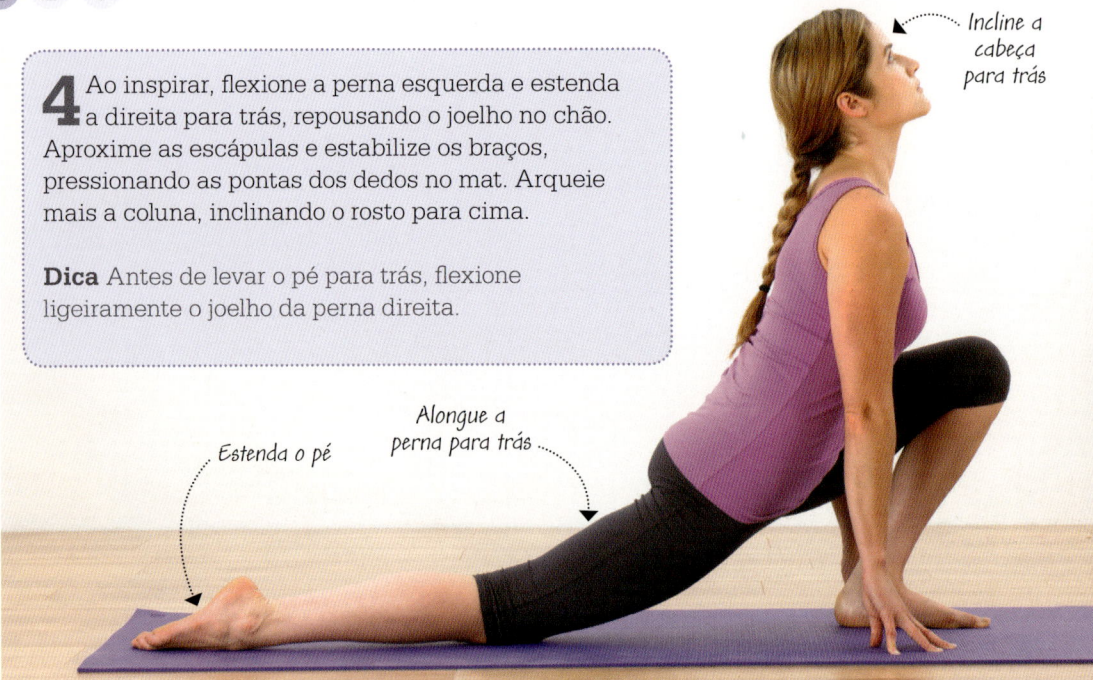

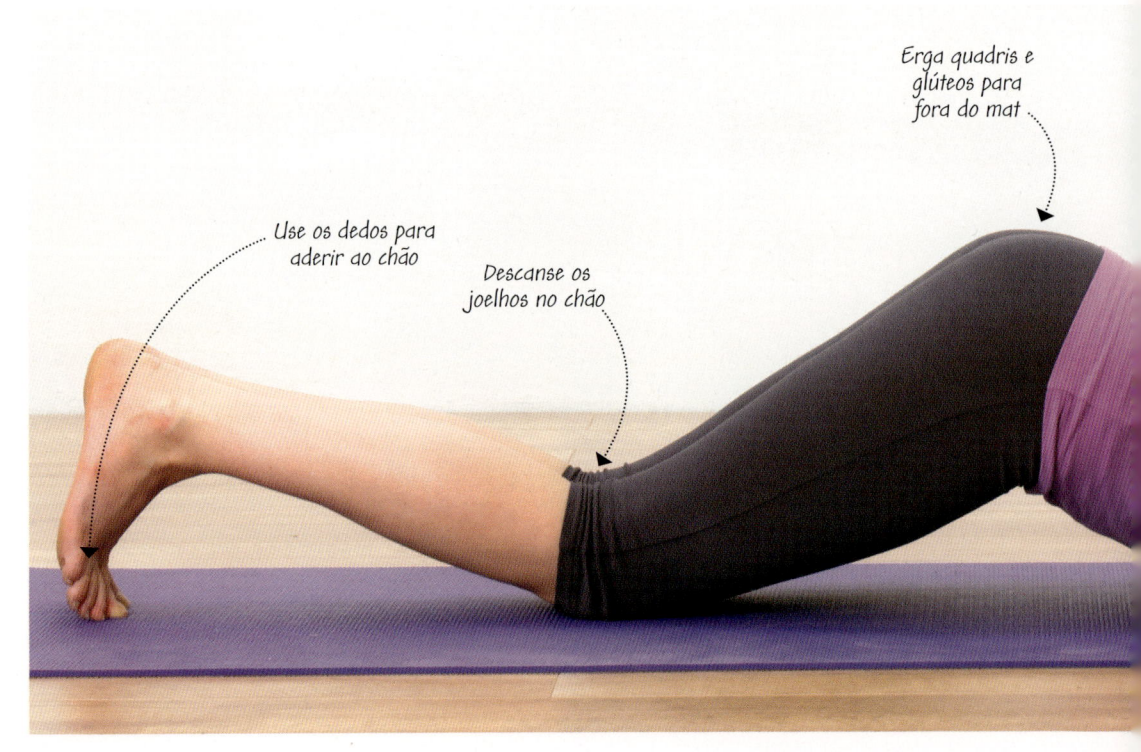

Incline a cabeça para trás

4 Ao inspirar, flexione a perna esquerda e estenda a direita para trás, repousando o joelho no chão. Aproxime as escápulas e estabilize os braços, pressionando as pontas dos dedos no mat. Arqueie mais a coluna, inclinando o rosto para cima.

Dica Antes de levar o pé para trás, flexione ligeiramente o joelho da perna direita.

Estenda o pé

Alongue a perna para trás

Erga quadris e glúteos para fora do mat

Use os dedos para aderir ao chão

Descanse os joelhos no chão

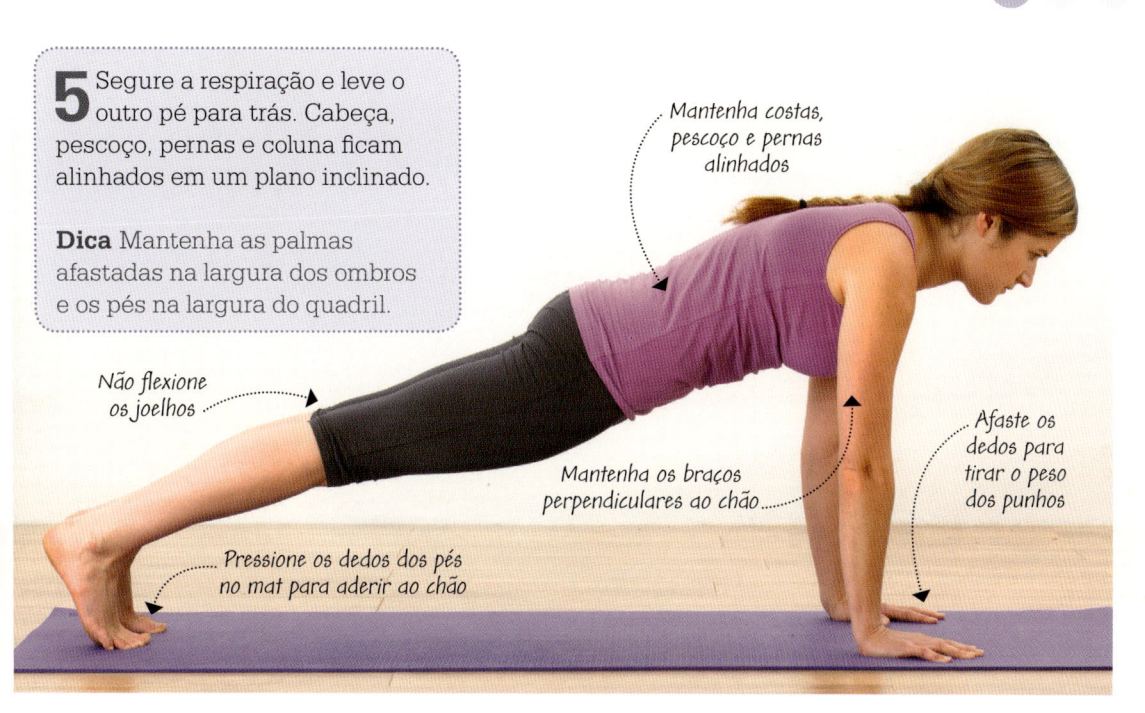

SAUDAÇÃO AO SOL

5 Segure a respiração e leve o outro pé para trás. Cabeça, pescoço, pernas e coluna ficam alinhados em um plano inclinado.

Dica Mantenha as palmas afastadas na largura dos ombros e os pés na largura do quadril.

Mantenha costas, pescoço e pernas alinhados

Não flexione os joelhos

Mantenha os braços perpendiculares ao chão

Afaste os dedos para tirar o peso dos punhos

Pressione os dedos dos pés no mat para aderir ao chão

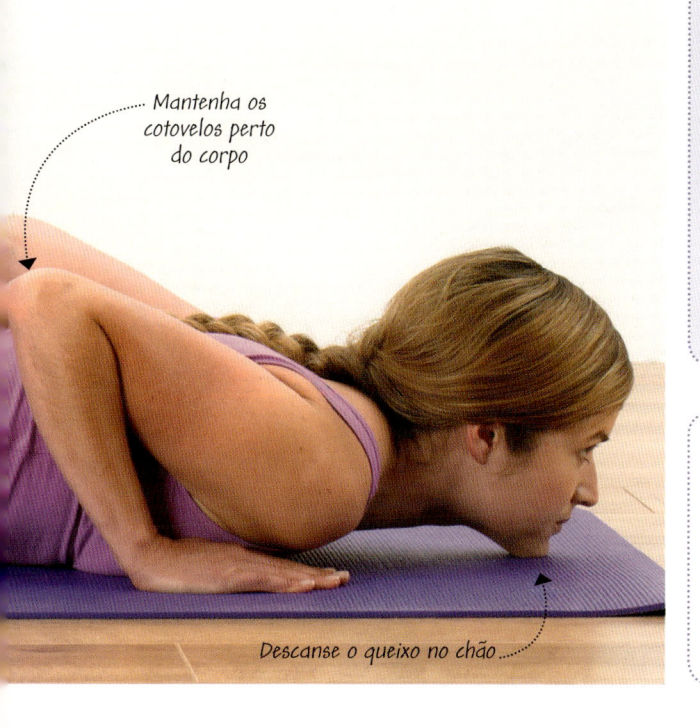

6 Expire, desça os joelhos até o chão. Alinhe os ombros com as mãos. Com os dedos dos pés flexionados, leve a cabeça e o peito para baixo até tocar o mat. Mantenha quadris e glúteos erguidos.

Dica Mantenha os cotovelos bem próximos ao corpo.

Mantenha os cotovelos perto do corpo

Descanse o queixo no chão

Facilite

Ao aprender a sequência, pode ser difícil sincronizar respiração e movimentos. Se não conseguir executar um movimento com a inspiração ou expiração necessárias, mantenha a posição por 1 respiração antes de passar para a próxima fase.

PARA COMEÇAR

7 Inspire ao descer os quadris e estender os pés para trás. Eleve o torso usando os braços, arqueie a parte superior da coluna e olhe para cima. Mantenha abdome e pernas relaxados.

Continue inspirando

Incline a parte superior do corpo para trás

Mantenha os ombros afastados das orelhas

Os peitos dos pés tocam o chão

Relaxe as pernas e o abdome

Mantenha os joelhos travados

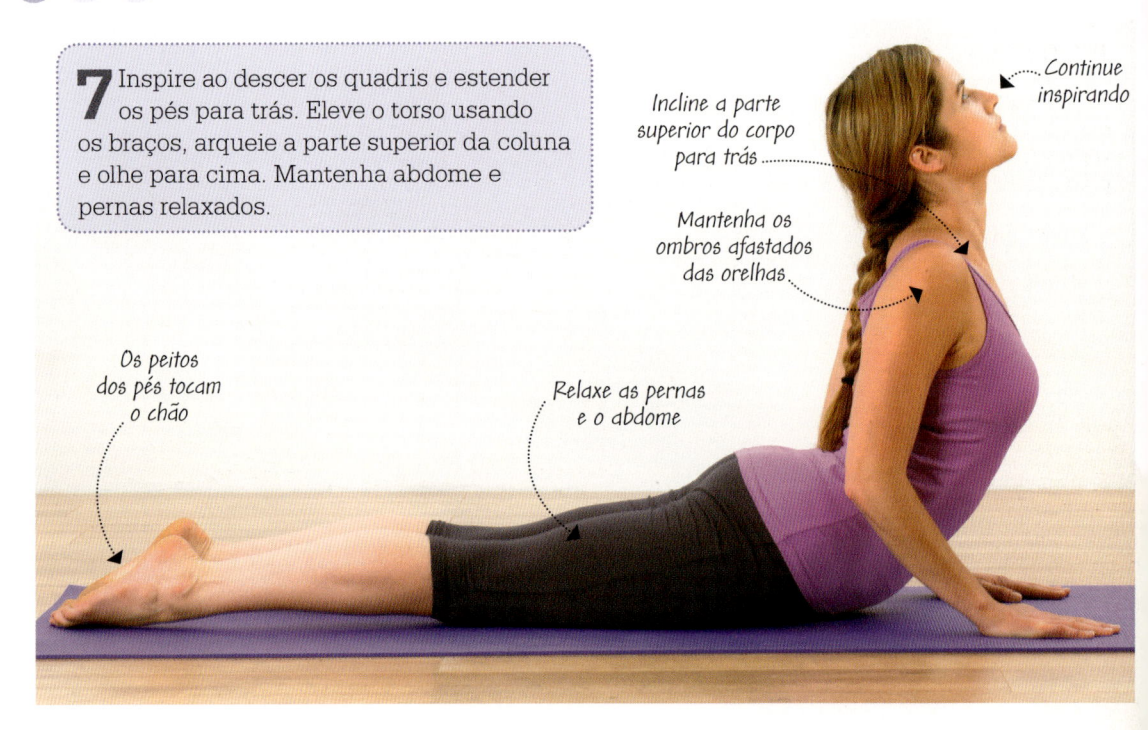

Sinta o alongamento nos músculos das panturrilhas

8 Expire e apoie os pés no chão e eleve os quadris, empurrando-os para trás o mais longe que puder. Mantenha a coluna ereta enquanto os calcanhares pressionam para baixo.

Dica Se os calcanhares não tocarem o chão, mova os pés para trás.

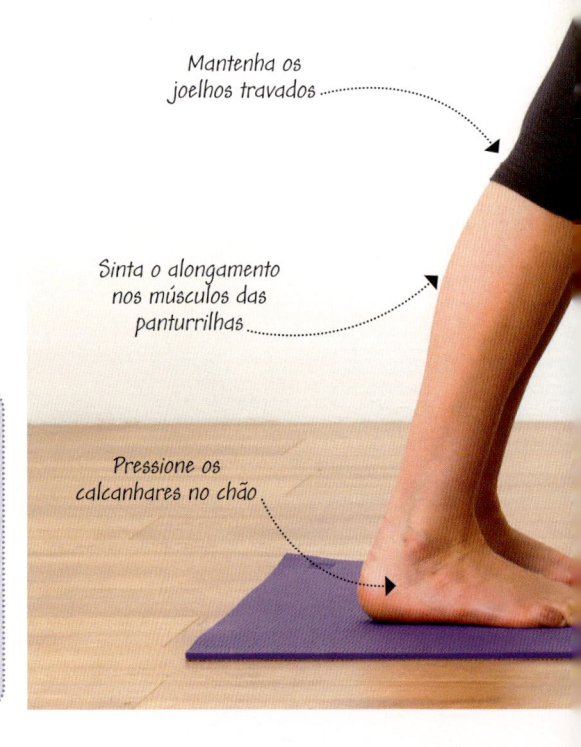

Pressione os calcanhares no chão

SAUDAÇÃO AO SOL

1 2 3

Atenção

No passo 7, a tendência é tensionar os ombros em direção às orelhas e comprimir demais as vértebras cervicais, arqueando demais a cabeça para trás. Flexione os cotovelos um pouco mais a fim de puxar os ombros para baixo. Alongue a partir do pescoço para inclinar a cabeça para trás suavemente.

Um erro comum é posicionar braços e pernas de forma incorreta ao realizar a sequência, resultando em desalinhamento e má execução. Tente praticar cada postura separadamente. Ao combiná-las, comece com os dedos dos pés na parte dianteira do mat. Na postura final (p. 71), os pés devem retornar à posição do início.

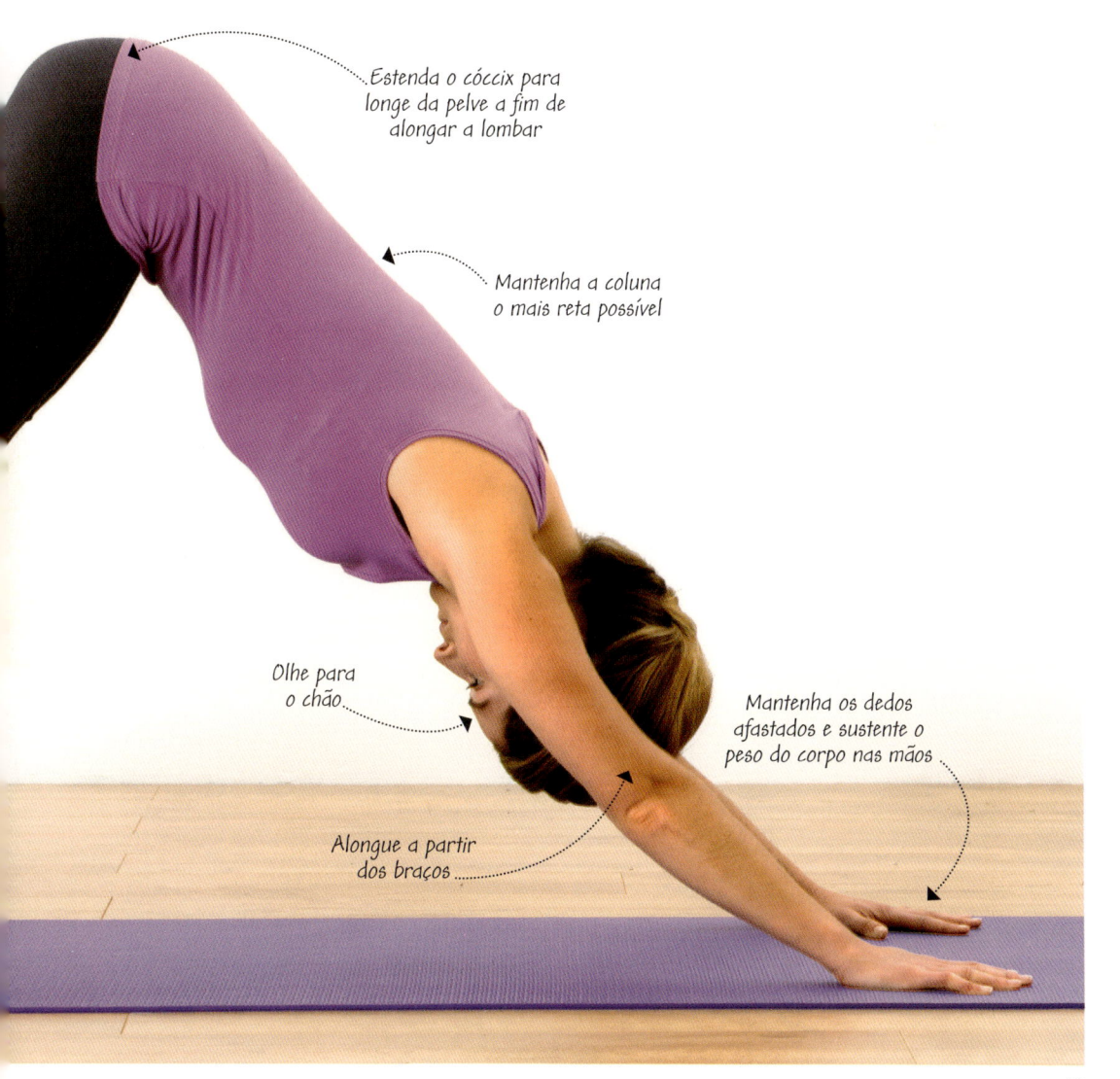

Estenda o cóccix para longe da pelve a fim de alongar a lombar

Mantenha a coluna o mais reta possível

Olhe para o chão

Mantenha os dedos afastados e sustente o peso do corpo nas mãos

Alongue a partir dos braços

PARA COMEÇAR

9 Inspire fundo, mova a perna direita para a frente, alinhando-a aos dedos dos pés e das mãos. Repouse o joelho esquerdo no chão, arqueie a coluna e olhe para cima. Pressione os dedos das mãos e o pé direito para firmar-se no chão.

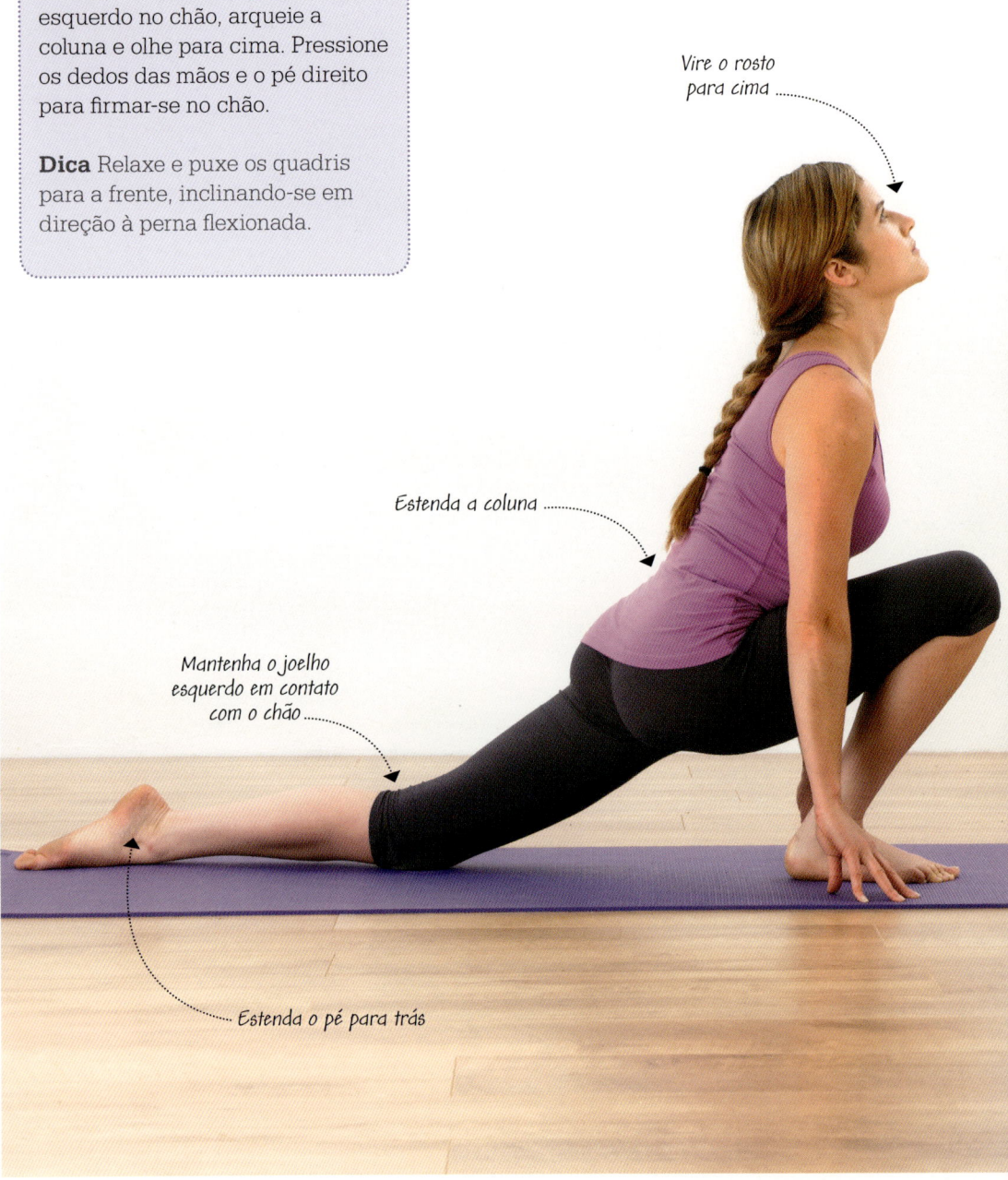

Dica Relaxe e puxe os quadris para a frente, inclinando-se em direção à perna flexionada.

Vire o rosto para cima

Estenda a coluna

Mantenha o joelho esquerdo em contato com o chão

Estenda o pé para trás

SAUDAÇÃO AO SOL

1 2 3

10 Ao expirar, leve o pé esquerdo para a frente até se juntar ao direito. Estenda as pernas o máximo possível. Incline para a frente com o objetivo de tocar as pernas com a cabeça.

11 Inspire fundo e volte a ficar ereto na vertical. Leve os braços para cima e incline o dorso para trás a partir da cintura, empurrando os quadris para fora enquanto mantém as pernas retas.

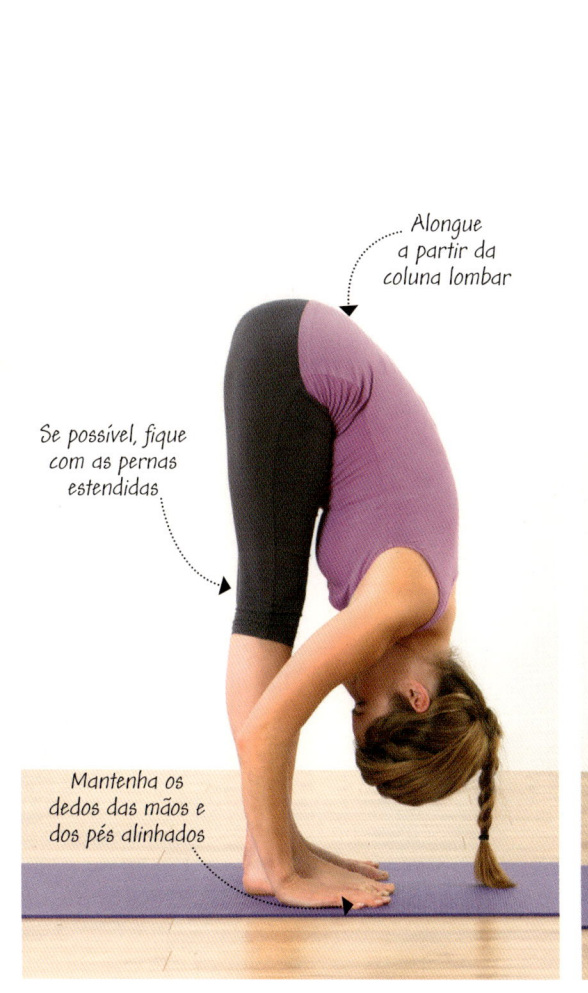

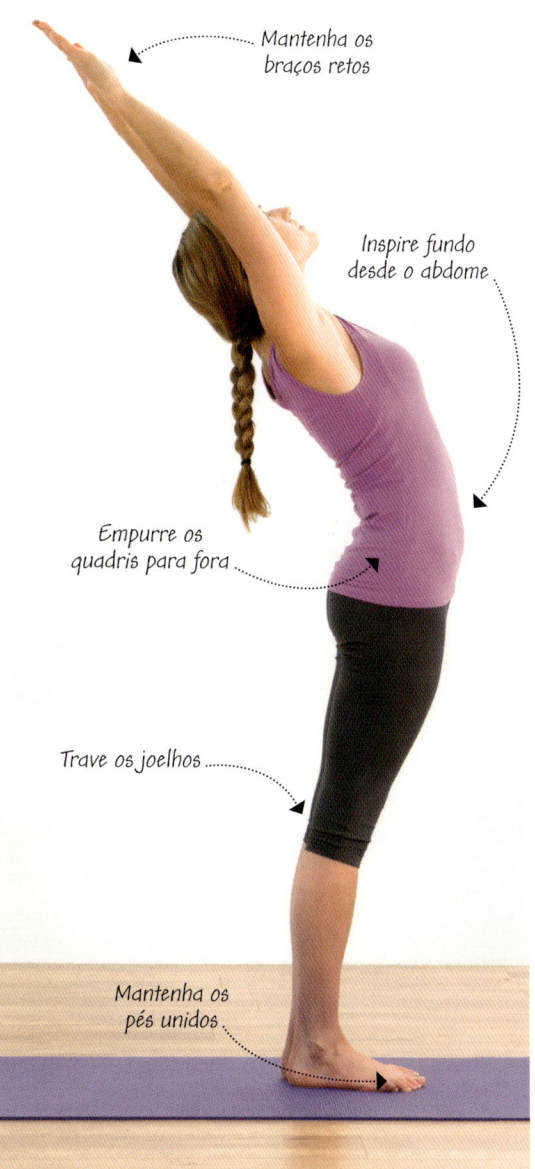

Alongue a partir da coluna lombar

Se possível, fique com as pernas estendidas

Mantenha os dedos das mãos e dos pés alinhados

Mantenha os braços retos

Inspire fundo desde o abdome

Empurre os quadris para fora

Trave os joelhos

Mantenha os pés unidos

Torção deitada

Alivia a tensão na coluna • **Pratica** a desintoxicação

Postura energizante, alonga, relaxa a coluna e as pernas e alivia tensões acumuladas. A torção ajuda a revigorar e desintoxicar os órgãos da região abdominal.

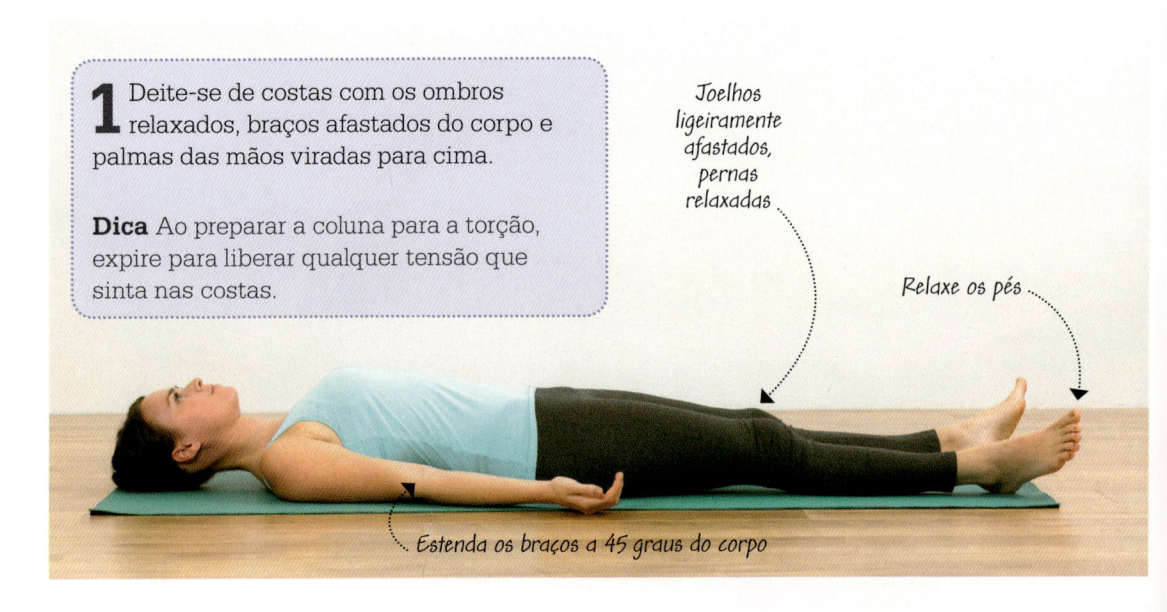

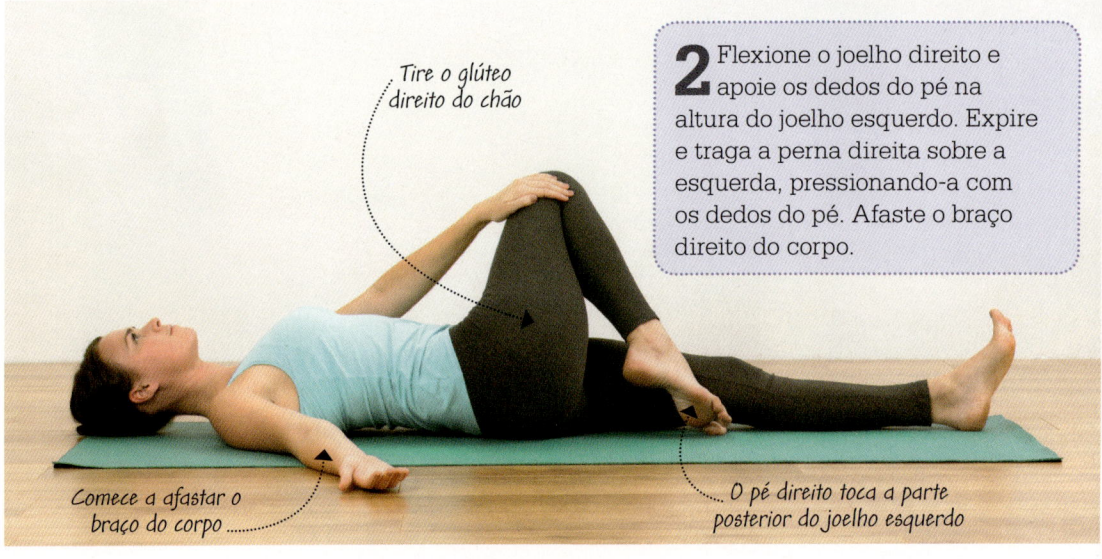

1 Deite-se de costas com os ombros relaxados, braços afastados do corpo e palmas das mãos viradas para cima.

Dica Ao preparar a coluna para a torção, expire para liberar qualquer tensão que sinta nas costas.

Joelhos ligeiramente afastados, pernas relaxadas

Relaxe os pés

Estenda os braços a 45 graus do corpo

2 Flexione o joelho direito e apoie os dedos do pé na altura do joelho esquerdo. Expire e traga a perna direita sobre a esquerda, pressionando-a com os dedos do pé. Afaste o braço direito do corpo.

Tire o glúteo direito do chão

Comece a afastar o braço do corpo

O pé direito toca a parte posterior do joelho esquerdo

TORÇÃO DEITADA   1 2 3

3 Expire novamente para girar ainda mais e tocar o chão com o joelho direito. Ao mesmo tempo, estenda o braço direito para fora a 90 graus e vire a cabeça na mesma direção. Mantenha por 5 a 10 respirações. Inspire para soltar e voltar à posição do passo 1.

Dica Pressione a perna direita flexionada com a mão esquerda para torcer as vértebras inferiores. Mantenha o ombro direito fixo no chão, continuando a torção até as vértebras superiores.

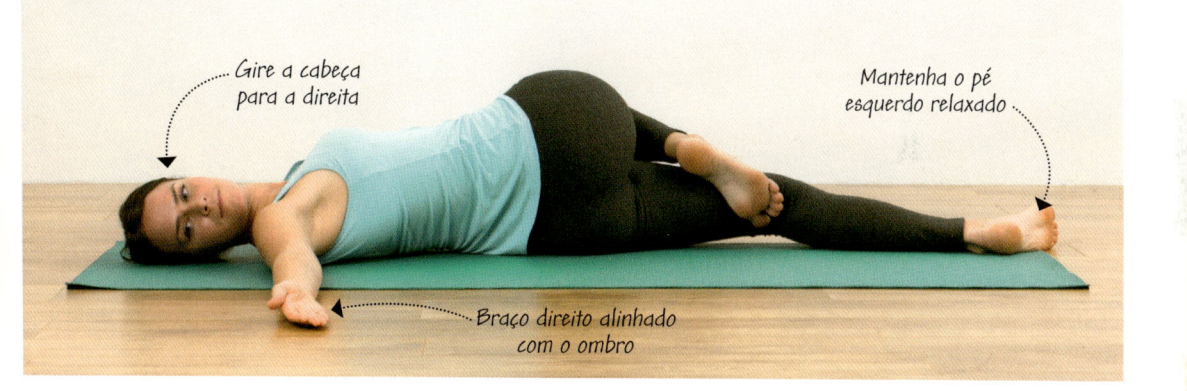

Gire a cabeça para a direita

Mantenha o pé esquerdo relaxado

Braço direito alinhado com o ombro

4 Agora torça na direção oposta, com a perna esquerda rolando sobre o lado direito e o braço esquerdo se estendendo para fora. Segure por 5 a 10 respirações. Inspire para reverter os movimentos lentamente de volta à posição inicial.

Facilite

Apoie o joelho da perna flexionada em uma almofada se você não conseguir alcançar o mat com conforto.

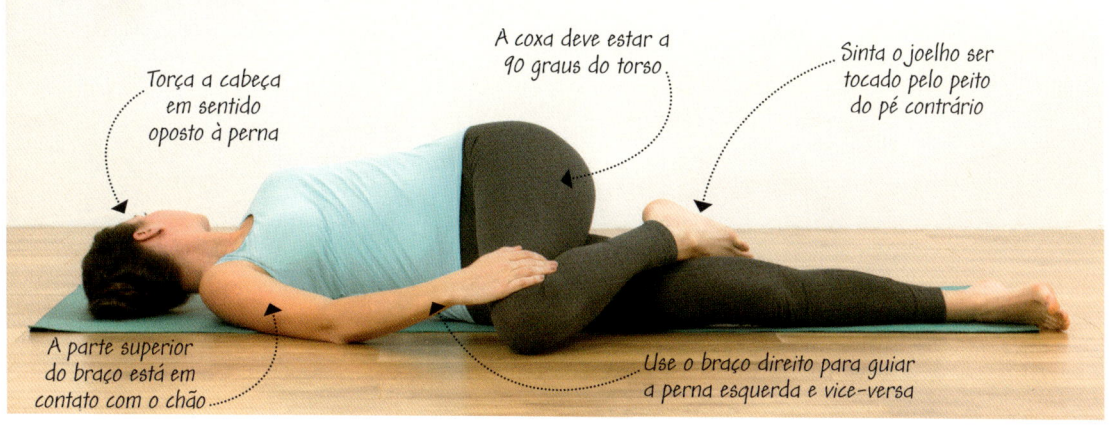

Torça a cabeça em sentido oposto à perna

A coxa deve estar a 90 graus do torso

Sinta o joelho ser tocado pelo peito do pé contrário

A parte superior do braço está em contato com o chão

Use o braço direito para guiar a perna esquerda e vice-versa

Postura da borboleta

Fortalece os quadris • **Melhora** a circulação

Além de benefícios como abrir os quadris e melhorar a circulação, essa postura ajuda a liberar a tensão na virilha, nas pernas e na coluna lombar. É, portanto, um ótimo relaxamento.

1 Sentado com as pernas estendidas à frente, flexione os joelhos e junte os pés até pressionar uma sola contra a outra. Mantenha a coluna ereta.

Dica Pressione os dedos ou as palmas das mãos contra o chão atrás das coxas e alongue a coluna. Inspire para puxar os ombros ligeiramente para trás e abrir o peito.

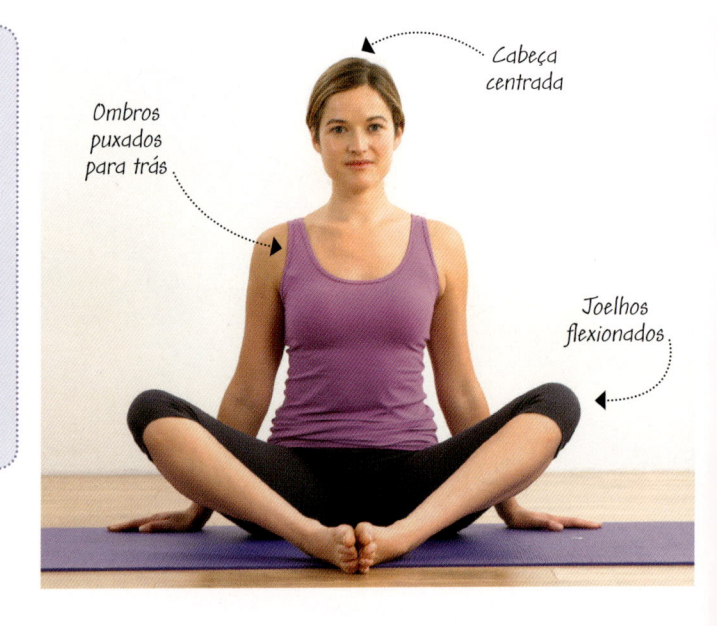

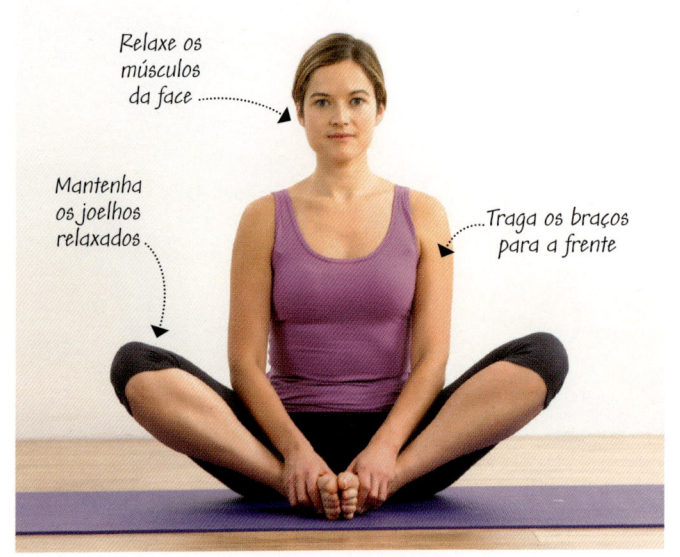

Cabeça centrada

Ombros puxados para trás

Joelhos flexionados

Relaxe os músculos da face

Mantenha os joelhos relaxados

Traga os braços para a frente

2 Com os pés firmemente unidos, leve as mãos à frente do corpo e segure os tornozelos. Mantenha a coluna alongada e a cabeça centrada.

Dica Para segurar os pés com firmeza, posicione os polegares das mãos nos arcos dos pés e apoie os outros dedos sobre o peito do pé.

POSTURA DA BORBOLETA

3 Expire e abra suavemente os joelhos para fora e para baixo em direção ao chão, permitindo que os quadris se expandam. Alongue a coluna.

Dica Segure os pés firmemente com as mãos para se ancorar e alongar a coluna para cima.

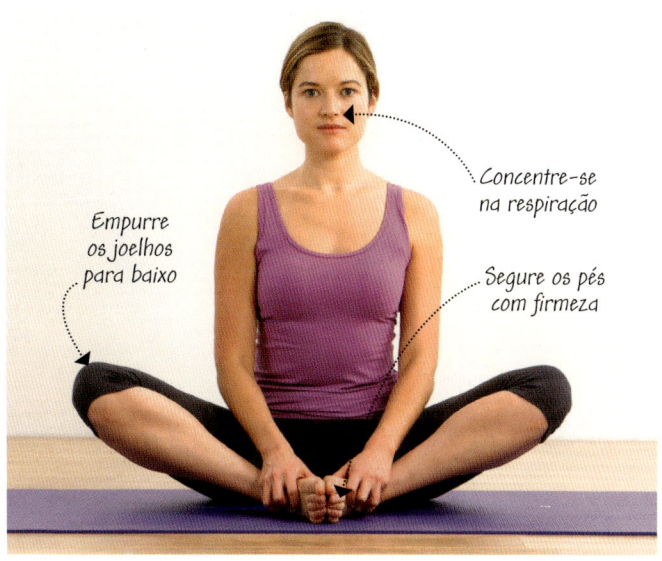

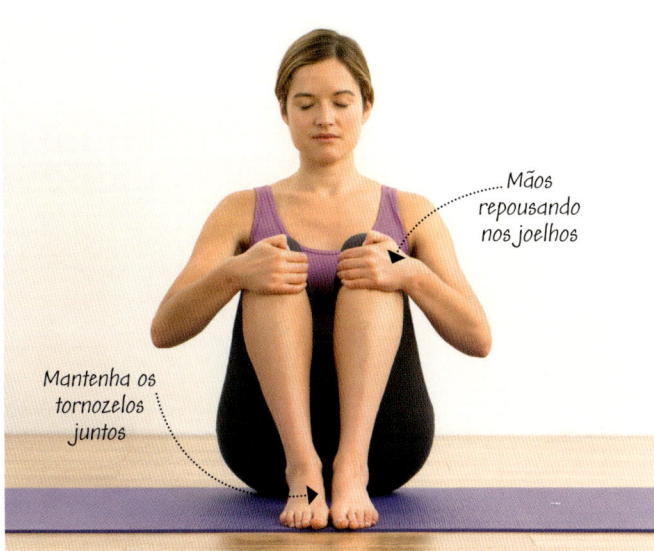

Empurre os joelhos para baixo

Concentre-se na respiração

Segure os pés com firmeza

Mãos repousando nos joelhos

Mantenha os tornozelos juntos

4 Para desfazer a postura, leve os joelhos até o peito enquanto desliza as mãos até os joelhos. Balance de lado a lado, sentindo o alongamento na região do quadril.

Dica Use as palmas das mãos para unir os joelhos com suavidade.

Facilite

Use um cinto para ajudar a manter os pés juntos. Passe o cinto debaixo dos pés e segure cada extremidade com uma mão.

Se os joelhos doem, coloque uma almofada de cada lado para dar suporte.

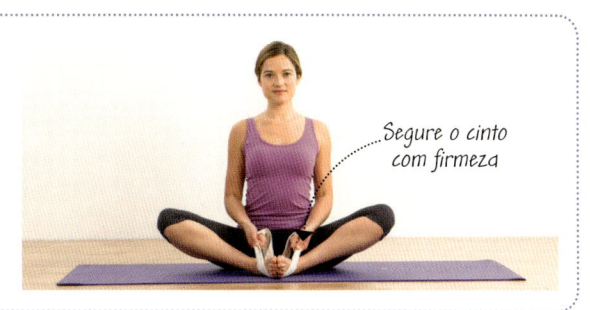

Segure o cinto com firmeza

Elevação das pernas na parede

Tonifica as pernas • **Melhora** a circulação

A parte superior do corpo fica totalmente apoiada no chão nessa postura. As pernas são parcialmente escoradas pela parede como auxílio à elevação estendida. Ideal como preparação para as invertidas mais avançadas.

1 Com o tronco e as pernas em ângulo de 90 graus, sente com o quadril e o ombro esquerdo contra a parede. Descanse as palmas das mãos nas coxas.

Lembre-se de manter a coluna ereta e evite se apoiar na parede.

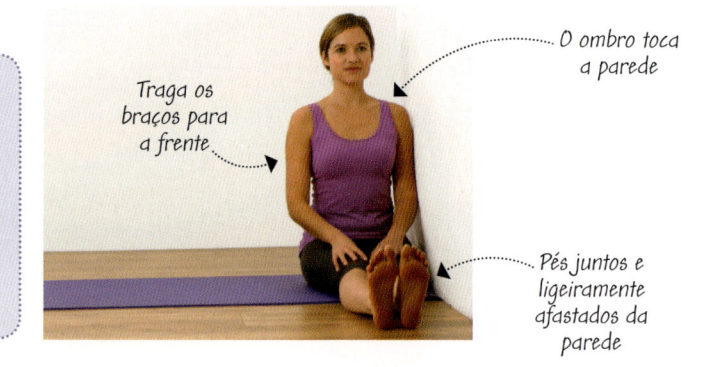

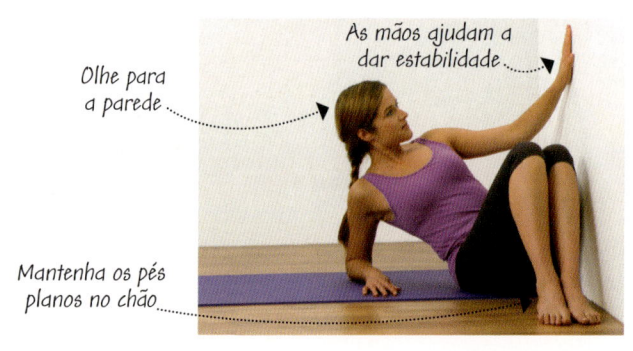

Traga os braços para a frente

O ombro toca a parede

Pés juntos e ligeiramente afastados da parede

Olhe para a parede

As mãos ajudam a dar estabilidade

Mantenha os pés planos no chão

2 Mão esquerda na parede, incline para trás, sustente o peso do corpo com o cotovelo direito e levante os joelhos.

Dica Ao se inclinar para o lado, mantenha pés e joelhos unidos.

3 Gire os quadris enquanto estende as pernas para cima na parede. Pouse as costas planas no chão, mãos na barriga.

Dica Alinhe a cabeça aos pés, de modo que as pernas fiquem em um ângulo de 90 graus.

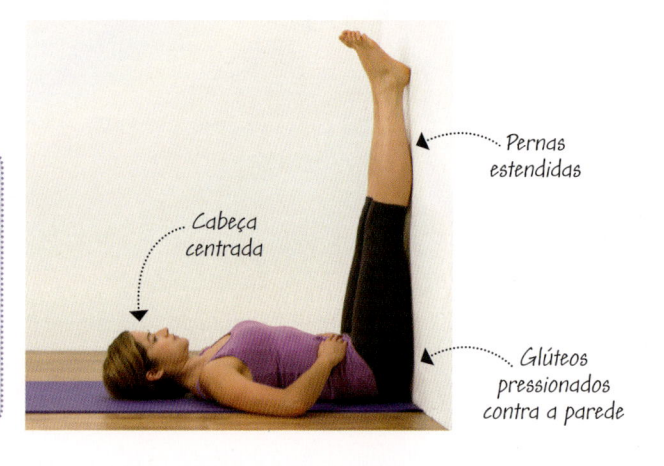

Pernas estendidas

Cabeça centrada

Glúteos pressionados contra a parede

ELEVAÇÃO DAS PERNAS NA PAREDE

1 2 3

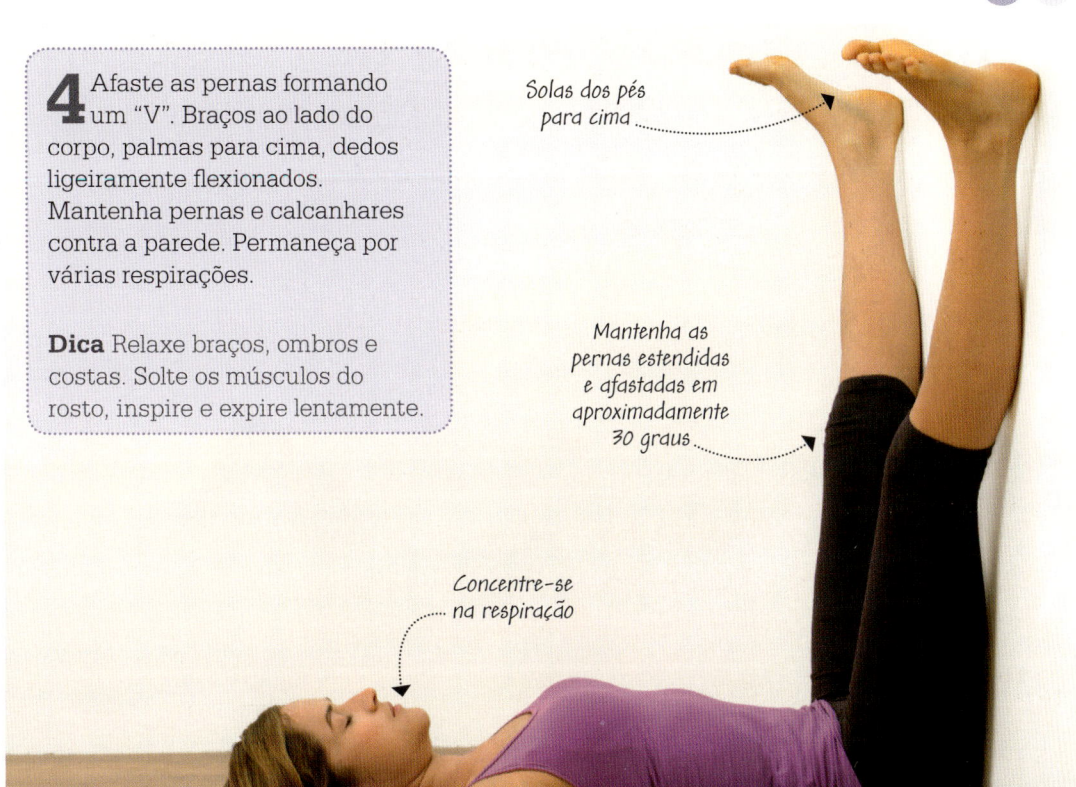

4 Afaste as pernas formando um "V". Braços ao lado do corpo, palmas para cima, dedos ligeiramente flexionados. Mantenha pernas e calcanhares contra a parede. Permaneça por várias respirações.

Dica Relaxe braços, ombros e costas. Solte os músculos do rosto, inspire e expire lentamente.

Solas dos pés para cima

Mantenha as pernas estendidas e afastadas em aproximadamente 30 graus

Concentre-se na respiração

Intensifique o alongamento

Estenda os braços acima da cabeça, de modo que repousem no mat próximos às orelhas.

Eleve ligeiramente os quadris colocando uma toalha enrolada embaixo da lombar.

Afaste mais as pernas, até cerca de 45 graus, para alongar mais a parte interna das coxas.

Flexione os joelhos, deslizando os calcanhares para baixo. Mantenha os pés afastados na largura do quadril e desça-os um pouco mais.

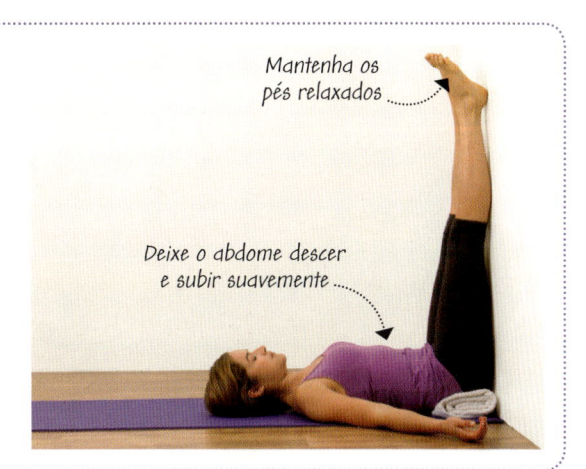

Mantenha os pés relaxados

Deixe o abdome descer e subir suavemente

Postura do cadáver: relaxamento final

Relaxa os músculos • **Energiza** a mente e o corpo

Nessa postura, toda a extensão do corpo se mantém alinhada e completamente repousada no chão, o que permite aos músculos relaxarem profundamente.

1 Deite-se com os joelhos flexionados e os pés apoiados no chão. Entrelace os dedos das mãos e deixe-os atrás da cabeça. Usando as mãos como apoio, erga a cabeça e olhe para os joelhos.

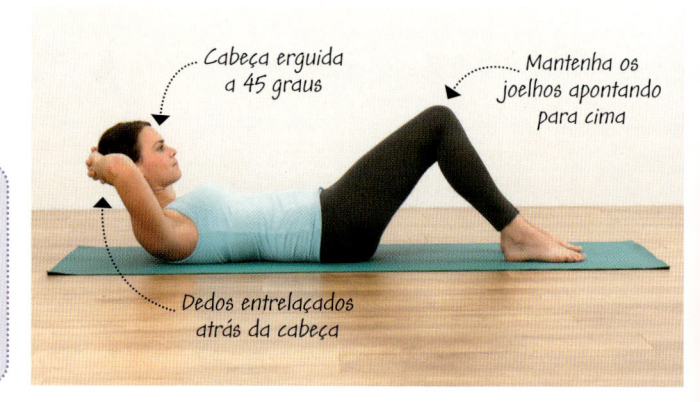

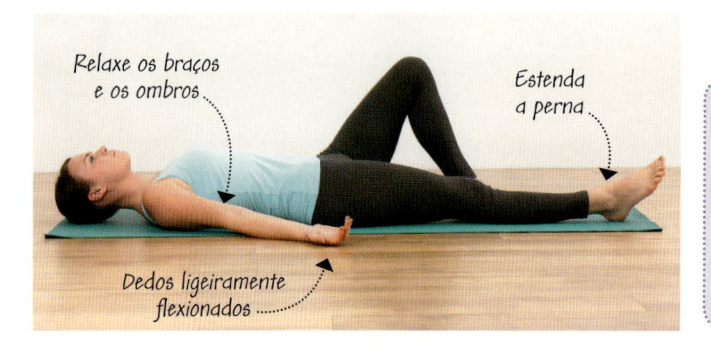

Cabeça erguida a 45 graus
Mantenha os joelhos apontando para cima
Dedos entrelaçados atrás da cabeça

Relaxe os braços e os ombros
Estenda a perna
Dedos ligeiramente flexionados

2 Volte a cabeça ao chão com suavidade e pouse os braços ao longo do corpo, afastados do tronco, com as palmas das mãos voltadas para cima. Estenda as pernas, uma de cada vez.

3 Deite-se estendido e deixe os pés penderem para fora naturalmente. Feche os olhos e relaxe a musculatura de braços e pernas. Trabalhando desde os pés até a cabeça, expire para liberar qualquer tensão residual nos músculos.

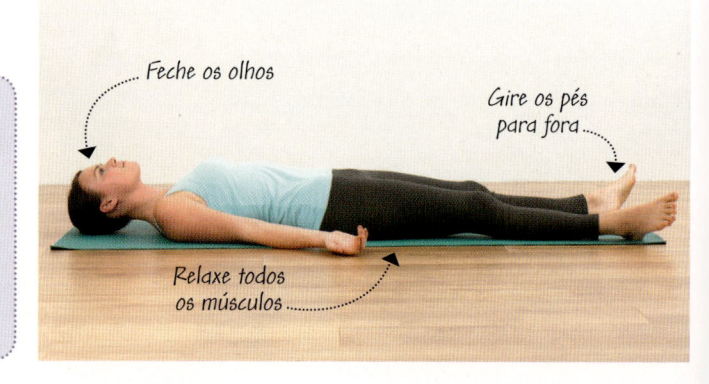

Feche os olhos
Gire os pés para fora
Relaxe todos os músculos

POSTURA DO CADÁVER: RELAXAMENTO FINAL 1 2 3

4 Inspire e levante a perna direita a 30 cm do chão. Contraia somente os músculos dela. Mantenha o torso e os braços relaxados. Permaneça por 1 respiração, consciente da tensão. Expire para voltar a perna para o chão, relaxando todos os músculos. Repita com a outra perna.

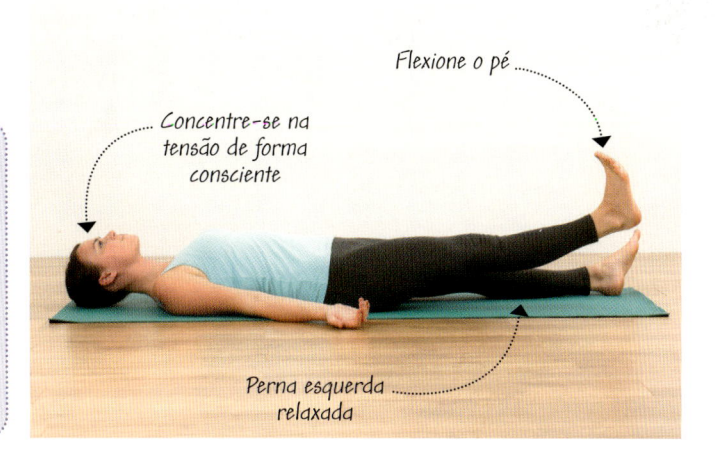

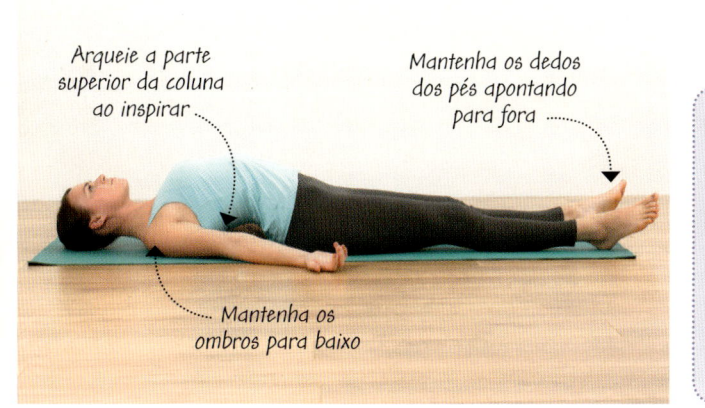

Concentre-se na tensão de forma consciente

Flexione o pé

Perna esquerda relaxada

Arqueie a parte superior da coluna ao inspirar

Mantenha os dedos dos pés apontando para fora

Mantenha os ombros para baixo

5 Inspire e arqueie a parte superior das costas, aproximando as escápulas para elevar ligeiramente o peito e a coluna. Mantenha cabeça e glúteos no chão. Permaneça por 1 respiração, observando a tensão nos músculos que foram ativados. Expire e relaxe de volta ao chão.

6 Inspire e eleve os braços a 30 cm do chão. Tensione todos os músculos dos braços, fechando as mãos com firmeza. Mantenha por 1 respiração. Expire para descer os braços até o chão.

Dica Olhe para cima e mantenha os músculos do rosto soltos e relaxados.

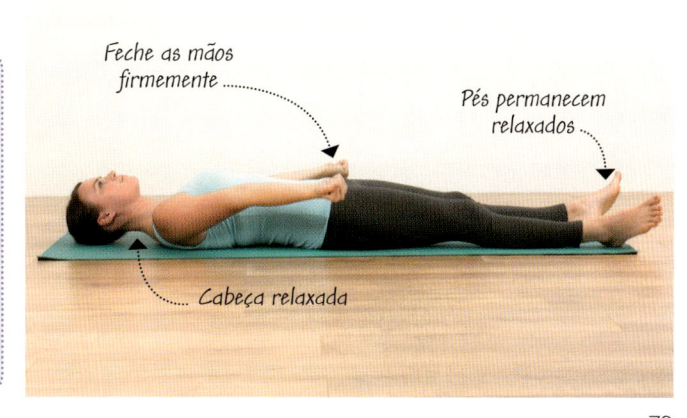

Feche as mãos firmemente

Pés permanecem relaxados

Cabeça relaxada

PARA COMEÇAR

7 Inspire para erguer os braços. Contraia os músculos, palmas das mãos abertas, dedos afastados e estendidos. Mantenha por 1 respiração. Expire ao descer até o chão.

Dica Alongue os braços levantados, estendendo os dedos para longe do corpo.

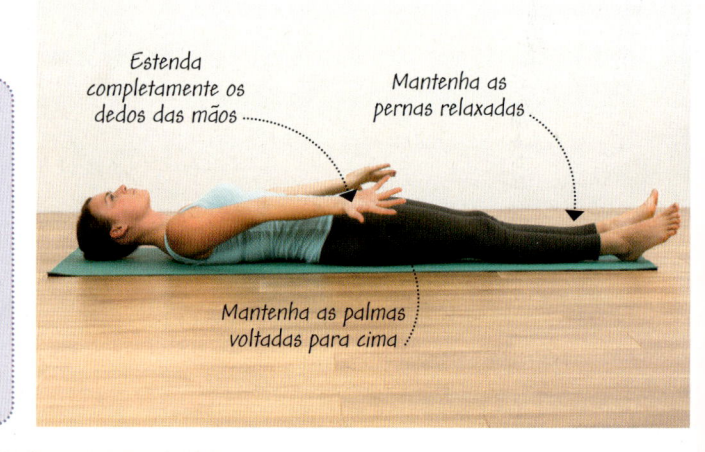

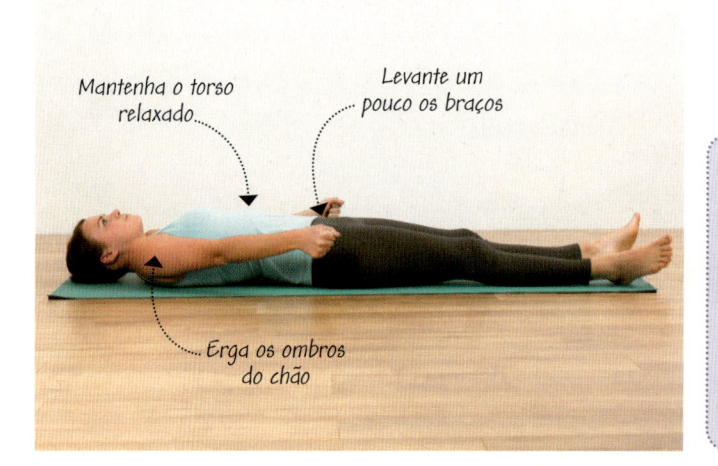

Estenda completamente os dedos das mãos

Mantenha as pernas relaxadas

Mantenha as palmas voltadas para cima

Mantenha o torso relaxado

Levante um pouco os braços

Erga os ombros do chão

8 Feche as mãos e inspire para levantar os ombros em direção às orelhas. Eleve um pouco os braços. Permaneça assim por 1 respiração. Expire e desça os braços até o chão.

Dica Mantenha a cabeça imóvel e relaxada.

9 Deite-se com os músculos relaxados. Deixe as ansiedades e preocupações irem embora. A cada expiração, concentre-se na tensão saindo de seu corpo. Descanse por alguns minutos.

Dica Cubra os olhos com um pano para aprofundar o relaxamento.

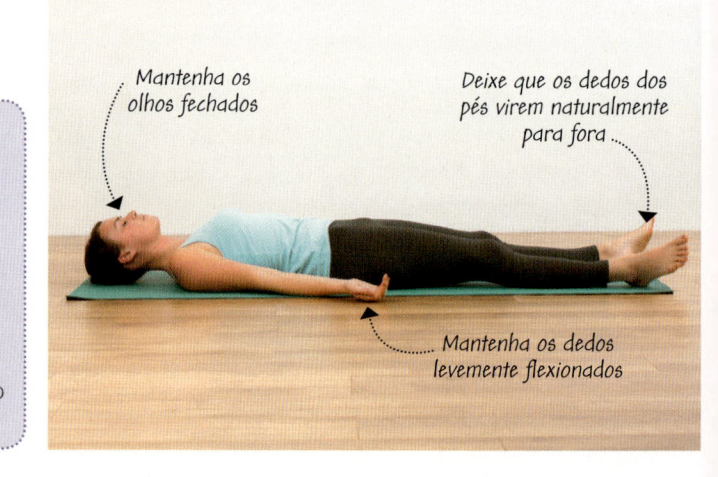

Mantenha os olhos fechados

Deixe que os dedos dos pés virem naturalmente para fora

Mantenha os dedos levemente flexionados

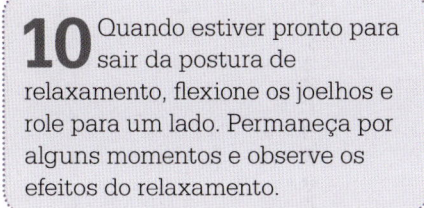

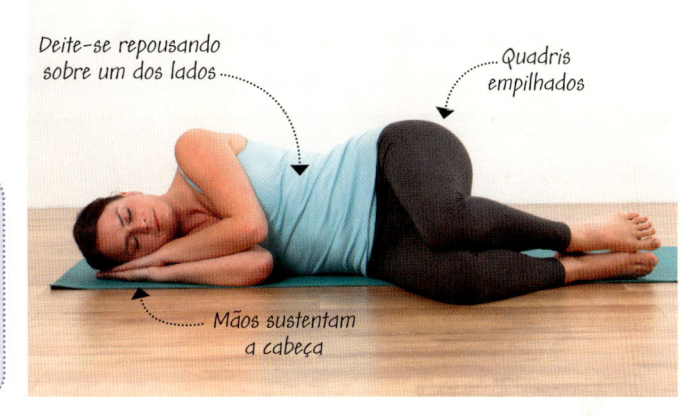

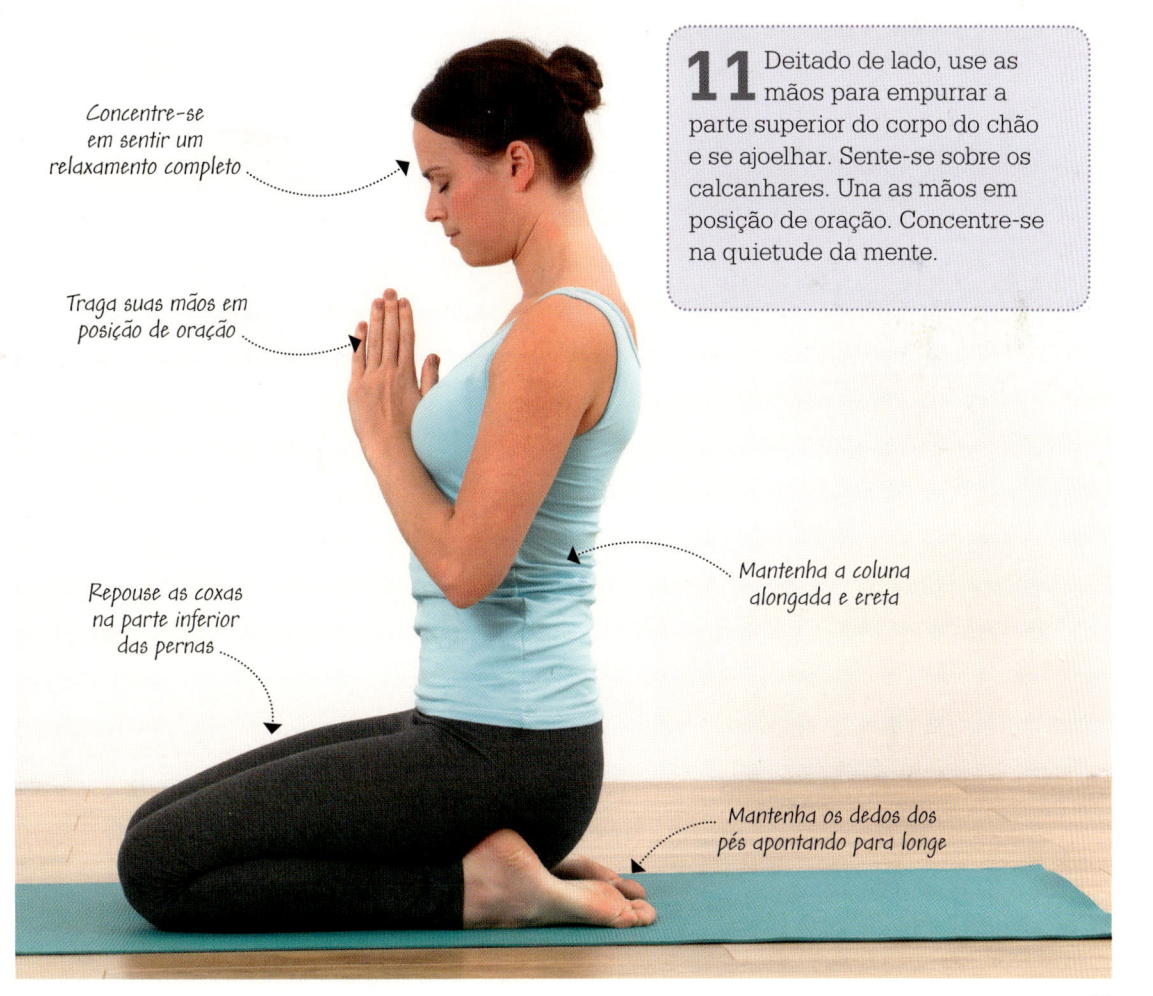

POSTURA DO CADÁVER: RELAXAMENTO FINAL

1 2 3

Deite-se repousando sobre um dos lados

Quadris empilhados

Mãos sustentam a cabeça

10 Quando estiver pronto para sair da postura de relaxamento, flexione os joelhos e role para um lado. Permaneça por alguns momentos e observe os efeitos do relaxamento.

11 Deitado de lado, use as mãos para empurrar a parte superior do corpo do chão e se ajoelhar. Sente-se sobre os calcanhares. Una as mãos em posição de oração. Concentre-se na quietude da mente.

Concentre-se em sentir um relaxamento completo

Traga suas mãos em posição de oração

Repouse as coxas na parte inferior das pernas

Mantenha a coluna alongada e ereta

Mantenha os dedos dos pés apontando para longe

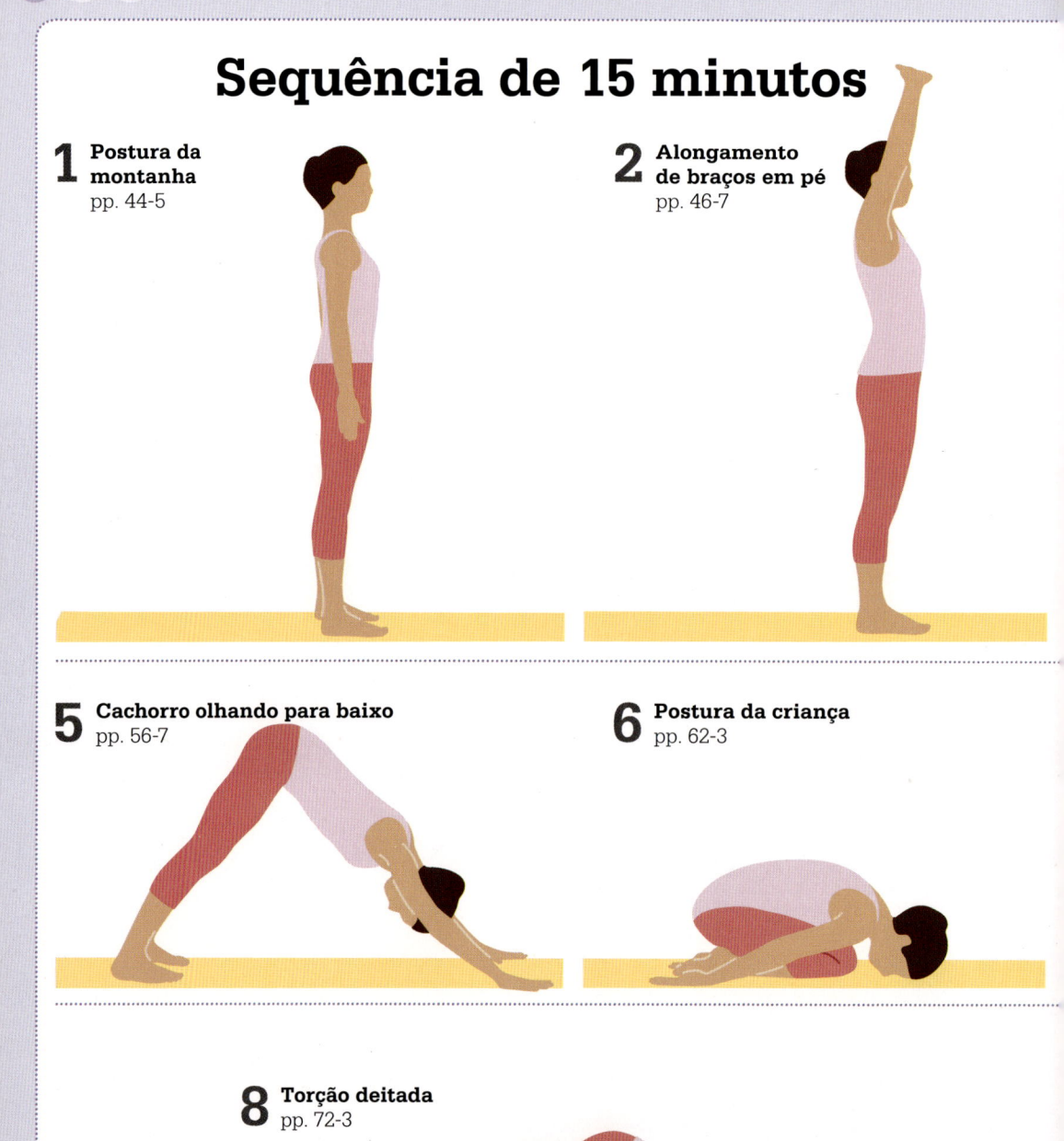

Sequência de 15 minutos

1 Postura da montanha
pp. 44-5

2 Alongamento de braços em pé
pp. 46-7

5 Cachorro olhando para baixo
pp. 56-7

6 Postura da criança
pp. 62-3

8 Torção deitada
pp. 72-3

SEQUÊNCIA DE 15 MINUTOS

3 **Postura do triângulo**
pp. 50-1

4 **Inclinação para a frente em pé**
pp. 52-3

7 **Postura da cobra**
pp. 60-1

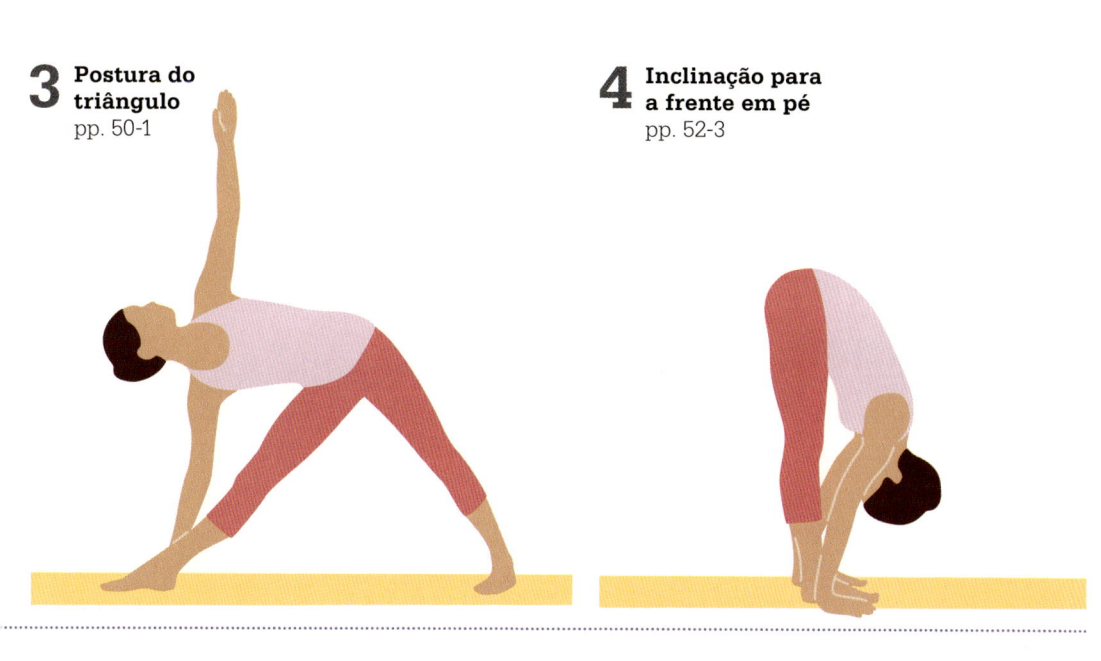

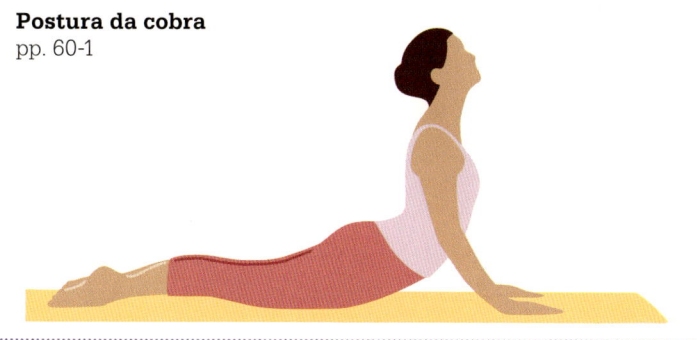

9 **Postura do cadáver: relaxamento final**
pp. 78-81

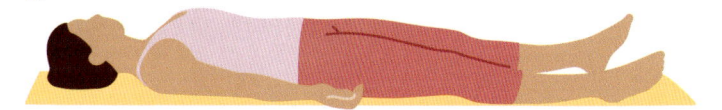

Sequência de 30 minutos

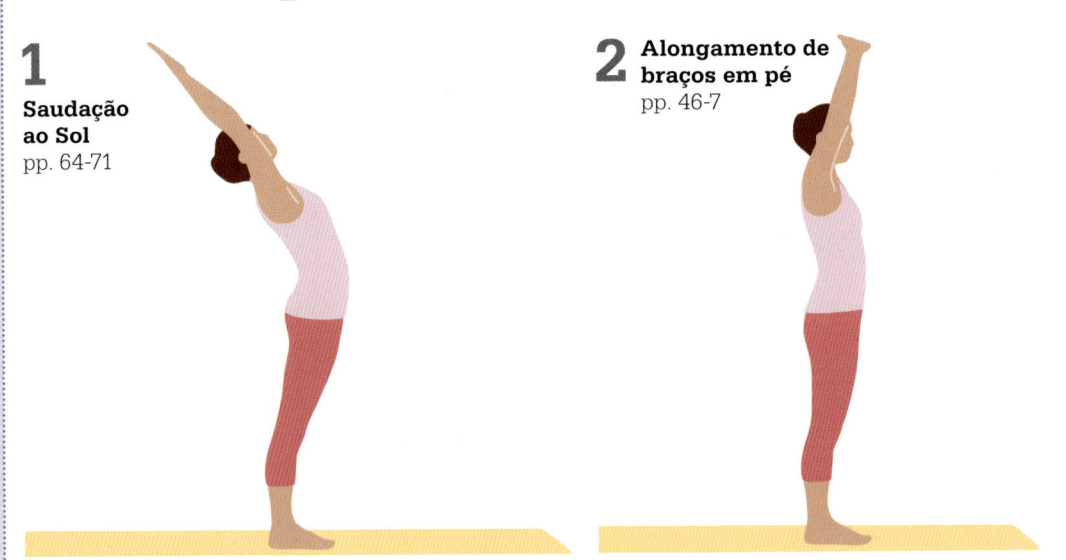

1 Saudação ao Sol
pp. 64-71

2 Alongamento de braços em pé
pp. 46-7

5 Alongamento diagonal
pp. 58-9

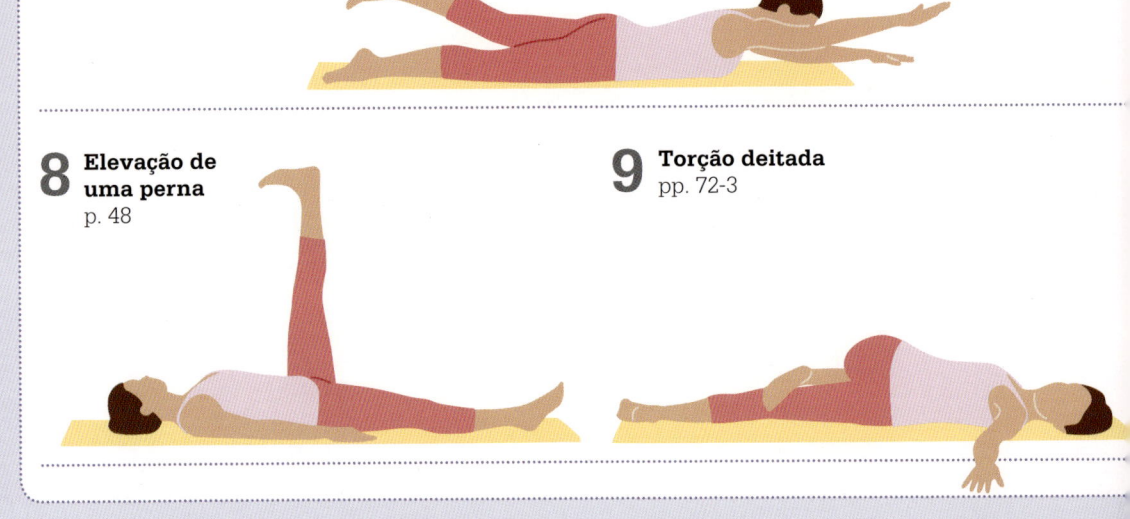

8 Elevação de uma perna
p. 48

9 Torção deitada
pp. 72-3

SEQUÊNCIA DE 30 MINUTOS 1 2 3

3 Postura do triângulo
pp. 50-1

4 Cachorro olhando para baixo
pp. 56-7

6 Postura da cobra
pp. 60-1

7 Postura da criança
pp. 62-3

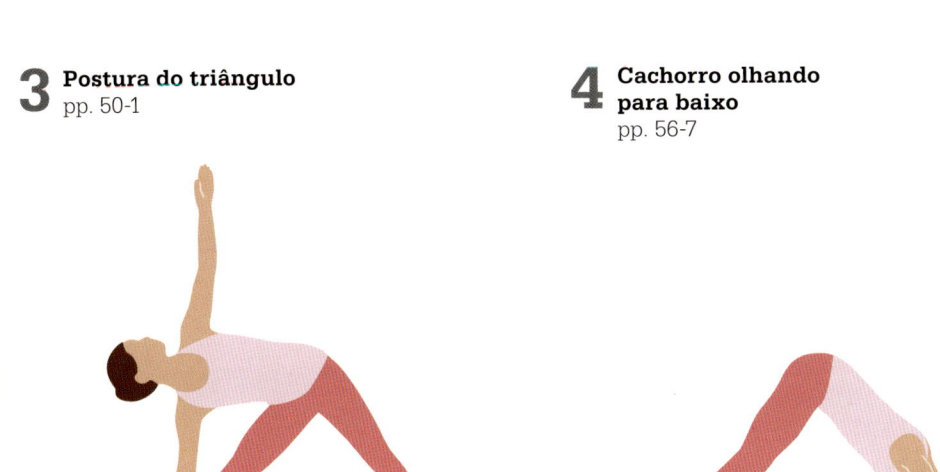

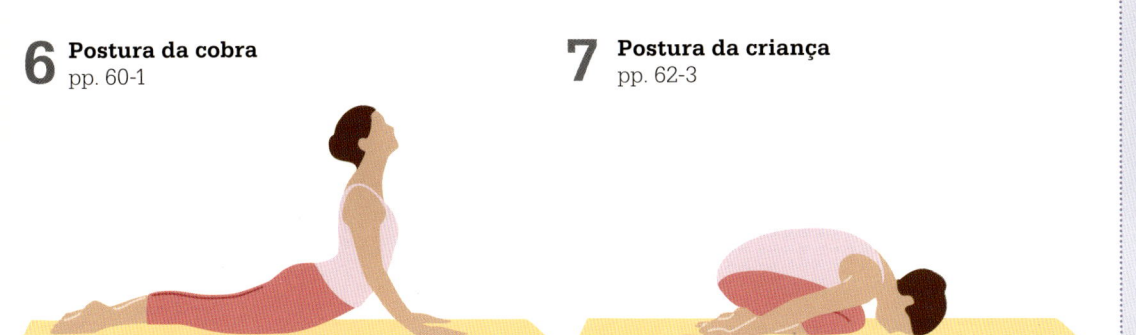

10 Postura do cadáver: relaxamento final
pp. 78-81

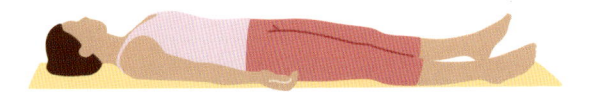

PARA COMEÇAR

Sequência de 45 minutos

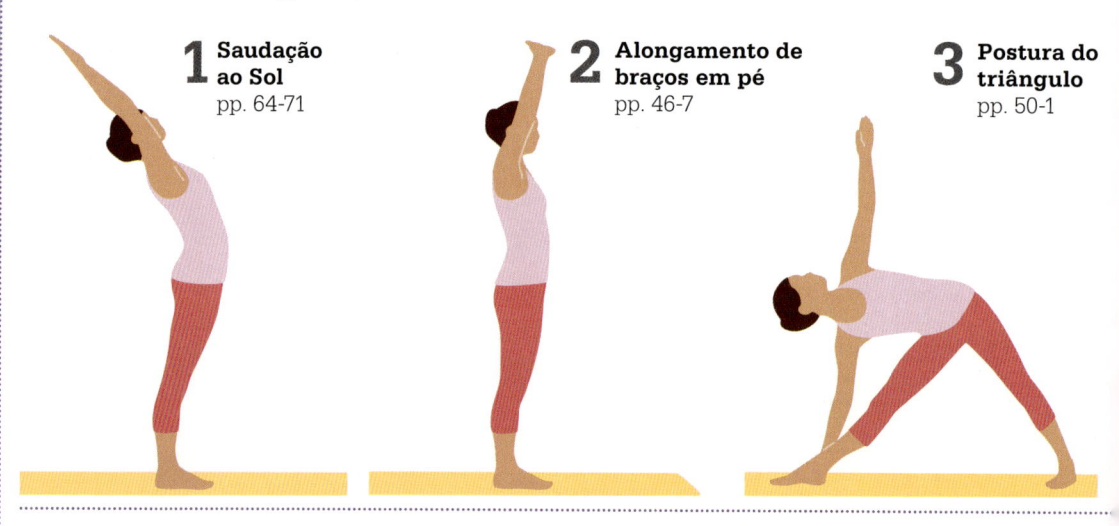

1 Saudação ao Sol
pp. 64-71

2 Alongamento de braços em pé
pp. 46-7

3 Postura do triângulo
pp. 50-1

6 Postura da prancha
pp. 54-5

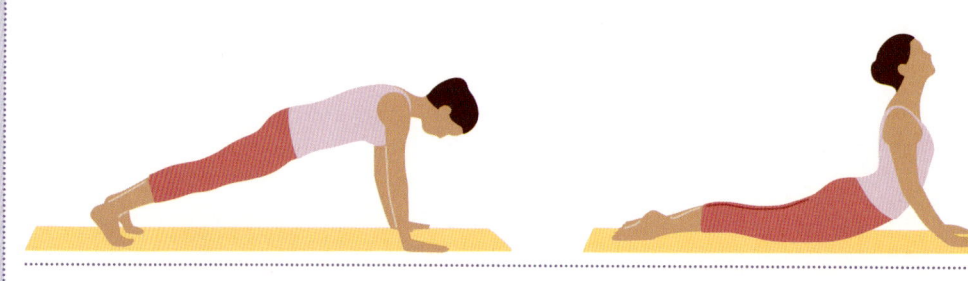

7 Postura da cobra
pp. 60-1

10 Postura da borboleta
pp. 74-5

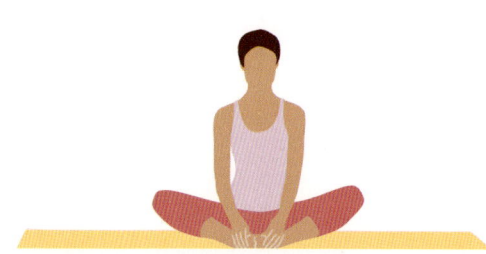

11 Elevação das pernas na parede
pp. 76-7

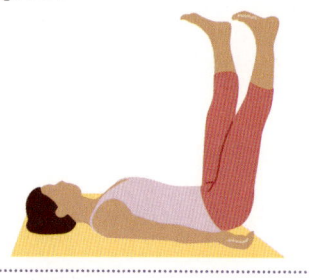

SEQUÊNCIA DE 45 MINUTOS

4 **Alongamento diagonal**
pp. 58-9

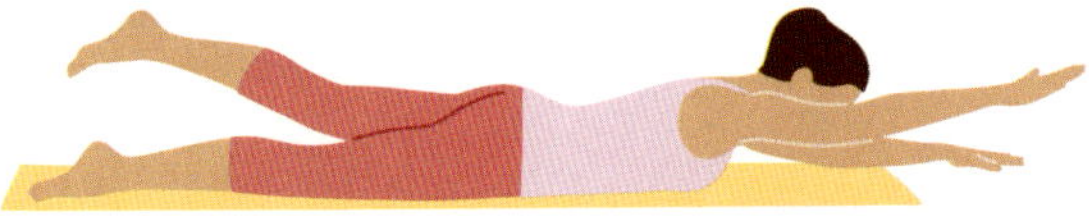

5 **Postura da criança**
pp. 62-3

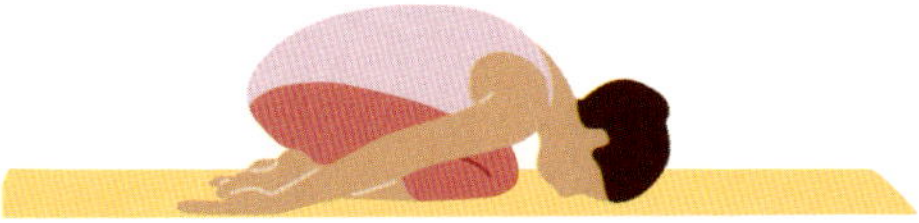

8 **Postura da criança**
pp. 62-3

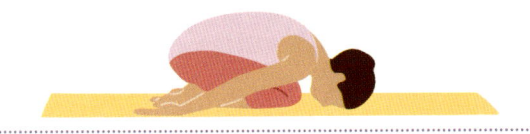

9 **Torção deitada**
pp. 72-3

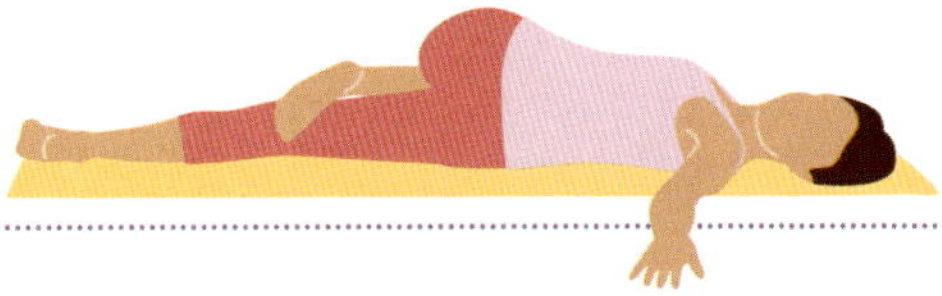

12 **Torção deitada**
pp. 72-3

13 **Postura do cadáver: relaxamento final**
pp. 78-81

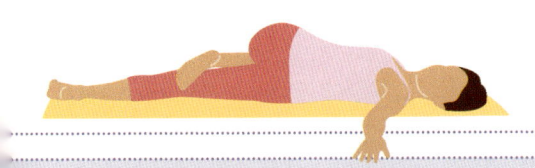

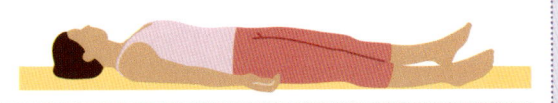

Avalie seu progresso

Depois de explorar as posturas da primeira seção, vale a pena refletir sobre o progresso obtido até agora. A ioga é um processo contínuo e aberto de autossuperação. Ao parar para absorver e refletir sobre suas conquistas, você pode construir uma base sólida para a prática futura.

Reveja seus objetivos

No início, foi recomendada a definição de objetivos para estabelecer um marco de referência de progresso. Se você fez isso, agora é o momento de olhar para sua evolução em relação aos objetivos anteriormente definidos. Você atingiu as metas pretendidas? Se assim for, deve estar satisfeito pelo trabalho bem-feito. Ou pode estar no extremo oposto, sentindo-se fracassado devido à incapacidade de cumprir os objetivos que definiu para si mesmo. É provável que haja tanto experiências de sucesso quanto de fracasso. Lembre-se de que alguns objetivos são mais fáceis de atingir do que outros.

Fracassar no cumprimento de metas não deve afetar sua autoestima. Revise os objetivos e pense sobre os motivos pelos quais você não pode alcançá-los. Em seguida, formule um novo conjunto de objetivos mais realistas. No início, não é raro definir objetivos que se revelam irreais devido ao abismo entre o que você considera possível em teoria e o que é realmente tangível na prática. É importante modificar as metas antes que elas o induzam a uma atitude mental negativa.

Lembre-se de que você está no controle. Os objetivos definidos são apenas um meio para uma finalidade, e não um fim em si. Não sinta vergonha em começar de novo se sentir que isso é melhor para você. Acima de tudo, não se sinta pressionado para atingir seus objetivos. Não se exija tanto, mas persista na prática como uma forma de reduzir a tensão em vez de causá-la.

Aperfeiçoe as posturas

Na condição de um iniciante em ioga, é provável que sua prática cause alguma rigidez e dor nas articulações – especialmente em torno de vértebras e do quadril. Na verdade isso é positivo, pois mostra que você está trabalhando áreas do corpo provavelmente negligenciadas por muito tempo e indica que desenvolver flexibilidade será um processo gradual. Paciência e compromisso são necessários.

Listar as posturas que você acha difíceis ajuda a verificar se está posicionando pés, mãos, braços e pernas de forma correta. Pode ser necessário que você pratique uma versão modificada antes de tentar a postura completa, por isso considere utilizar equipamentos auxiliares. O uso correto de almofadas, cintos e cadeiras diminui a distância entre o momento em que você está agora na prática e os objetivos que pretende alcançar. Se já estiver utilizando equipamento, considere se está executando os movimentos da forma mais eficaz.

O pensamento positivo

Sempre reveja seu progresso em termos positivos e não negativos, e siga o princípio do pensamento positivo.

Concentre-se no que deu certo e pode ser melhorado. A ioga é um processo de aperfeiçoamento contínuo. Com a prática persistente, você deve passar a sentir as posturas como naturais enquanto sua consciência corporal e flexibilidade começam a se desenvolver.

AVALIE SEU PROGRESSO

Diário de ioga

Se você manteve um, agora é o momento de lê-lo. Anotações sobre as respostas físicas e emocionais a diferentes posturas o ajudarão a produzir um mapa de si mesmo, levando-o a uma maior autoconsciência e compreensão de quem realmente é e o que quer ser. Essa abordagem reflexiva o ajudará a desenvolver sua prática.

Se ainda não tem um registro, então aqui está a oportunidade de começar um. O valor de manter um diário de ioga torna-se evidente quando você enfrenta desafios em sua prática. A escrita do seu processo na ioga é um meio de identificar, solidificar e reforçar a prática, ajudando-o a adaptá-la às suas necessidades específicas.

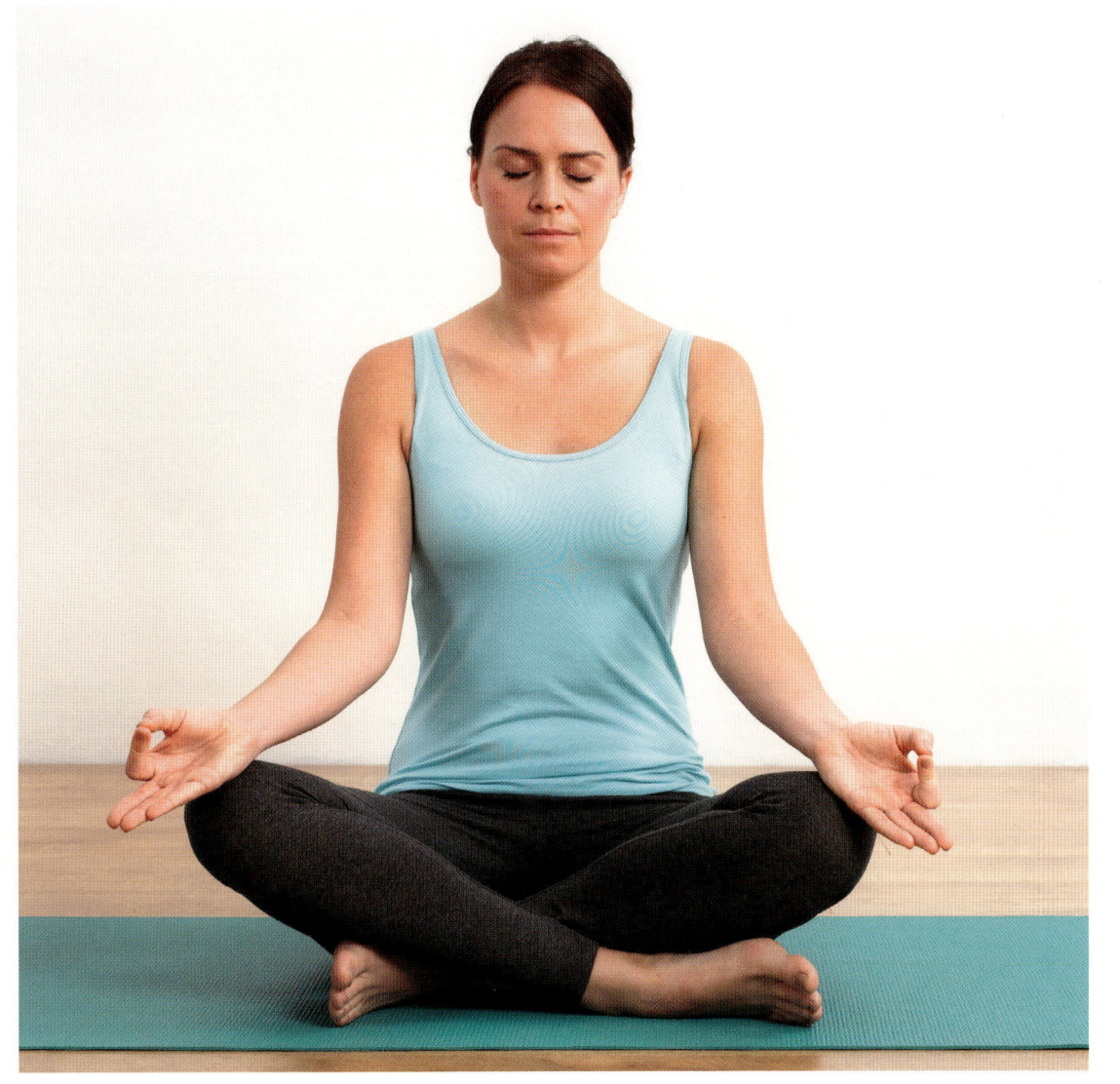

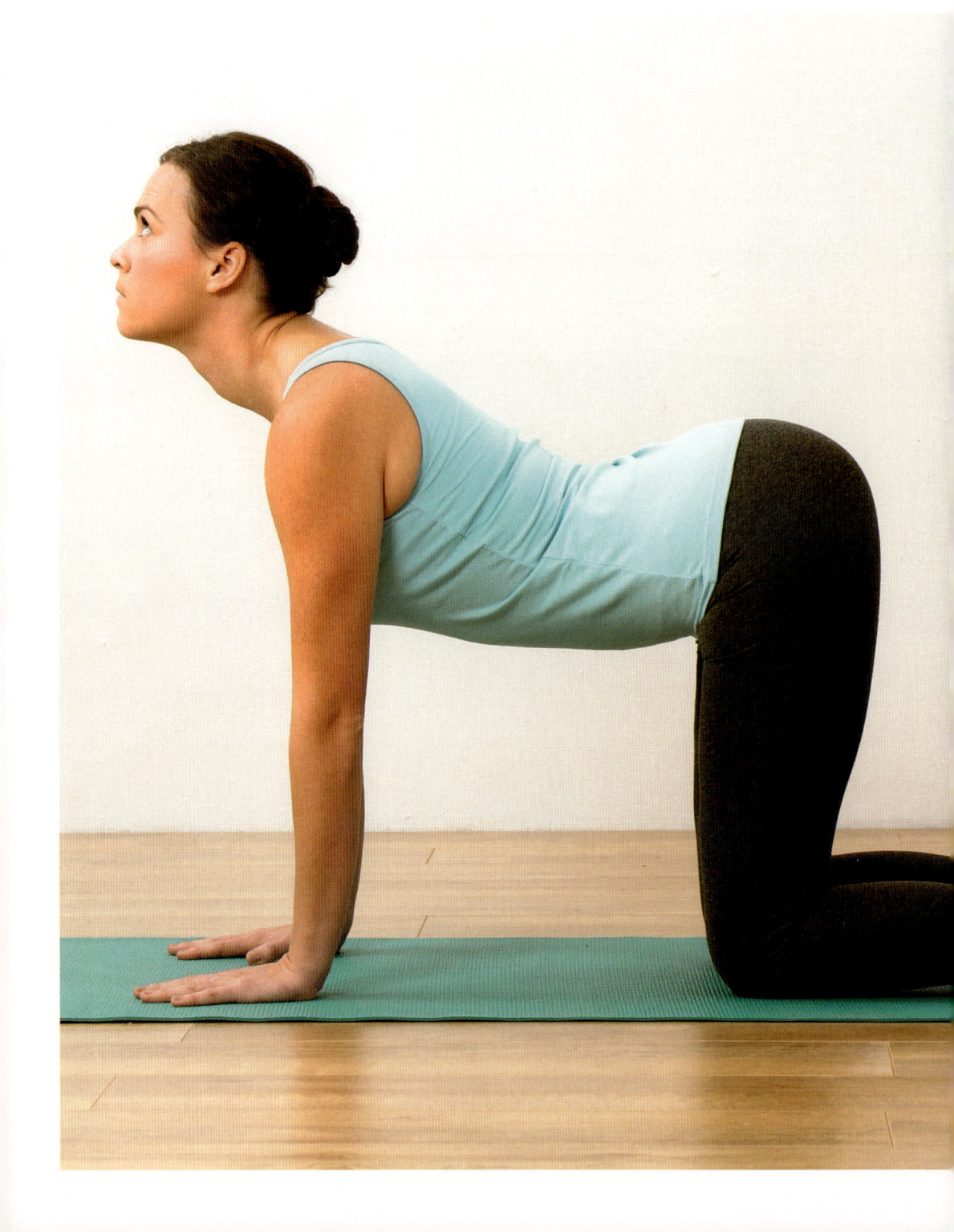

2
Continue

Dê continuidade às suas conquistas: revise e consolide o que aprendeu até agora. Leia sobre o assunto para aumentar o seu conhecimento e pense em maneiras de melhorar sua rotina de exercícios. No futuro, essa abordagem permitirá que você mantenha uma prática baseada em fundamentos sólidos e princípios corretos.

Sequências

Uma das vantagens de praticar em casa é a liberdade de experimentar, improvisar e modificar. Conhecer a teoria que envolve a ioga ajuda a executar as rotinas de forma segura e progressiva. As posturas podem ser agrupadas em sete tipos diferentes. É necessário aprender o que são esses grupos e a melhor posição para eles em uma sequência.

1. Posturas em pé

A Postura da montanha (pp. 44-5) vai se tornar muito familiar, já que é o primeiro exercício na sequência básica. Outras posturas em pé, como a Postura da árvore (pp. 94-5), ajudarão a obter um alinhamento correto no início da prática.

2. Posturas de equilíbrio nos braços

Fortalecem e estabilizam a parte superior do corpo a partir do uso dos braços. Esse grupo inclui posturas como a Prancha (pp. 54-5), para o tronco, e a Árvore (pp. 94-5), para o alinhamento correto no alcance do equilíbrio.

3. Flexões de coluna

Essa categoria inclui apenas flexões de coluna sentadas; as realizadas a partir de uma posição em pé estão incluídas no grupo de posturas em pé. O efeito dessas posturas nos órgãos é semelhante ao descrito nas torções (direita); também ajudam a digestão e são particularmente eficazes para exercitar os isquiotibiais.

4. Torções

Realizadas com frequência na posição sentada, são posturas que fazem um movimento de torção do tronco. Órgãos e glândulas são suavemente comprimidos, liberando as toxinas acumuladas; com isso, absorvem um sangue mais oxigenado e o resultado é um efeito rejuvenescedor. Outro benefício das torções é a ação sobre a coluna, servindo para melhorar força e flexibilidade.

5. Extensões de coluna

Grupo de exercícios focados na coluna, que é o eixo de comunicação do sistema nervoso e o sustentáculo do sistema musculoesquelético. Posturas como a Cobra (pp. 60-1) e o Gafanhoto (pp. 152-3) alongam, fortalecem e relaxam a coluna, região que tende a acumular tensões. Por isso, são exercícios eficientes contra o estresse.

6. Invertidas

As posturas de inversão exigem força e alinhamento vertical na parte superior do corpo. São posições em que a cabeça fica abaixo do coração. O grupo inclui a Postura invertida sobre os ombros: parede (pp. 128-31). Devido ao trabalho cardiovascular único que propiciam, trazem enormes benefícios para a saúde.

SEQUÊNCIAS

7. Posturas de relaxamento

Posturas fundamentais e restauradoras, são exercícios de relaxamento que permitem refletir sobre a prática e promovem concentração nas diversas sensações experimentadas. Apenas ao conseguir relaxar verdadeiramente é que você poderá avançar com a prática da ioga.

Princípios fundamentais das sequências

- **Ordem das sequências de ioga** Em linhas gerais, a ordem das posturas segue a lista da página ao lado. Algumas posturas são intercambiáveis. Flexões de coluna, por exemplo, podem ser realizadas antes das posturas de torção – já que preparam a coluna e o quadril – e depois de extensões, pois atuam como complementação.

- **Contrapostura para equilibrar** Uma postura de complementação, ou contrapostura, é aquela que vai na direção contrária ao movimento da anterior, realinhando o corpo. Uma flexão de coluna, por exemplo, complementa uma extensão.

- **Ordenar as posturas** Algumas posturas exigem mais do que outras. Conhecer a hierarquia delas impede você de ir longe e rápido demais, o que poderia resultar em lesões.

- **Permanecer nas posturas** Rumo ao final da prática, as posturas são mantidas por mais tempo, o que permite maior concentração.

- **Relaxamento e descanso** Todas as sequências devem terminar com um relaxamento, como a Postura da criança (pp. 62-3) e a Postura do cadáver (pp. 78-81).

① **②** ③

Postura da árvore

Fortalece o equilíbrio • **Melhora** a memória

Postura que ensina o equilíbrio por meio da concentração e traz força e flexibilidade para as pernas.

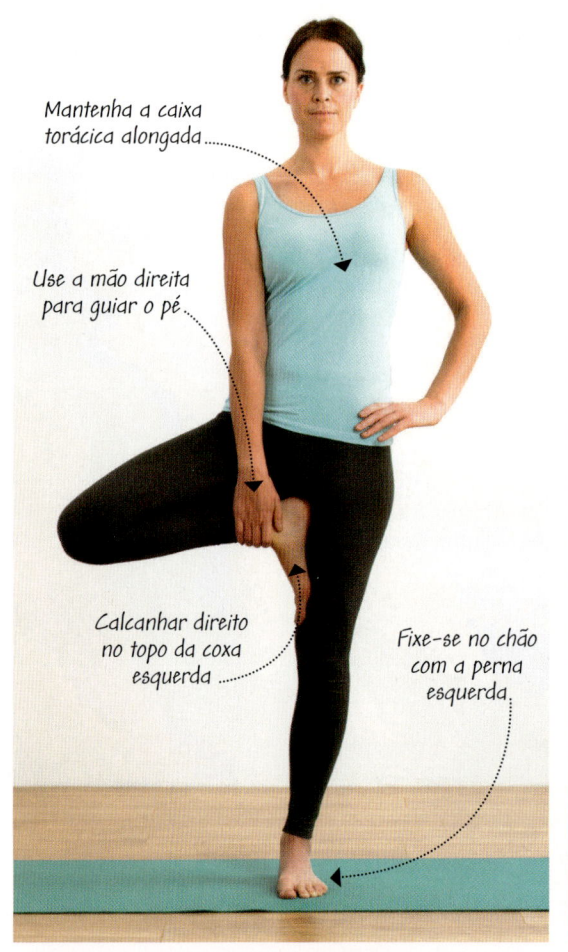

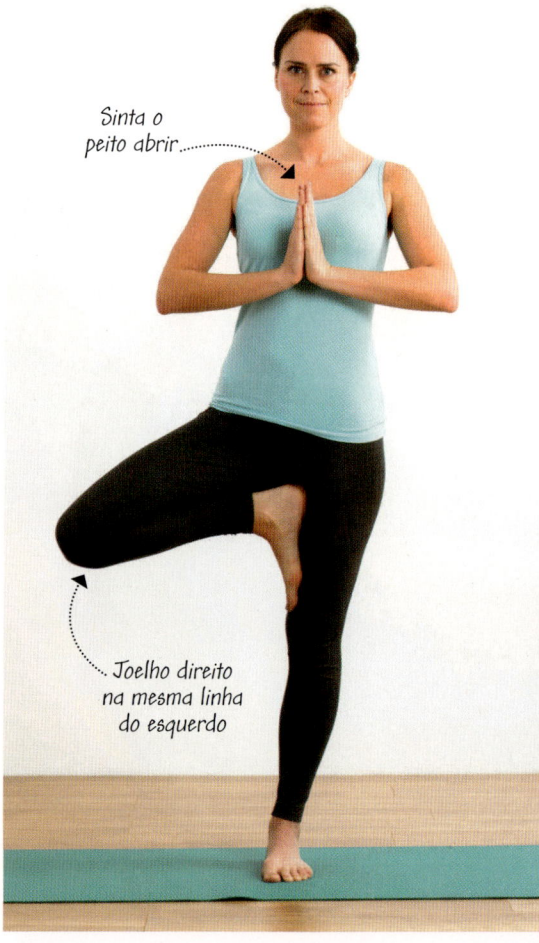

Mantenha a caixa torácica alongada

Use a mão direita para guiar o pé

Calcanhar direito no topo da coxa esquerda

Fixe-se no chão com a perna esquerda

Sinta o peito abrir

Joelho direito na mesma linha do esquerdo

1 Em pé com as pernas unidas, inspire e transfira o peso do corpo para o lado esquerdo. Em seguida, flexione o joelho direito para colocar o pé na parte interna da perna esquerda. Use a mão direita para puxar o tornozelo o mais alto possível.

2 Encontre seu ponto de equilíbrio: pressione o pé contra o chão e concentre o trabalho na perna de apoio. Respire normalmente para estabilizar. Inspire para levar as mãos lentamente à posição de oração. Respire 2 a 3 vezes nessa transição.

POSTURA DA ÁRVORE

1 **2** 3

Pressione as palmas das mãos suavemente

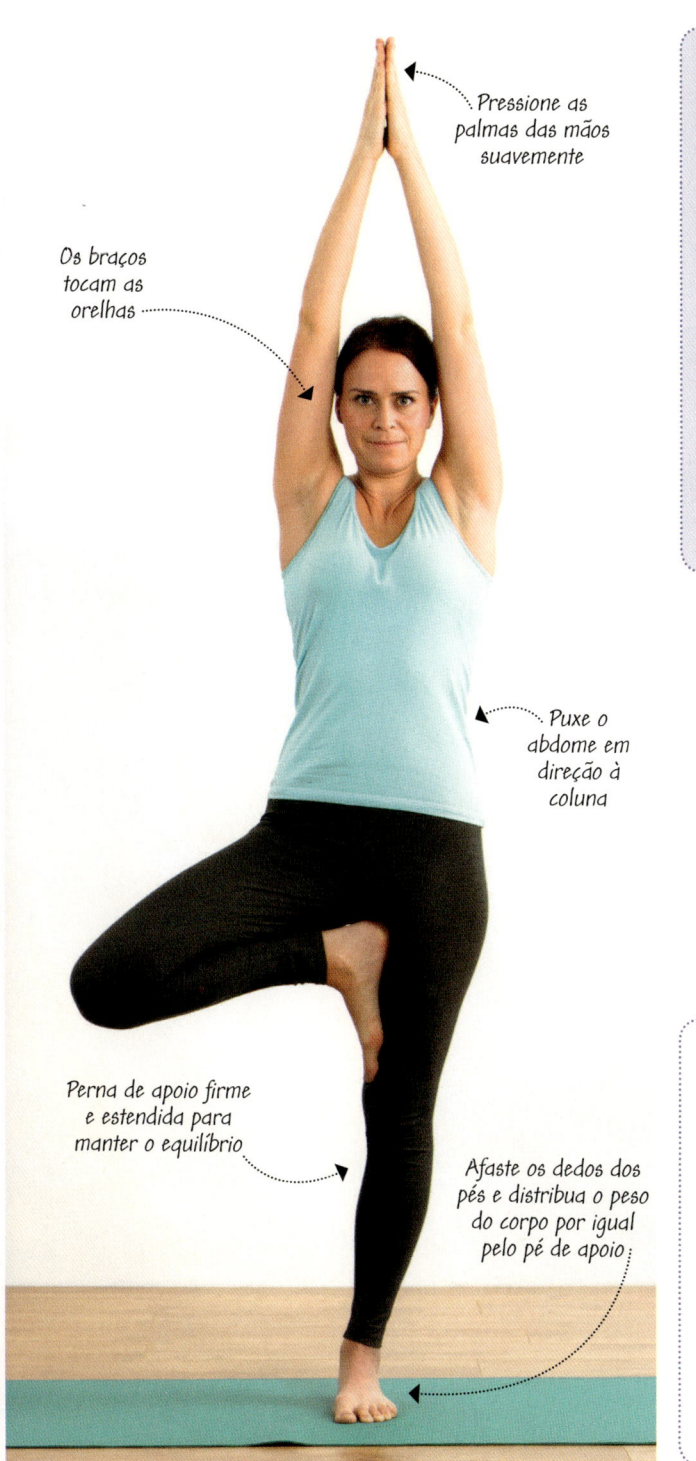

Os braços tocam as orelhas

3 Ao inspirar, fixe o olhar em um ponto à frente e estenda os braços para cima, unindo as palmas das mãos. Respire profundamente e em seguida desça os braços e a perna levantada antes de repetir a postura do outro lado.

Dica Se for difícil manter a concentração, pratique a postura contra uma parede para ajudar com o equilíbrio. Posicione os calcanhares próximos ao rodapé.

Puxe o abdome em direção à coluna

Perna de apoio firme e estendida para manter o equilíbrio

Afaste os dedos dos pés e distribua o peso do corpo por igual pelo pé de apoio

Atenção

Posicione o pé levantado mais para baixo na perna de apoio se estiver difícil de se equilibrar.

Use a mão para evitar que o pé levantado deslize para baixo em direção ao joelho. Você pode elevar o braço que não está utilizando como forma de apoio.

Examine seu vestuário – se necessário, levante a calça e repouse o pé diretamente sobre a pele.

Postura da árvore em meio lótus

Tonifica os braços e as pernas • **Desenvolve** a concentração

Postura em pé que abre os quadris. Concentração e equilíbrio dispensam o uso de força para sua realização.

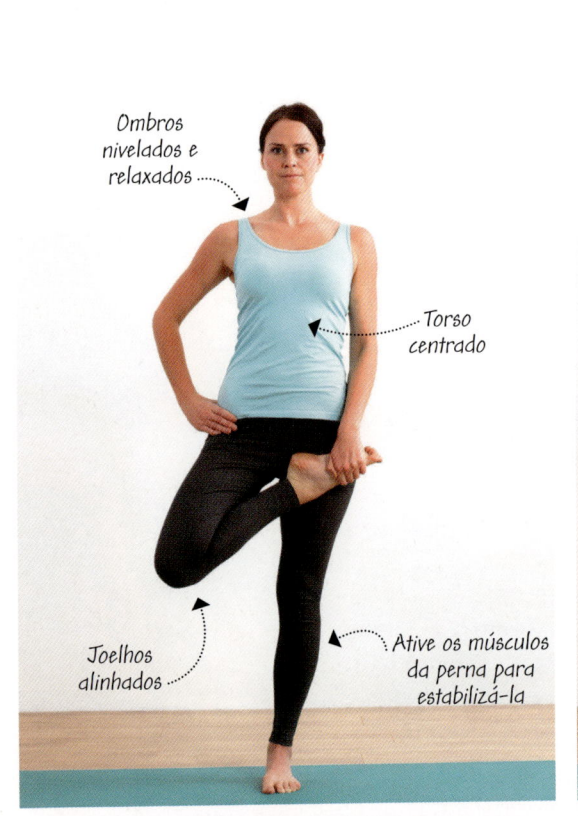

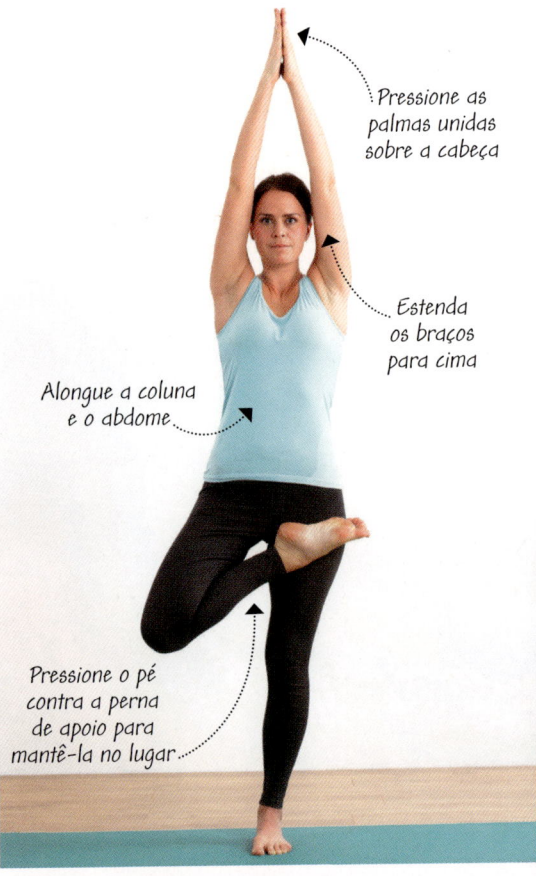

Ombros nivelados e relaxados

Torso centrado

Joelhos alinhados

Ative os músculos da perna para estabilizá-la

Pressione as palmas unidas sobre a cabeça

Estenda os braços para cima

Alongue a coluna e o abdome

Pressione o pé contra a perna de apoio para mantê-la no lugar

1 Em pé, pernas unidas, inspire e transfira o peso do corpo para o lado esquerdo. Flexione o joelho direito e eleve o pé direito. Use a mão esquerda para puxar o tornozelo o mais alto possível na coxa esquerda.

2 Encontre seu ponto de equilíbrio e levante os braços lentamente até unir as palmas das mãos acima da cabeça. Estenda os braços. Respire normalmente e permaneça na posição de 5 a 10 respirações. Volte os braços suavemente e solte o pé. Repita do outro lado.

Postura da águia

Fortalece os punhos e os tornozelos
Desenvolve a concentração

Postura que trabalha centralização e alinhamento.
Promove o aumento do fluxo sanguíneo, o que nutre as articulações.

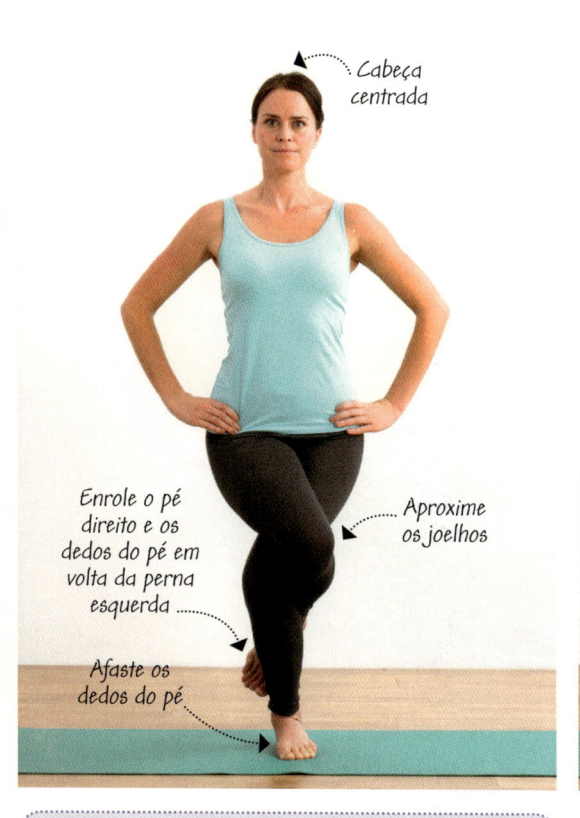

- Cabeça centrada
- Enrole o pé direito e os dedos do pé em volta da perna esquerda
- Aproxime os joelhos
- Afaste os dedos do pé
- Quando a perna direita está sobre a esquerda, o braço direito está embaixo do esquerdo
- O torso está vertical
- A coxa direita cruza a perna de apoio
- Flexione a perna esquerda ligeiramente
- Aproxime os joelhos
- Fixe o pé de apoio no chão

1 Em pé, flexione os joelhos ligeiramente. Equilibre-se sobre o pé esquerdo, cruze a coxa direita sobre a esquerda e enganche o pé direito atrás da perna de apoio.

2 Equilibre-se com a perna de apoio. Flexione os cotovelos à frente do corpo e enrole o braço e a mão direita sob e ao redor do braço esquerdo. Una as palmas das mãos. Faça do outro lado.

Dica Para permanecer nas posturas de equilíbrio, olhe fixo para um ponto à frente, estabilize a cabeça e respire uniformemente.

Postura do guerreiro II

Torna flexíveis os quadris • **Prepara** para os desafios da vida

Praticar a Postura do guerreiro II tonifica o abdome,
fortalece braços e pernas e alonga o peito e os ombros.

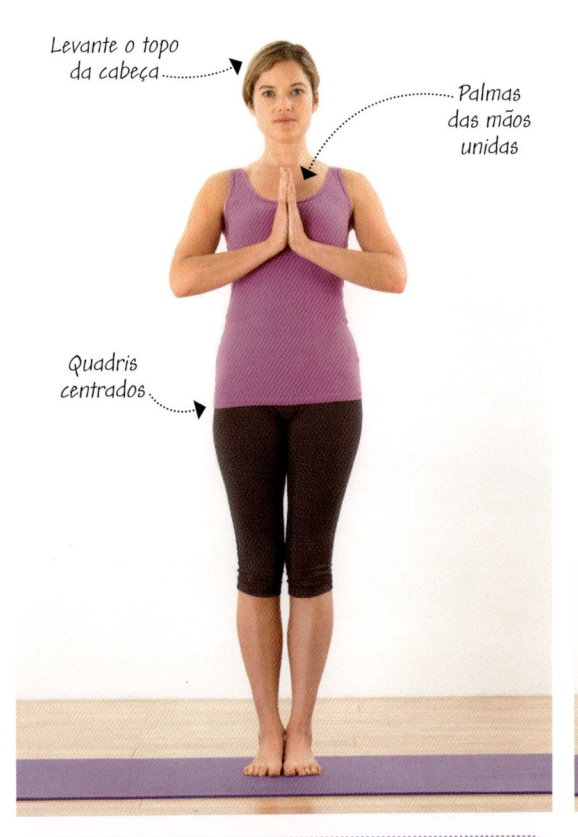

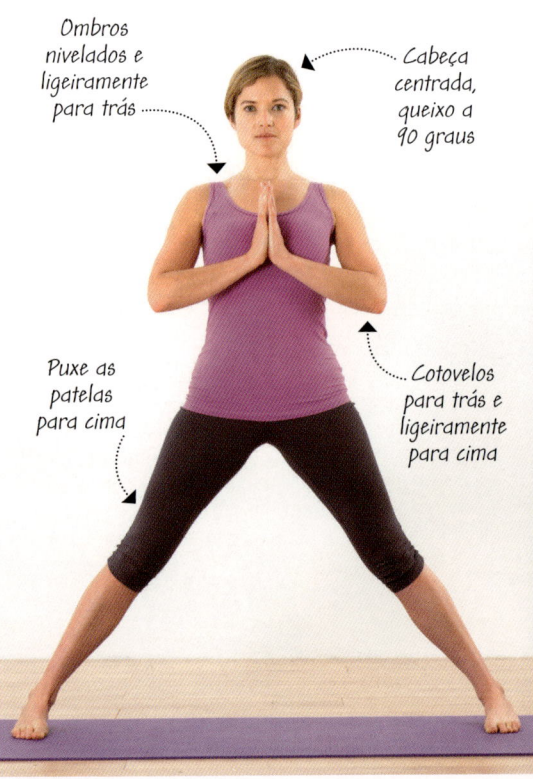

Levante o topo da cabeça

Palmas das mãos unidas

Ombros nivelados e ligeiramente para trás

Cabeça centrada, queixo a 90 graus

Quadris centrados

Puxe as patelas para cima

Cotovelos para trás e ligeiramente para cima

1 Sobre o mat, com os pés unidos e as mãos à frente do peito, fique em posição de oração. Concentre-se na respiração e olhe para a frente.

2 Afaste os pés a uma distância de 1 m. Pressione a parte de fora dos pés para baixo a fim de obter estabilidade. Mantenha a coluna ereta e a respiração regular.

Dica Firme-se no chão usando os pés. Aponte os dedos para fora.

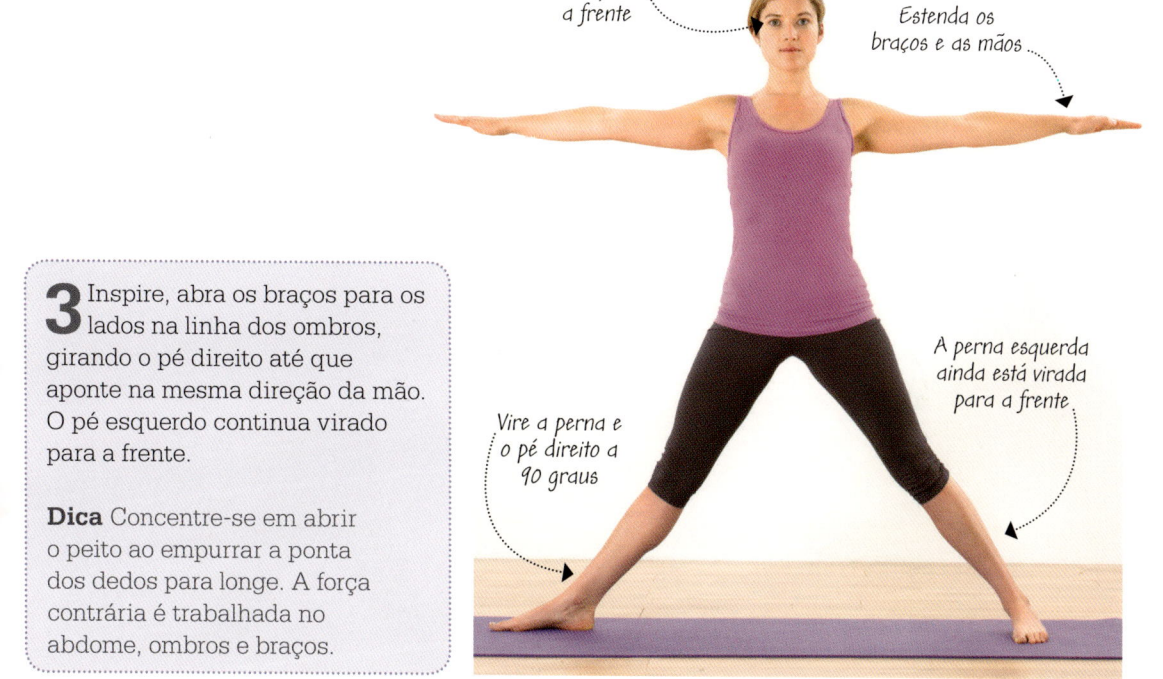

POSTURA DO GUERREIRO II

1 **2** 3

Olhe para a frente

Estenda os braços e as mãos

3 Inspire, abra os braços para os lados na linha dos ombros, girando o pé direito até que aponte na mesma direção da mão. O pé esquerdo continua virado para a frente.

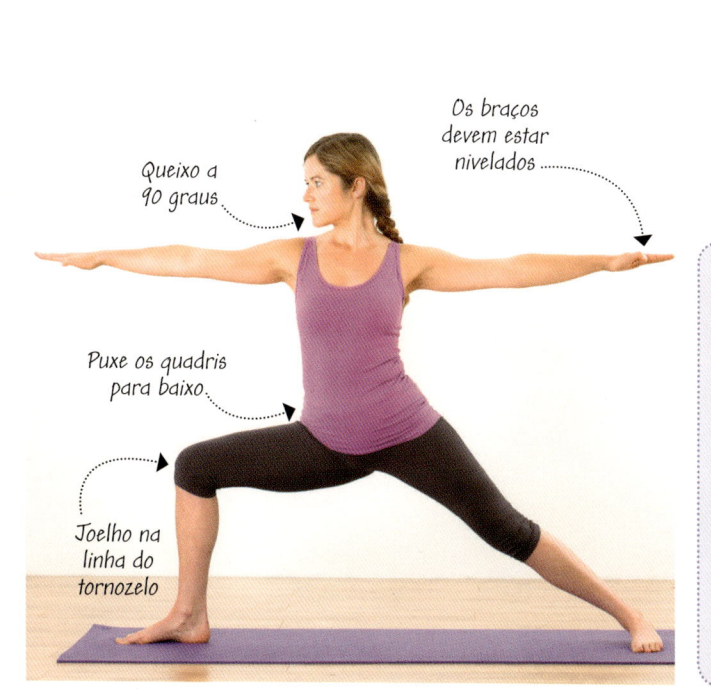

Vire a perna e o pé direito a 90 graus

A perna esquerda ainda está virada para a frente

Dica Concentre-se em abrir o peito ao empurrar a ponta dos dedos para longe. A força contrária é trabalhada no abdome, ombros e braços.

Queixo a 90 graus

Os braços devem estar nivelados

Puxe os quadris para baixo

4 Firme-se no chão através dos pés, flexione o joelho direito, empurrando-o para a frente até a linha do tornozelo. Gire o pescoço e olhe ao longo do braço direito. Permaneça por 5 respirações e relaxe na inspiração. Repita do outro lado.

Joelho na linha do tornozelo

Dica Imagine uma força que puxa o torso para baixo em direção ao chão.

Postura do triângulo com flexão de joelho

Fortalece o centro • **Desenvolve** a consciência corporal

Postura que tonifica e fortalece as pernas, melhora a capacidade pulmonar e estimula os órgãos do abdome.

Estenda os braços plenamente

Pé e joelho esquerdos ligeiramente para a direita

Gire o pé direito 90 graus

1 Em pé no mat, com os pés afastados cerca de 1 m, inspire e eleve os braços paralelos ao chão, palmas apontando para baixo. Vire o pé direito para a direita em 90 graus.

Dica Firme-se no chão pressionando a parte de fora do pé esquerdo no mat.

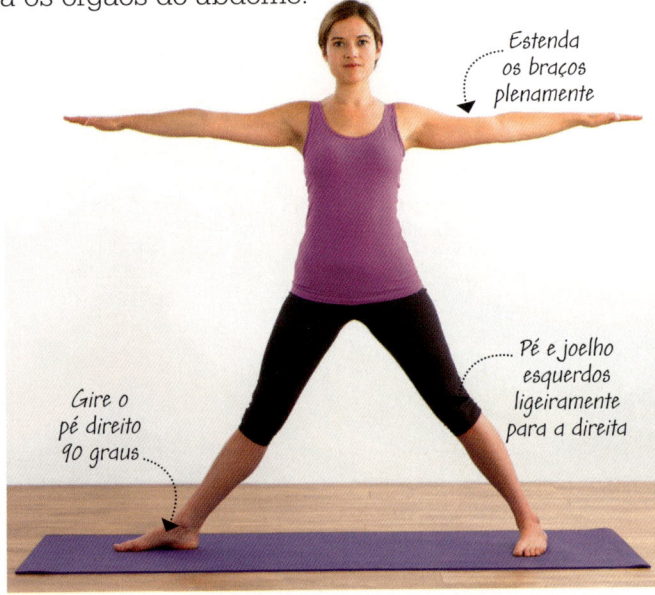

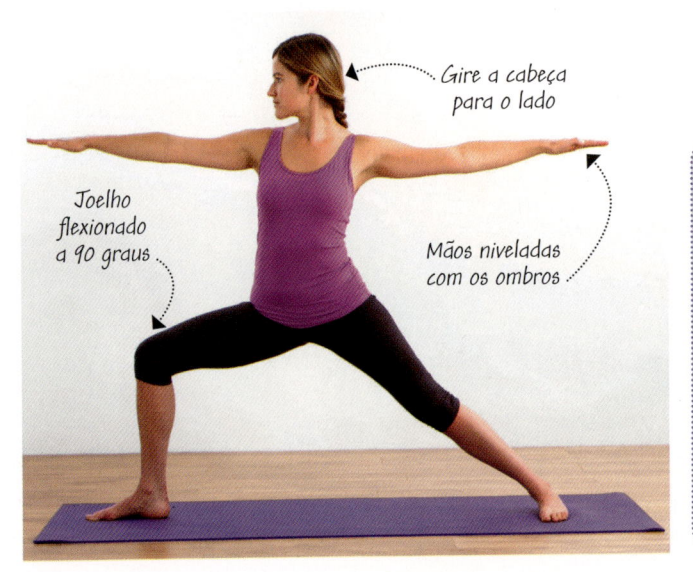

Gire a cabeça para o lado

Joelho flexionado a 90 graus

Mãos niveladas com os ombros

2 Inspire fundo. Expire e flexione o joelho direito para alinhá-lo verticalmente acima do tornozelo direito. Estenda os braços para os lados, travados nos cotovelos e com as mãos na linha dos ombros. Tente manter a coxa direita paralela ao chão.

Dica Apoie o calcanhar contra a parede se o pé esquerdo levantar do chão.

POSTURA DO TRIÂNGULO COM FLEXÃO DE JOELHO

1 **2** 3

3 Expire e incline o tronco para a frente, apoiando o antebraço direito na coxa. Flexione o cotovelo esquerdo e apoie a mão na região lombar.

Dica Antes de prosseguir, faça ajustes para verificar o alinhamento.

....Mantenha os quadris abertos

....Firme-se no chão com o pé esquerdo

....Mão alinhada com o braço

....Expire e alongue um pouco mais

4 Estenda o braço esquerdo acima da orelha, palma virada para o chão. Alongue do calcanhar até as pontas dos dedos. Olhe para cima seguindo o braço esquerdo. Para sair da postura, inspire e estenda a perna direita. Faça do outro lado.

Dica Maximize o alongamento nos dois lados do torso.

....Mantenha a flexão de 90 graus

....Firme-se no chão pelo pé direito

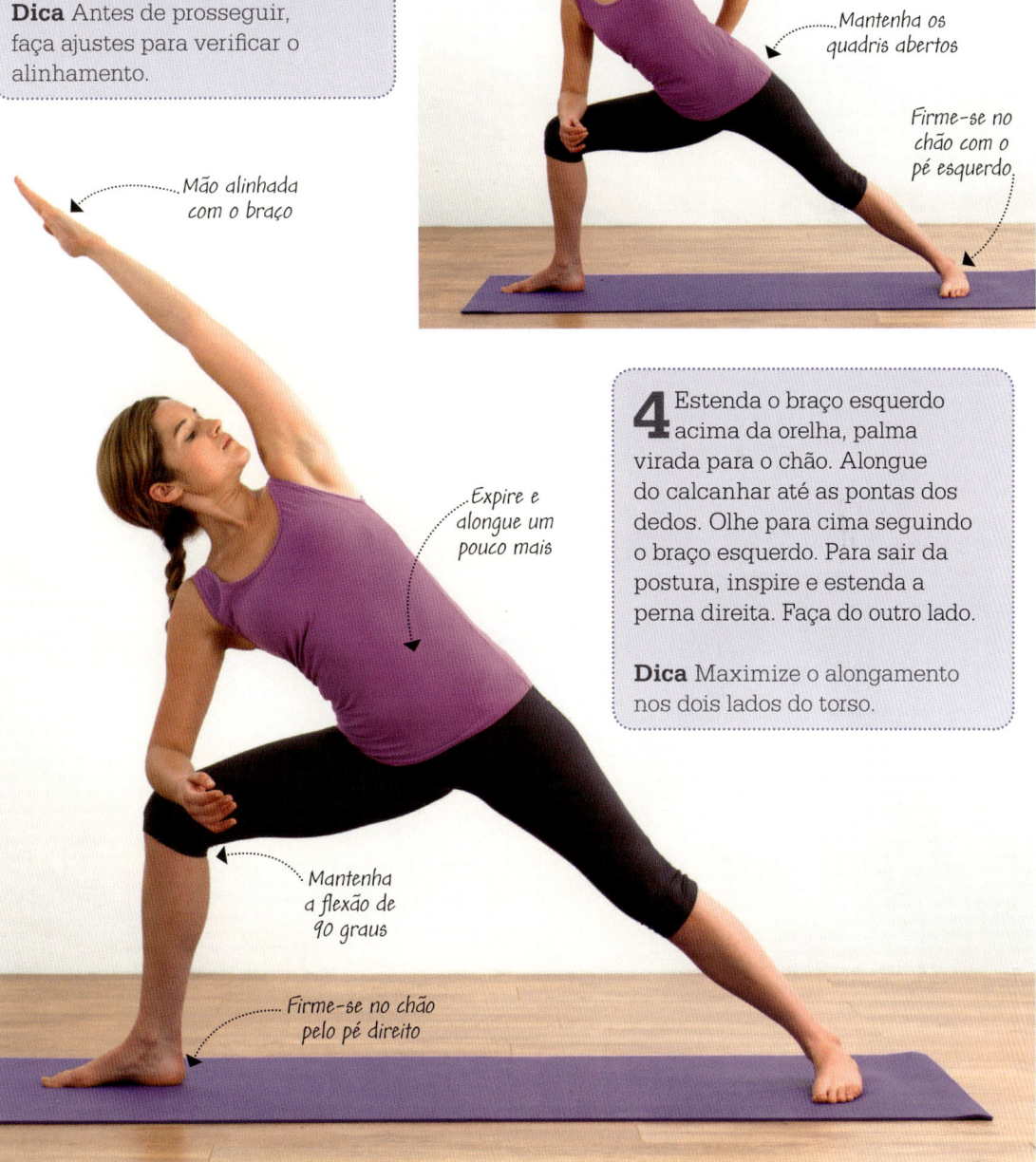

Postura do cavalo

Fortalece os isquiotibiais • **Ajuda** a digestão

Postura que fortalece o centro do corpo e alonga pernas e coluna. Também abre os quadris, neutralizando os efeitos adversos de passar muito tempo sentado.

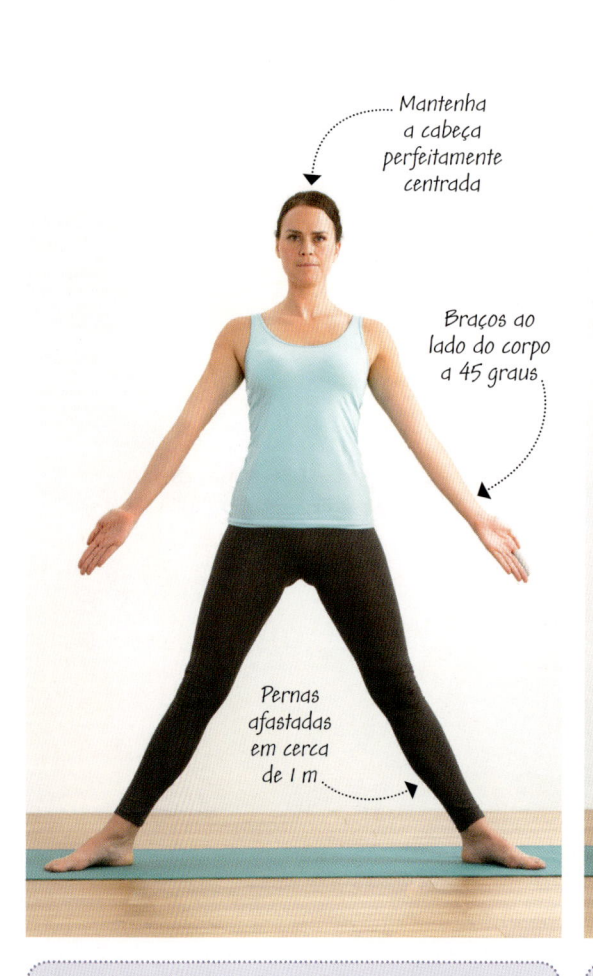

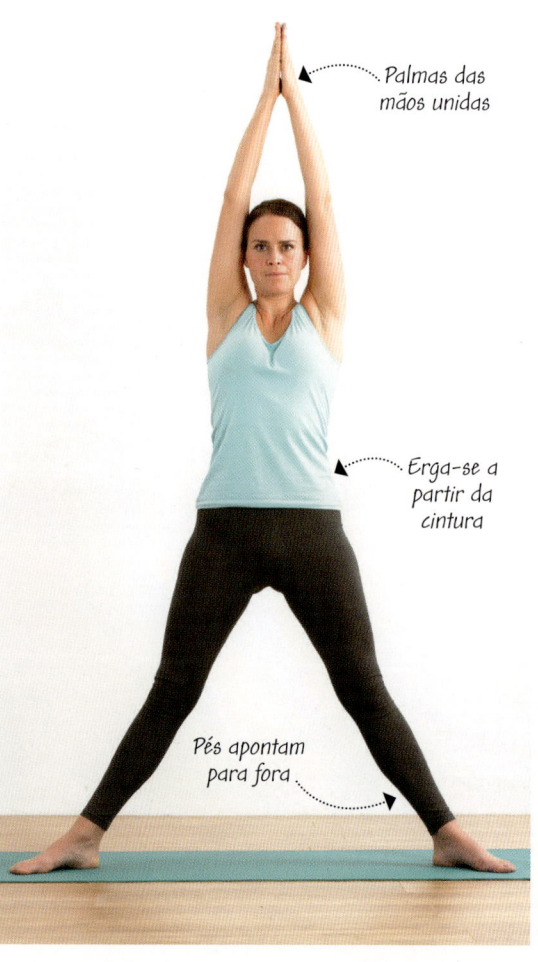

- Mantenha a cabeça perfeitamente centrada
- Braços ao lado do corpo a 45 graus
- Pernas afastadas em cerca de 1 m
- Palmas das mãos unidas
- Erga-se a partir da cintura
- Pés apontam para fora

1 Comece com os pés unidos. Depois, afaste-os cerca de 1 m. Gire os tornozelos para fora e deixe os pés em um ângulo de 45 graus. Inspire e eleve ligeiramente os braços, palmas voltadas para a frente.

2 Contraia os músculos das pernas e pressione os pés no mat. Inspire lentamente e eleve os braços até que as palmas das mãos fiquem unidas acima da cabeça. Braços completamente estendidos.

POSTURA DO CAVALO

1 **2** 3

3 Expire e flexione os joelhos, atento ao alinhamento do corpo. Ao mesmo tempo, desça os braços, trazendo as mãos para a posição de oração à frente do peito.

Dica Ao descer, flexione os joelhos até que estejam na linha dos pés.

Mantenha cabeça e pescoço alinhados e centrados

Una as mãos na posição de oração

Puxe o cóccix e a pelve para baixo

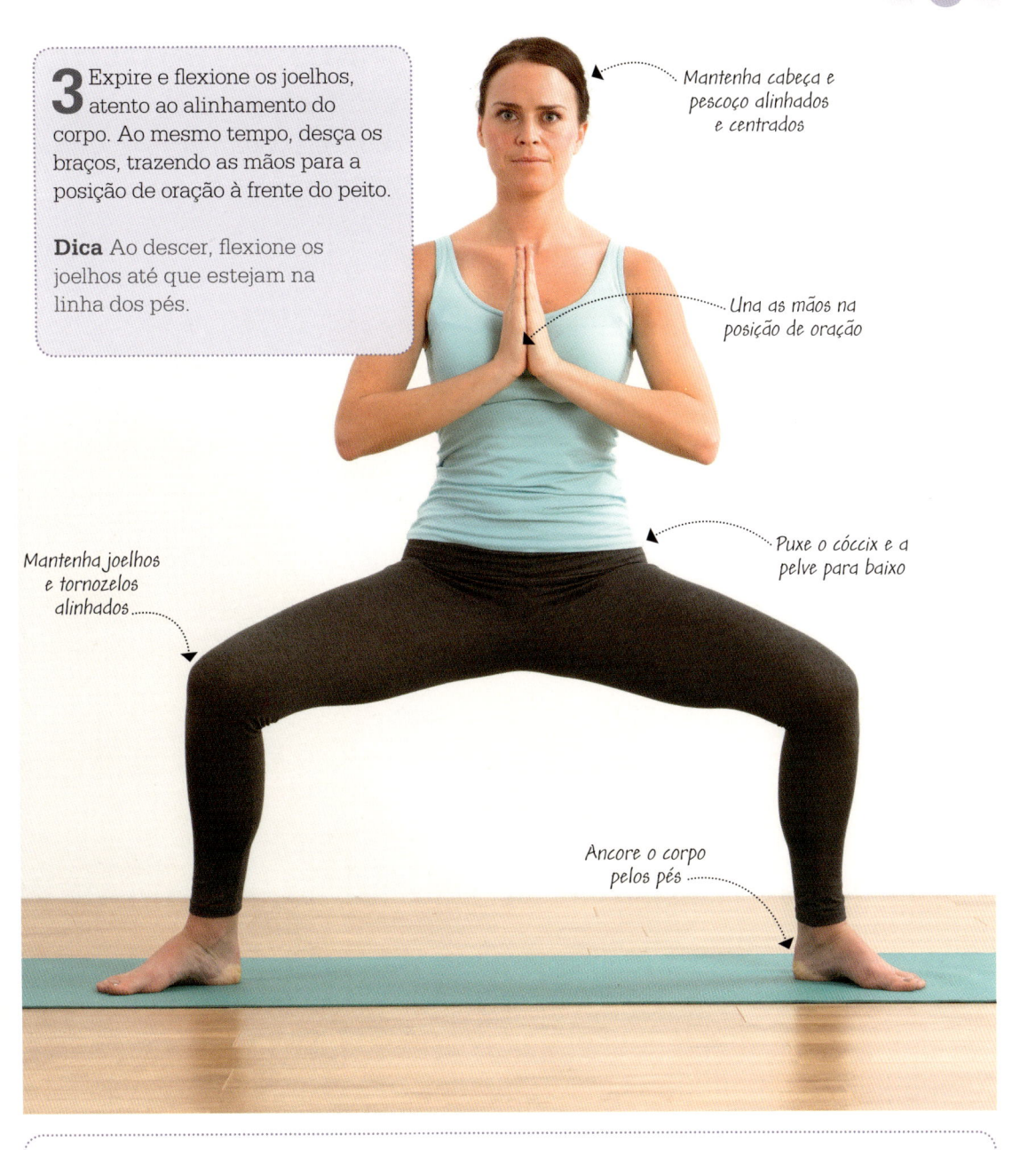

Mantenha joelhos e tornozelos alinhados

Ancore o corpo pelos pés

Atenção

Uma tendência comum é o torso inclinar-se para a frente. Para evitar que isso aconteça, reduza a flexão nos joelhos e mantenha a coluna ereta.

Evite inclinar a cabeça para a frente ou para os lados para assegurar o alinhamento correto. Concentre-se mentalmente em seu equilíbrio.

Postura do guerreiro para a frente

Fortalece os tornozelos e as pernas • **Desenvolve** a estabilidade

Postura energizante, alonga intensamente o quadríceps, conjunto de músculos à frente das coxas, e com suavidade promove o alongamento da lombar.

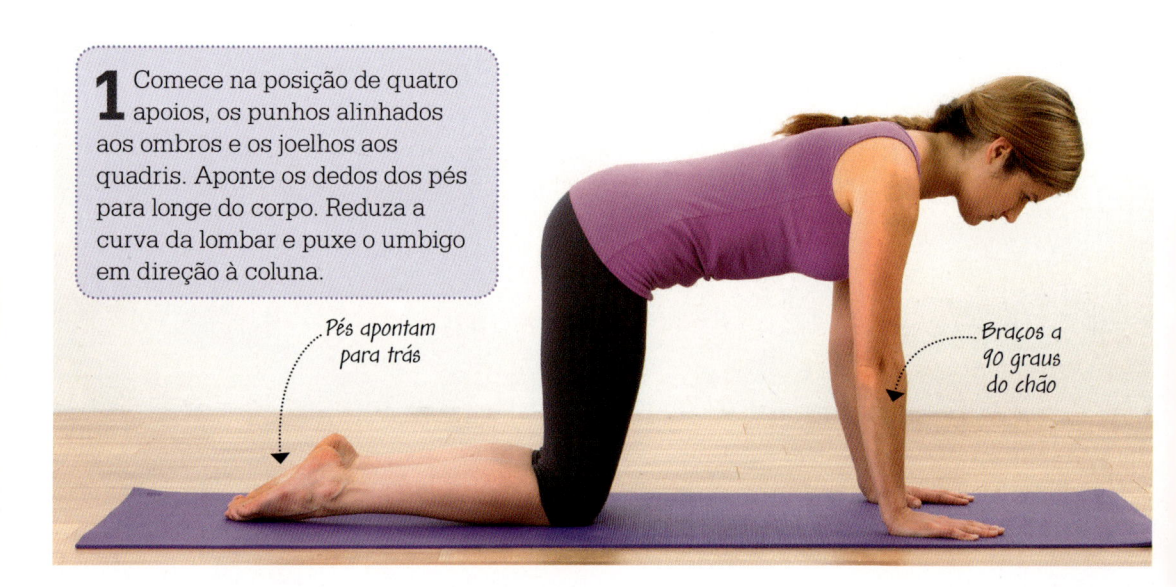

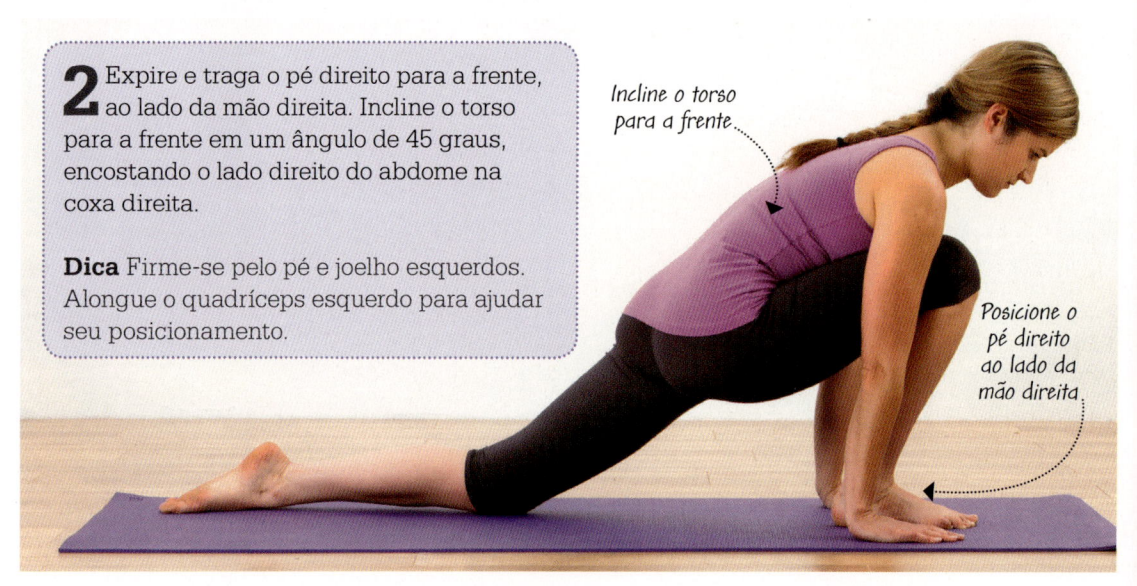

1 Comece na posição de quatro apoios, os punhos alinhados aos ombros e os joelhos aos quadris. Aponte os dedos dos pés para longe do corpo. Reduza a curva da lombar e puxe o umbigo em direção à coluna.

Pés apontam para trás

Braços a 90 graus do chão

2 Expire e traga o pé direito para a frente, ao lado da mão direita. Incline o torso para a frente em um ângulo de 45 graus, encostando o lado direito do abdome na coxa direita.

Dica Firme-se pelo pé e joelho esquerdos. Alongue o quadríceps esquerdo para ajudar seu posicionamento.

Incline o torso para a frente

Posicione o pé direito ao lado da mão direita

POSTURA DO GUERREIRO PARA A FRENTE

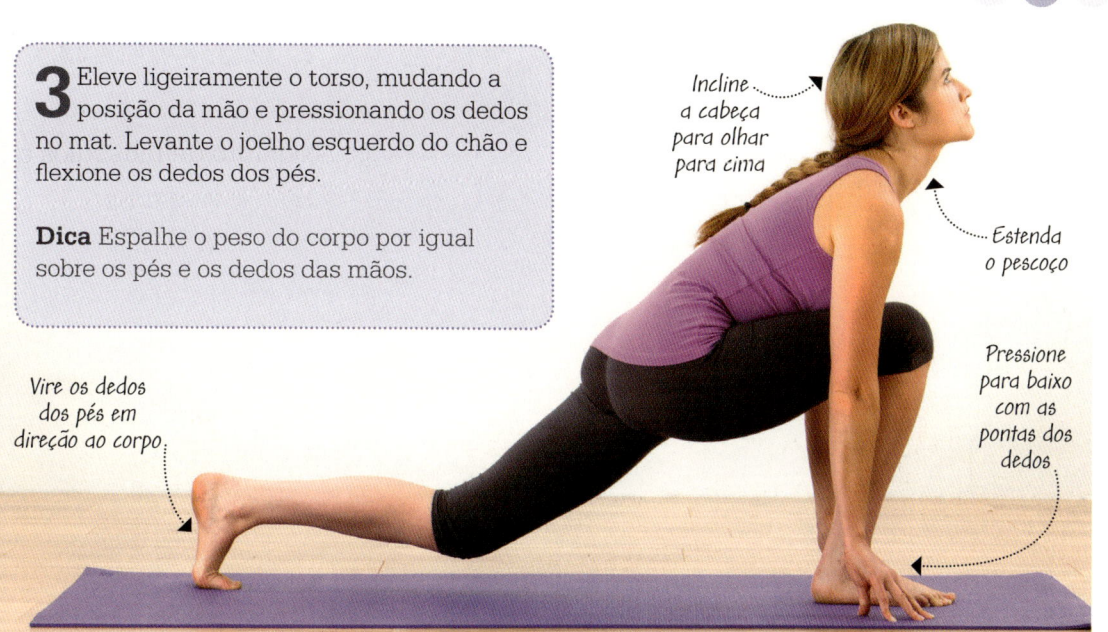

1 **2** 3

3 Eleve ligeiramente o torso, mudando a posição da mão e pressionando os dedos no mat. Levante o joelho esquerdo do chão e flexione os dedos dos pés.

Dica Espalhe o peso do corpo por igual sobre os pés e os dedos das mãos.

Incline a cabeça para olhar para cima

Estenda o pescoço

Pressione para baixo com as pontas dos dedos

Vire os dedos dos pés em direção ao corpo

4 Tire as mãos do chão, repousando-as sobre o joelho direito. Olhe para a frente e endireite o tronco. Mantenha por 5 respirações. Expire para relaxar e volte a ficar em quatro apoios. Faça do outro lado.

Dica Puxe a pelve para baixo em cada expiração, aumentando o alongamento das pernas.

Mantenha o pescoço alongado e reto

Repouse as mãos sobre o joelho

Arqueie a coluna lombar

Pressione os dedos para baixo

Alongue o quadríceps

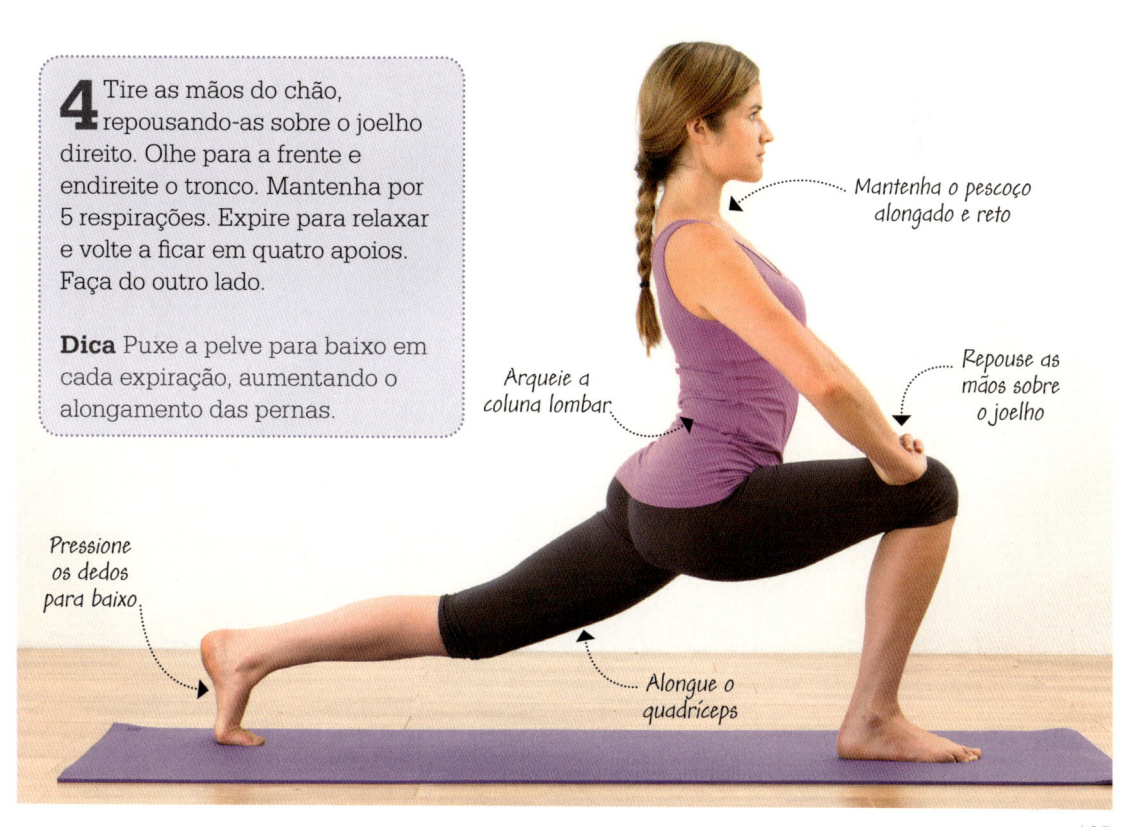

1 **2** 3

Alongamento com os pés afastados

Tonifica as pernas • **Melhora** a circulação

Essa postura promove uma ampla flexão em pé, alongando os isquiotibiais e a virilha. Ao aumentar o fluxo sanguíneo para o cérebro, também revigora a mente.

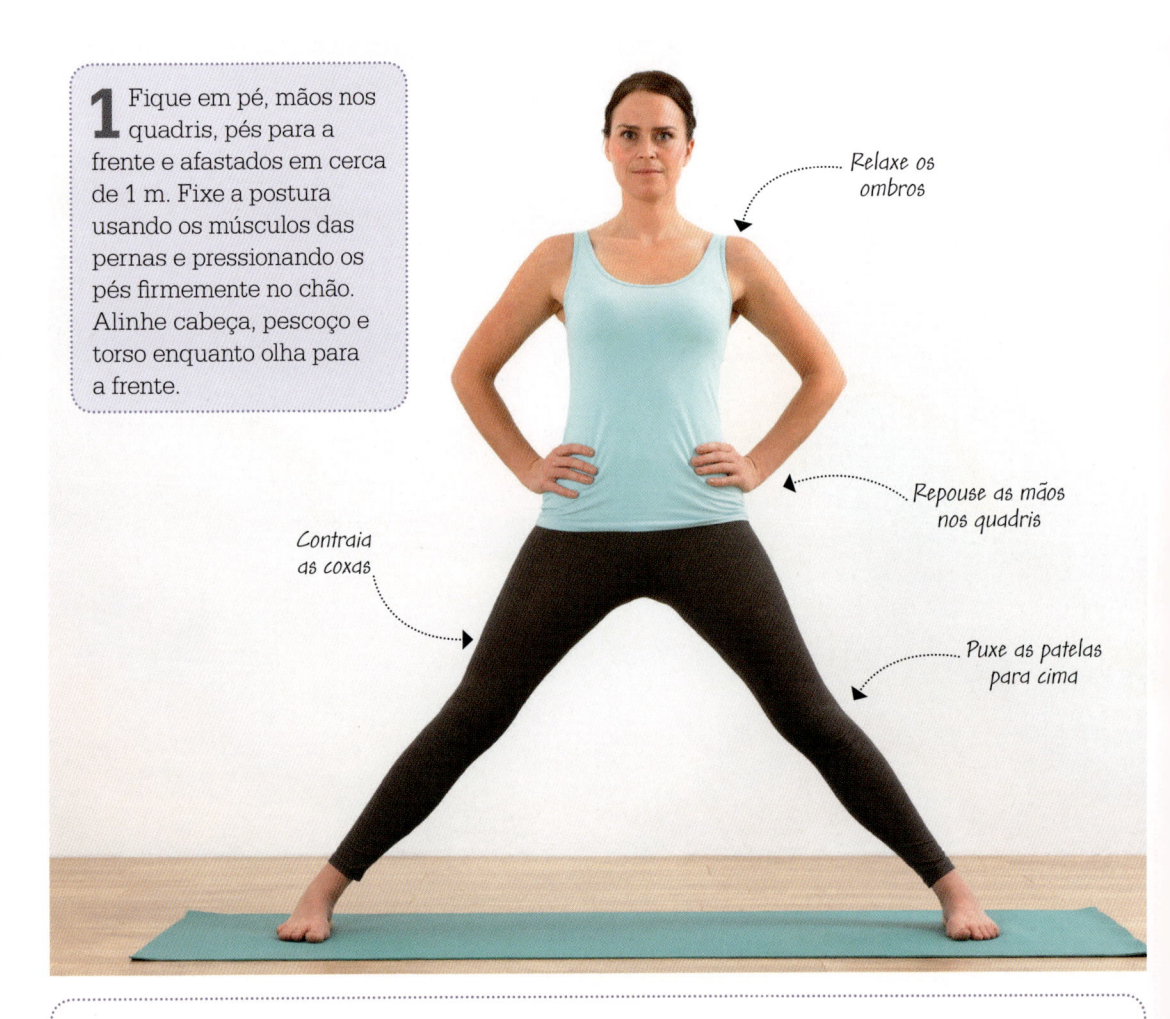

1 Fique em pé, mãos nos quadris, pés para a frente e afastados em cerca de 1 m. Fixe a postura usando os músculos das pernas e pressionando os pés firmemente no chão. Alinhe cabeça, pescoço e torso enquanto olha para a frente.

Relaxe os ombros

Repouse as mãos nos quadris

Contraia as coxas

Puxe as patelas para cima

Atenção

A tendência é inclinar o tronco à frente a partir da cintura e não dos quadris, criando uma coluna arredondada. Se isso ocorrer, flexione ligeiramente os joelhos.

A rigidez nas costas resulta muitas vezes em um ombro mais baixo do que o outro. Trabalhe para liberar a tensão do tronco e nivele os ombros.

ALONGAMENTO COM OS PÉS AFASTADOS

1 **2** 3

Mantenha os cotovelos na linha do quadril

Alinhe cabeça, pescoço e coluna

Puxe os músculos das coxas para cima

2 Inspire e incline-se lentamente para a frente pelos quadris, mantendo a coluna alinhada com o pescoço até que o tronco forme um ângulo reto com as pernas. Se você tem problema de coluna, flexione um pouco os joelhos.

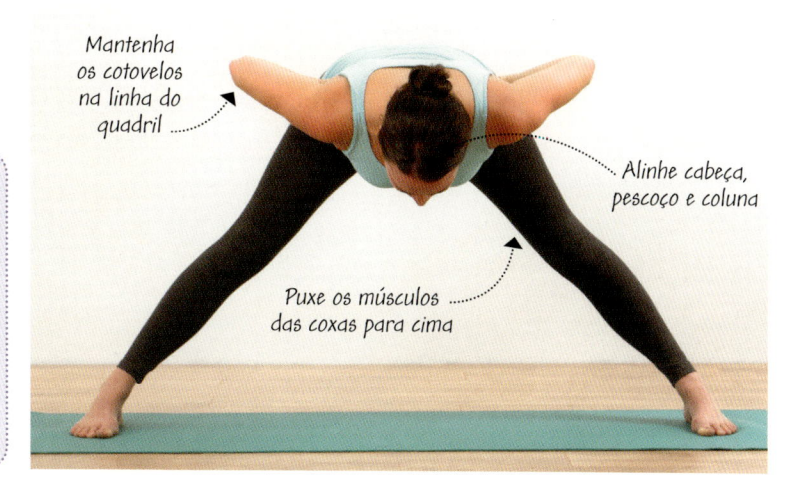

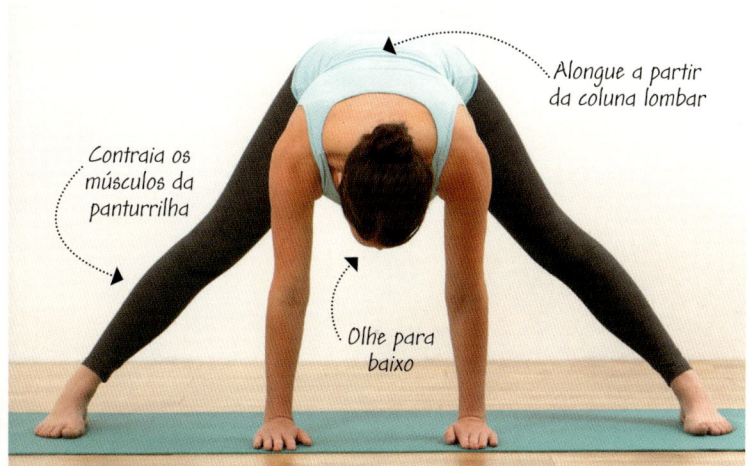

Alongue a partir da coluna lombar

Contraia os músculos da panturrilha

Olhe para baixo

3 Expire e posicione as palmas das mãos no chão bem abaixo dos ombros, mantenha cabeça e pescoço alinhados. Olhe para baixo. Inspire, pressione as palmas para baixo e alongue usando braços e coluna.

Alongue a coluna gradualmente ao respirar

Mantenha cabeça e pescoço relaxados

4 Expire, flexione os braços e abaixe mais a cabeça. Relaxe o pescoço. A cada expiração, leve a cabeça ainda mais para baixo, permitindo que a gravidade estenda a coluna. Segure por algumas respirações. Para sair da postura, inverta os movimentos.

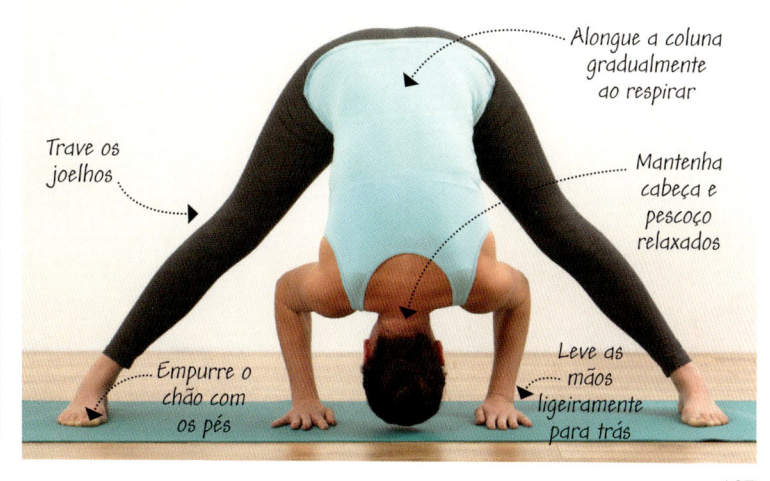

Trave os joelhos

Empurre o chão com os pés

Leve as mãos ligeiramente para trás

Postura da cabeça de vaca

Promove o equilíbrio • **Alonga** os ombros

Postura benéfica por trabalhar ambos os braços ao mesmo tempo, melhora a conscientização postural e a flexibilidade do tronco.

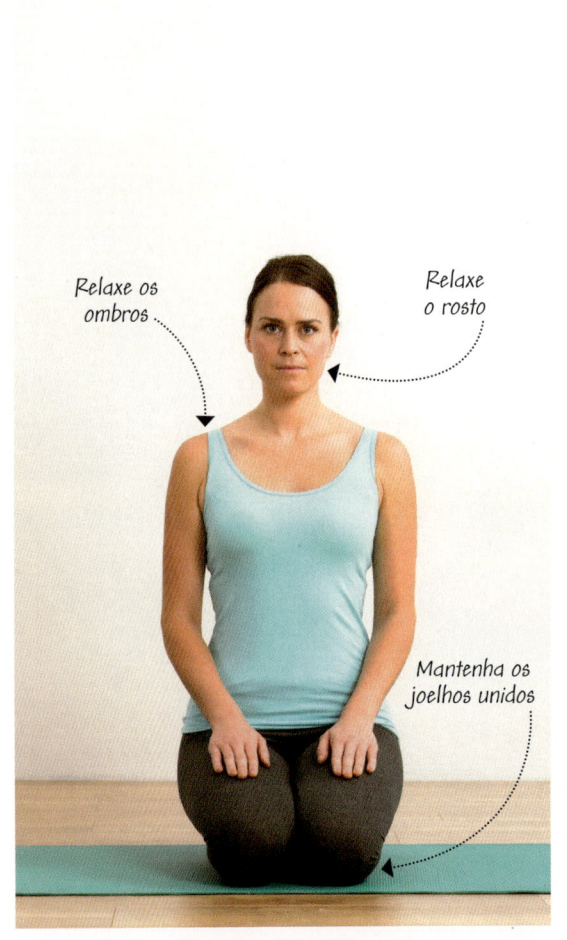

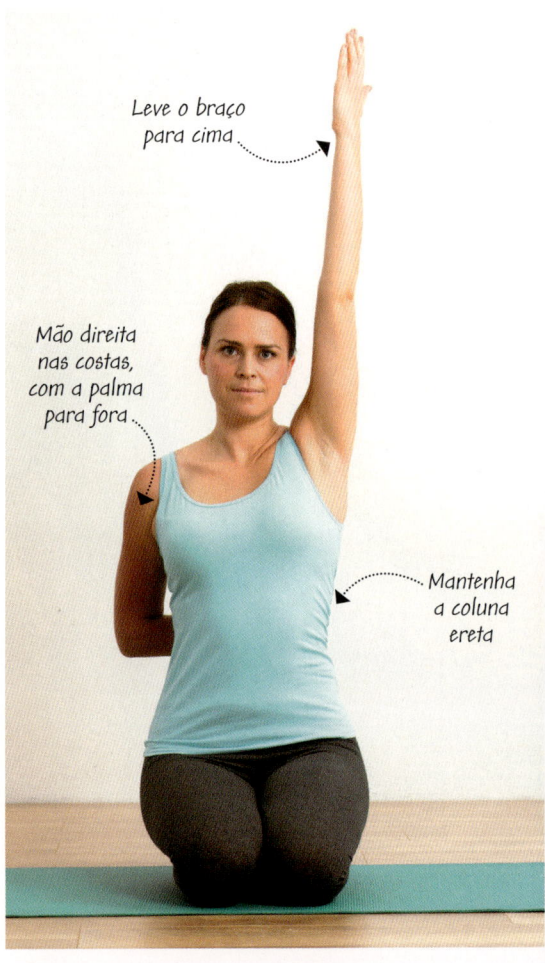

Relaxe os ombros

Relaxe o rosto

Mantenha os joelhos unidos

Leve o braço para cima

Mão direita nas costas, com a palma para fora

Mantenha a coluna ereta

1 Ajoelhe-se e sente-se sobre os calcanhares, com os dedos dos pés apontando para longe do corpo. Repouse as mãos sobre as coxas. Olhe para a frente e relaxe os músculos do rosto. Solte os ombros enquanto respira.

2 Inspire e eleve o braço esquerdo. Trabalhe o alongamento ao longo do lado esquerdo do corpo até as pontas dos dedos. Flexione o braço direito atrás da cintura. Apoie o dorso da mão na lombar.

POSTURA DA CABEÇA DE VACA

1 **2** 3

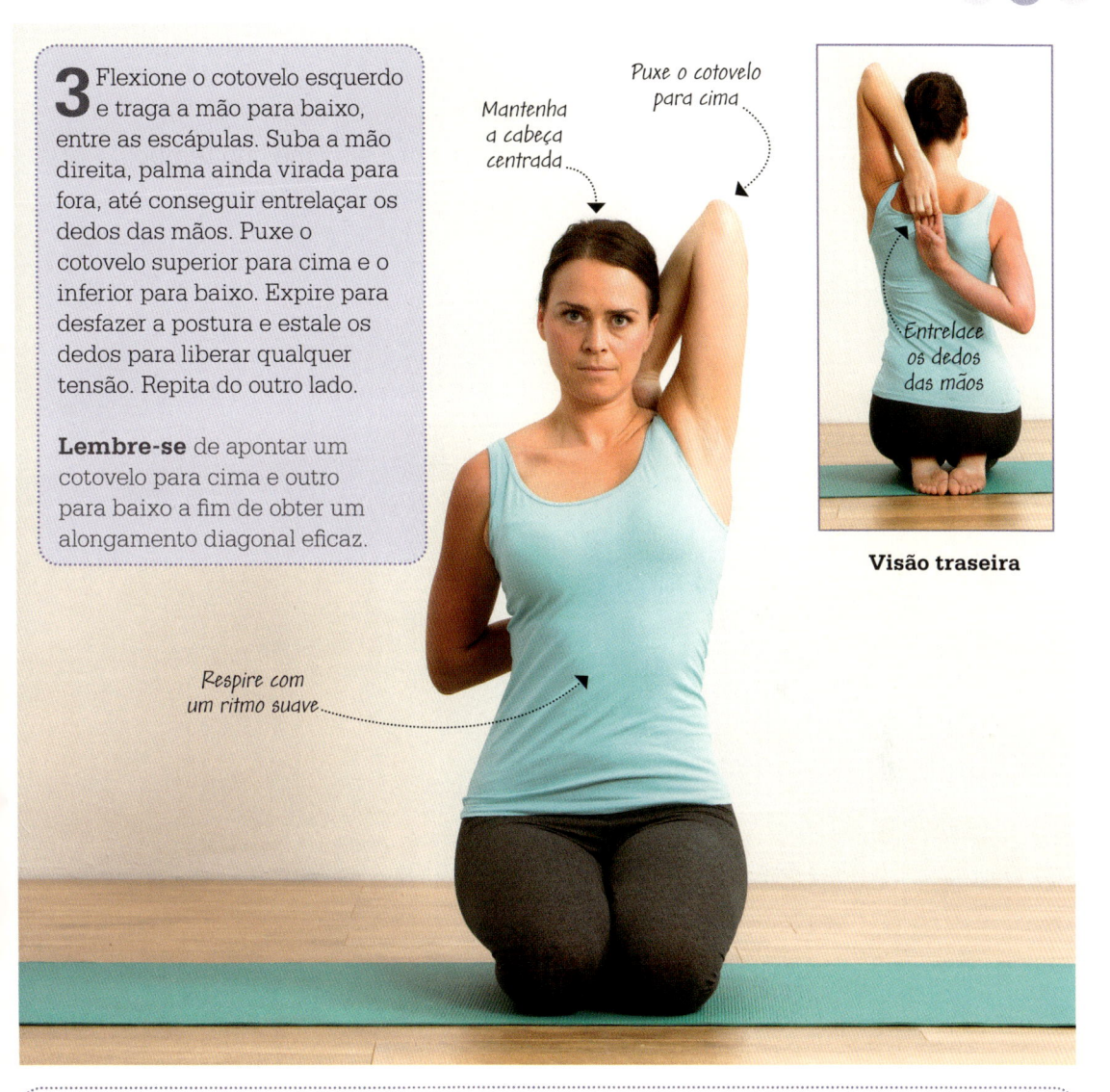

3 Flexione o cotovelo esquerdo e traga a mão para baixo, entre as escápulas. Suba a mão direita, palma ainda virada para fora, até conseguir entrelaçar os dedos das mãos. Puxe o cotovelo superior para cima e o inferior para baixo. Expire para desfazer a postura e estale os dedos para liberar qualquer tensão. Repita do outro lado.

Lembre-se de apontar um cotovelo para cima e outro para baixo a fim de obter um alongamento diagonal eficaz.

Mantenha a cabeça centrada

Puxe o cotovelo para cima

Entrelace os dedos das mãos

Visão traseira

Respire com um ritmo suave

Facilite

Caso seus dedos não se toquem, utilize uma faixa elástica para auxiliar a postura. Segure a faixa com firmeza na mão esquerda e flexione o braço esquerdo como no passo 3. Traga a mão direita para trás das costas e segure firmemente a outra extremidade da faixa. Mova gradualmente as duas mãos ao longo da faixa, aproximando-as cada vez mais.

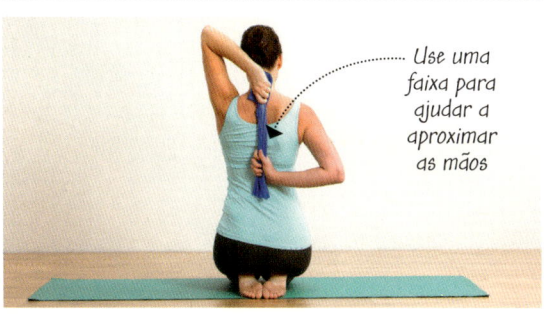

Use uma faixa para ajudar a aproximar as mãos

Postura do gato

Alonga a coluna • **Restaura** a energia

A Postura do gato propicia uma massagem suave nos órgãos da região abdominal e na coluna e libera o estresse ao alongar costas, tronco e pescoço.

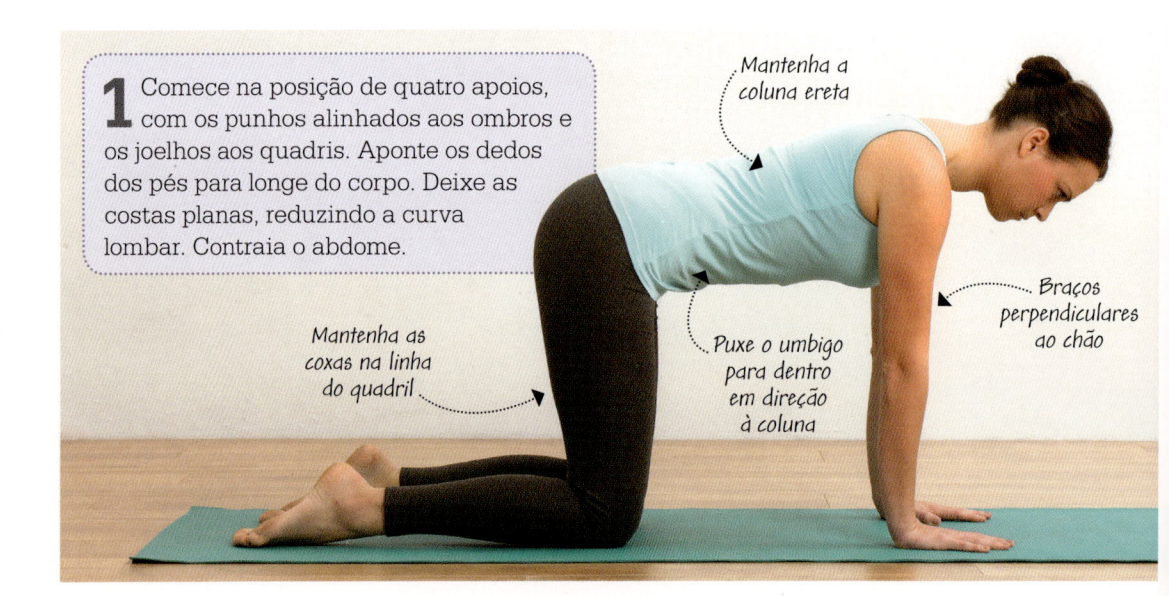

1 Comece na posição de quatro apoios, com os punhos alinhados aos ombros e os joelhos aos quadris. Aponte os dedos dos pés para longe do corpo. Deixe as costas planas, reduzindo a curva lombar. Contraia o abdome.

Mantenha a coluna ereta

Braços perpendiculares ao chão

Mantenha as coxas na linha do quadril

Puxe o umbigo para dentro em direção à coluna

3 Expire. Desça o cóccix e eleve o abdome, arqueando a coluna para cima. Verifique se as mãos e os joelhos estão em suas posições originais. Deixe a cabeça pender entre os braços em direção ao chão, mas não force o queixo contra o peito.

Dica Descansar na Postura da criança (pp. 62-3) depois desse exercício pode ser benéfico.

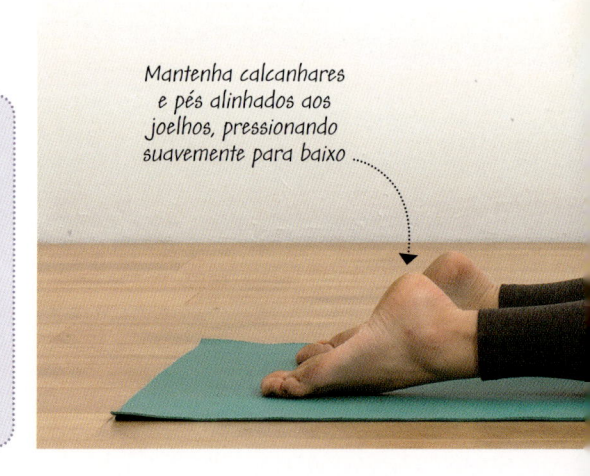

Mantenha calcanhares e pés alinhados aos joelhos, pressionando suavemente para baixo

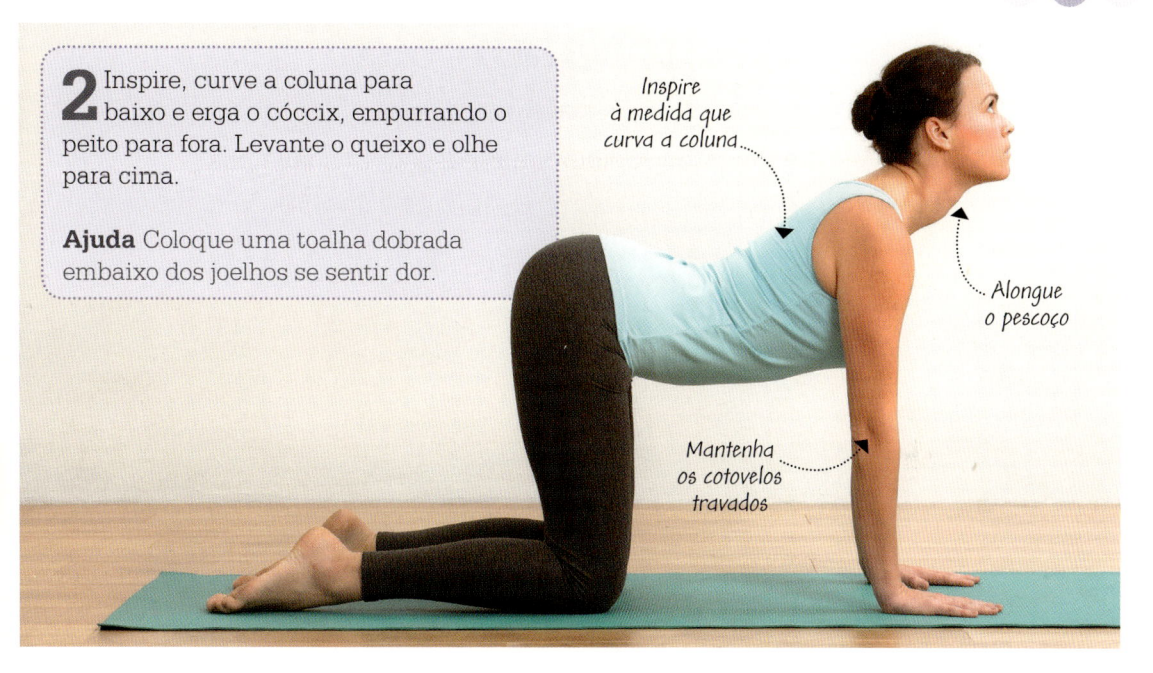

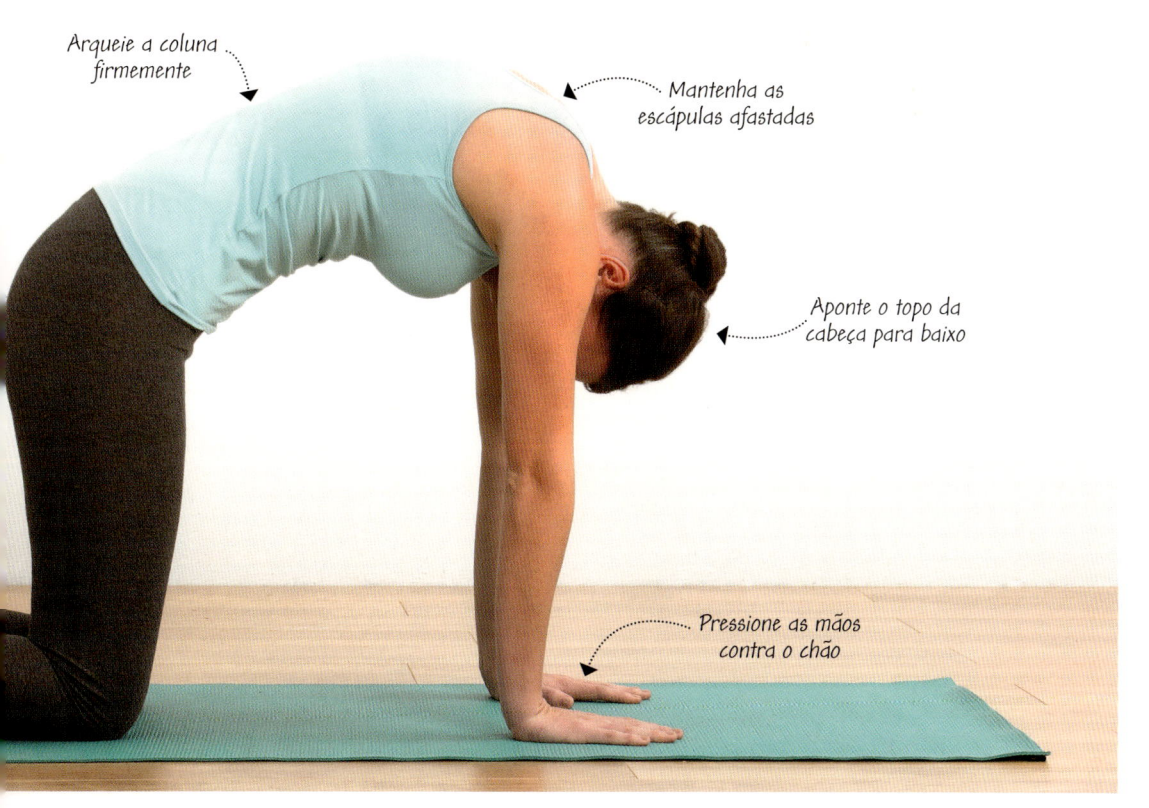

POSTURA DO GATO

1 **2** 3

2 Inspire, curve a coluna para baixo e erga o cóccix, empurrando o peito para fora. Levante o queixo e olhe para cima.

Ajuda Coloque uma toalha dobrada embaixo dos joelhos se sentir dor.

Inspire à medida que curva a coluna

Alongue o pescoço

Mantenha os cotovelos travados

Arqueie a coluna firmemente

Mantenha as escápulas afastadas

Aponte o topo da cabeça para baixo

Pressione as mãos contra o chão

Postura do balanço do gato

Promove o equilíbrio • **Estabiliza** os quadris e os ombros

Muitas posturas de equilíbrio são executadas em pé, mas essa é feita no chão. Desenvolve o centro do corpo e fortalece os músculos dos braços e das pernas.

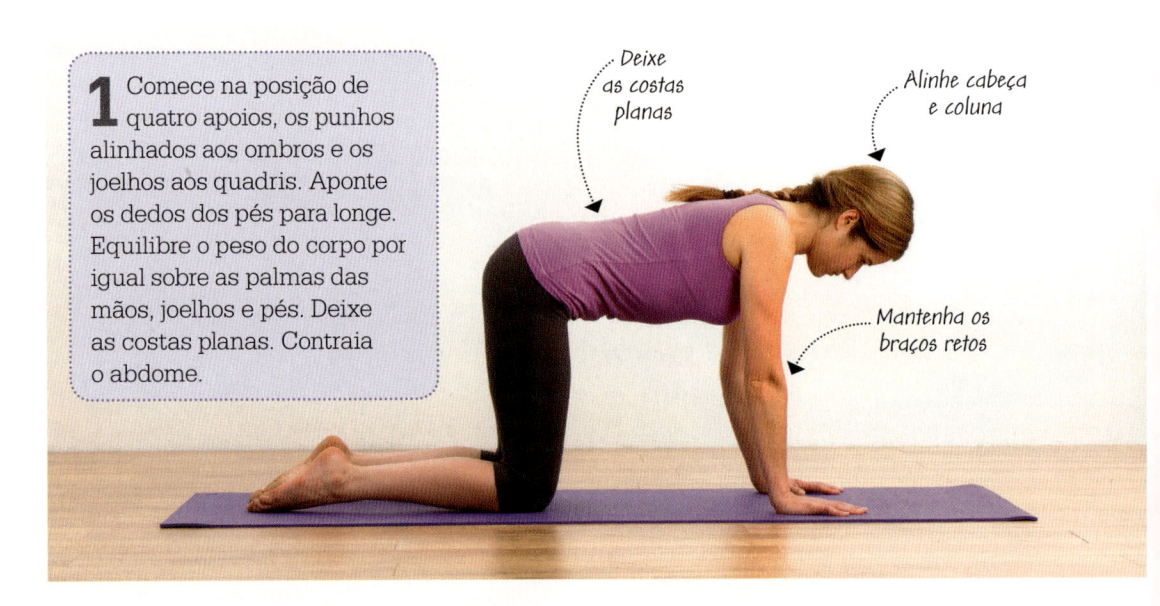

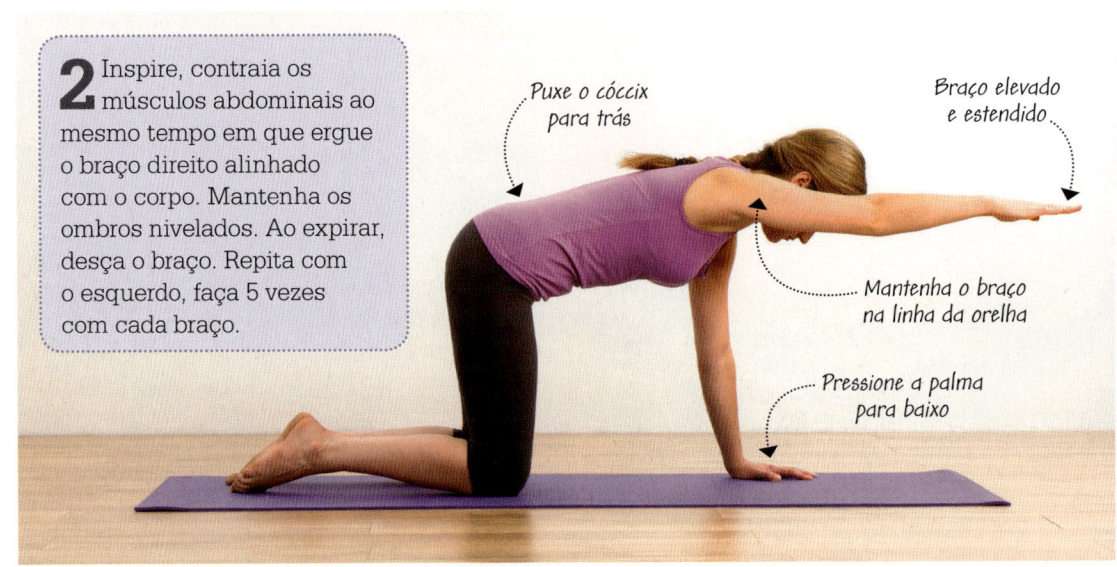

1 Comece na posição de quatro apoios, os punhos alinhados aos ombros e os joelhos aos quadris. Aponte os dedos dos pés para longe. Equilibre o peso do corpo por igual sobre as palmas das mãos, joelhos e pés. Deixe as costas planas. Contraia o abdome.

- Deixe as costas planas
- Alinhe cabeça e coluna
- Mantenha os braços retos

2 Inspire, contraia os músculos abdominais ao mesmo tempo em que ergue o braço direito alinhado com o corpo. Mantenha os ombros nivelados. Ao expirar, desça o braço. Repita com o esquerdo, faça 5 vezes com cada braço.

- Puxe o cóccix para trás
- Braço elevado e estendido
- Mantenha o braço na linha da orelha
- Pressione a palma para baixo

POSTURA DO BALANÇO DO GATO

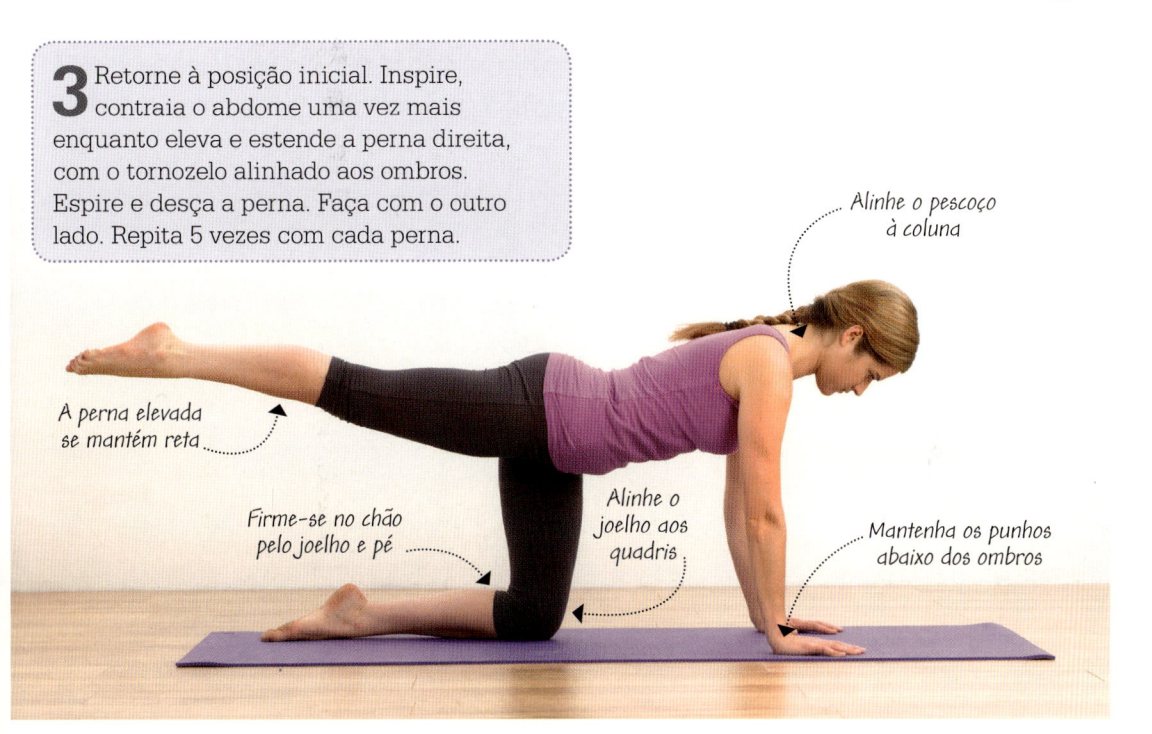

1 **2** 3

3 Retorne à posição inicial. Inspire, contraia o abdome uma vez mais enquanto eleva e estende a perna direita, com o tornozelo alinhado aos ombros. Espire e desça a perna. Faça com o outro lado. Repita 5 vezes com cada perna.

Alinhe o pescoço à coluna

A perna elevada se mantém reta

Firme-se no chão pelo joelho e pé

Alinhe o joelho aos quadris

Mantenha os punhos abaixo dos ombros

4 Volte à posição inicial. Inspire e estenda a perna esquerda e o braço direito ao mesmo tempo. Permaneça por 5 respirações. Faça do outro lado. Repita 5 vezes, alternando os membros.

A coluna se curva ligeiramente para baixo

Braço na altura dos ombros

Mantenha os quadris nivelados

Aponte os dedos dos pés para trás

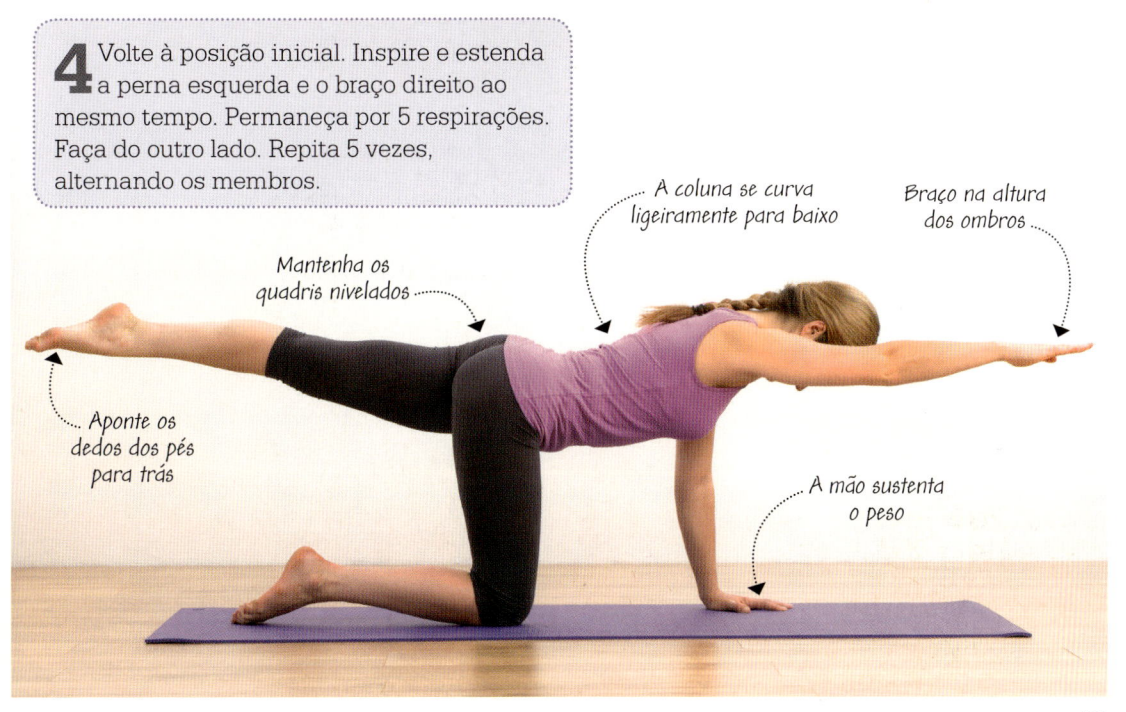

A mão sustenta o peso

Alongamento sentado

Fortalece a coluna • **Tonifica** os braços e as pernas

Postura que alonga coluna, braços e pernas e prepara o corpo para as outras posturas de alongamento sentado.

1 Sente-se com as pernas estendidas e as palmas das mãos repousando sobre as coxas. Os pés estão unidos e os dedões se tocam. Exercite endireitar a coluna e expandir o peito.

Ajuda Se você não conseguir manter a coluna ereta, sente-se contra uma parede, de modo que dê sustentação ao tronco.

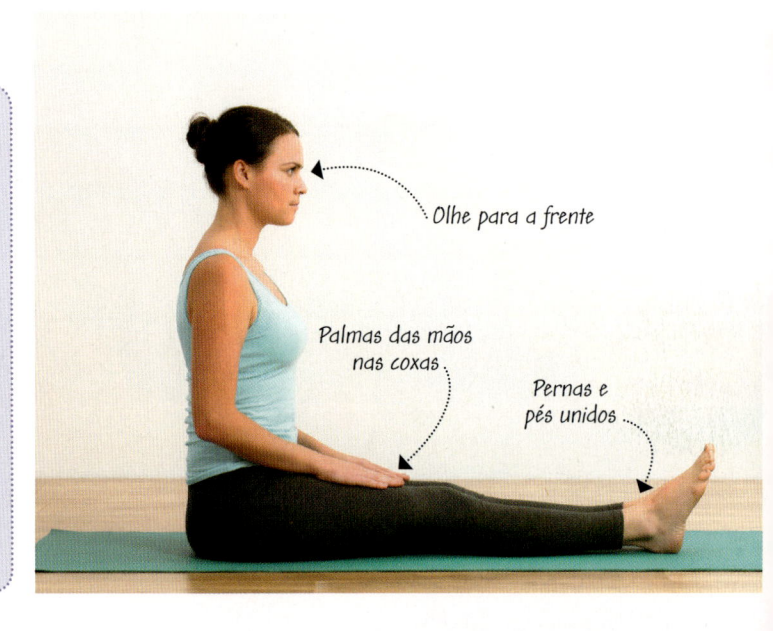

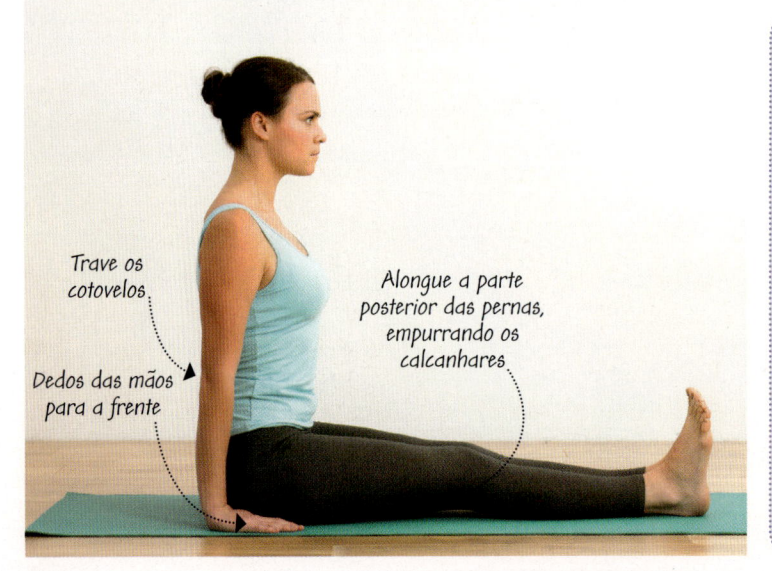

Olhe para a frente

Palmas das mãos nas coxas

Pernas e pés unidos

Trave os cotovelos

Dedos das mãos para a frente

Alongue a parte posterior das pernas, empurrando os calcanhares

2 Deixe os braços ao lado dos quadris. Trave os cotovelos e pressione as palmas das mãos no chão. Estenda a parte posterior das pernas, flexionando os tornozelos e os dedos dos pés. Inspire fundo para erguer o esterno e expandir o peito.

Dica Pressione o chão com as palmas das mãos para alongar a coluna.

ALONGAMENTO SENTADO

Palmas das mãos para a frente

3 Mantenha a coluna ereta, inspire e eleve os braços, palmas das mãos para a frente. Entrelace os dedos e vire as palmas para cima em direção do teto. Estenda a coluna e os braços, permaneça assim por 5 respirações. Relaxe e desça os braços.

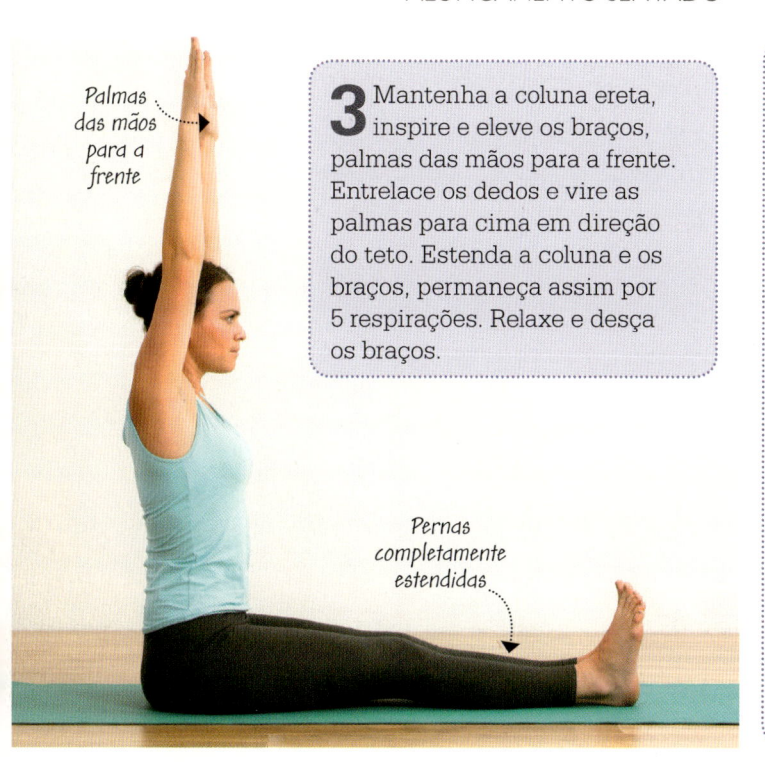

Pernas completamente estendidas

Vá mais longe

Cruzar o punho direito com o esquerdo e girar os braços para unir as palmas das mãos é uma posição alternativa. Essa torção ajuda a alongar a coluna.

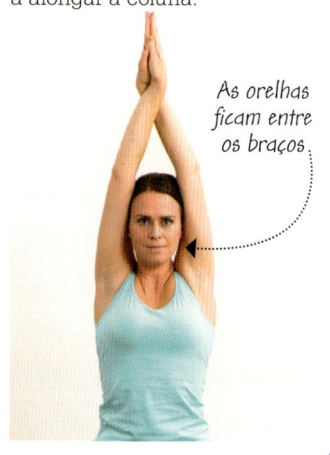

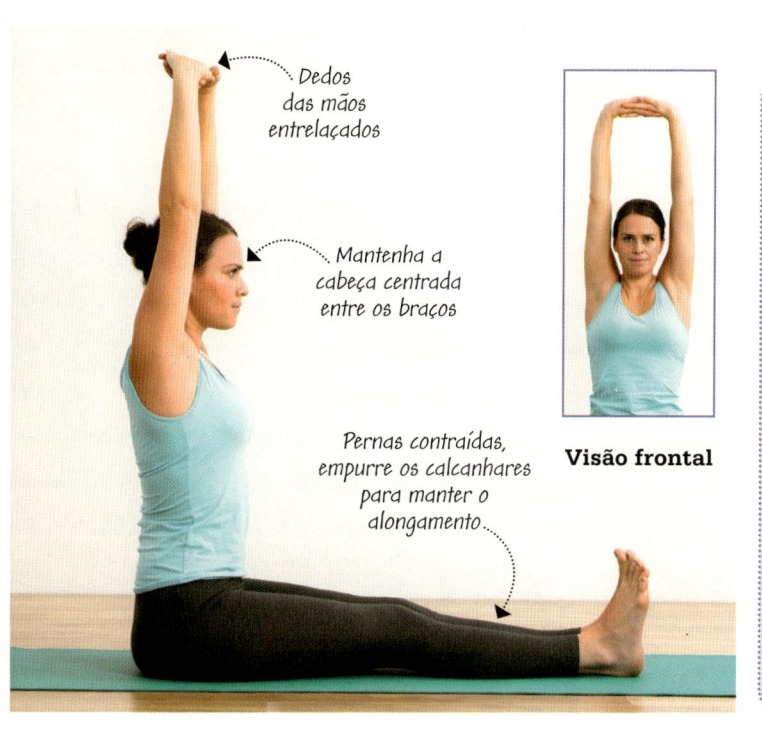

As orelhas ficam entre os braços

Dedos das mãos entrelaçados

Mantenha a cabeça centrada entre os braços

Pernas contraídas, empurre os calcanhares para manter o alongamento

Visão frontal

4 Erga os braços e entrelace os dedos novamente, de forma que o polegar que estava em cima fique embaixo. Novamente vire as palmas para o teto. Estenda a coluna e levante os braços. Permaneça por 5 respirações. Relaxe e desça os braços.

Dica Para ter certeza de que os braços estão perpendiculares ao chão, verifique se as orelhas estão entre eles.

Postura da meia pinça

Fortalece a coluna lombar • **Estende** os isquiotibiais

Postura terapêutica que acalma a mente, massageia os órgãos da região abdominal e alonga os músculos isquiotibiais e a coluna.

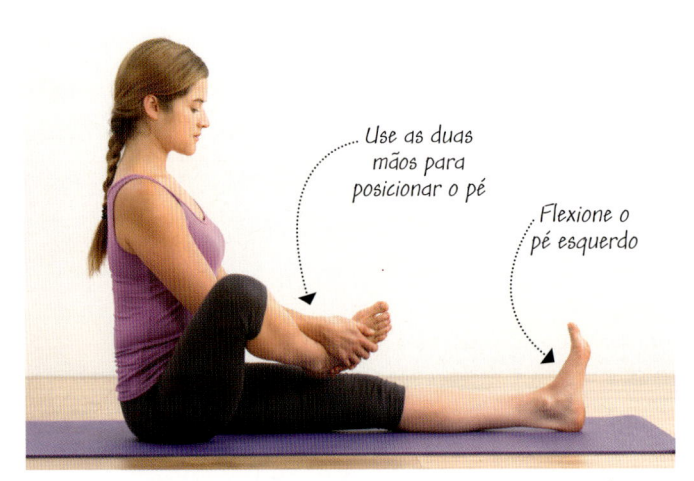

Use as duas mãos para posicionar o pé

Flexione o pé esquerdo

1 Sente-se com as pernas estendidas à frente. Inspire, flexione apenas o joelho direito e use as duas mãos para segurar o pé direito e levar o calcanhar para a virilha.

Lembre-se de manter a perna esquerda estendida, tornozelo e dedos do pé flexionados.

Eleve os braços na vertical

Alongue as vértebras lombares

Dedos dos pés flexionados

Inspire para elevar os braços

2 Com a sola do pé direito contra a coxa esquerda, inspire e levante os braços estendidos, palmas das mãos voltadas para a frente.

Dica Use uma almofada de apoio sob o joelho flexionado.

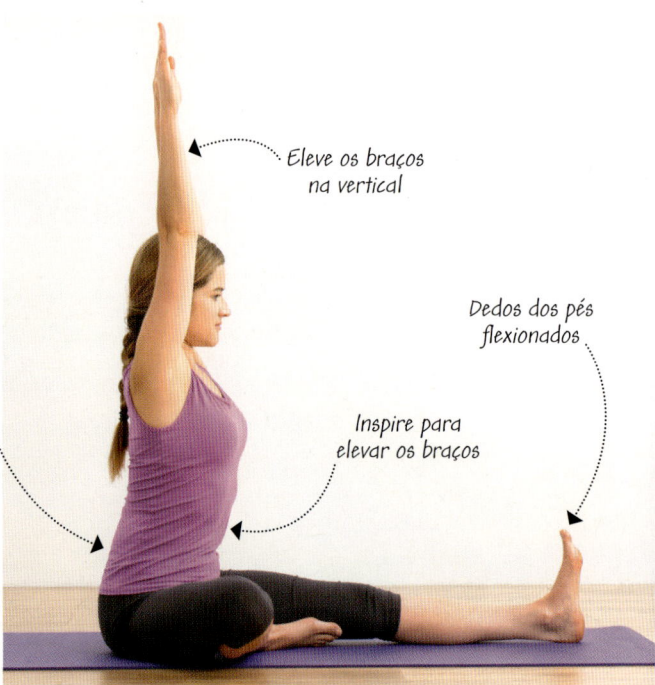

POSTURA DA MEIA PINÇA

1 **2** 3

Puxe a parte superior do corpo para cima e para a frente

Mantenha o queixo paralelo ao chão

Não curve a coluna

Leve os braços para a frente

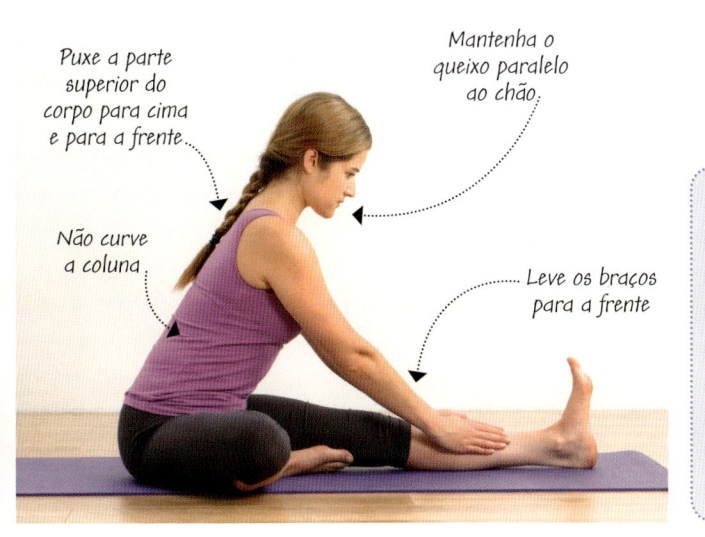

3 Expire e leve os braços até a canela da perna estendida. Incline-se para a frente a partir da cintura. Inspire ao alongar-se a partir da coluna.

Dica Mantenha a coluna ereta e o olhar em um ponto diretamente à frente.

4 Ao expirar, tente aproximar mais o torso da perna estendida, alongando para a frente. Se possível, segure o tornozelo ou o pé esquerdo com as mãos. Inspire lentamente enquanto volta à posição inicial. Repita do outro lado.

Dica Use as expirações para alongar a coluna e inclinar um pouco mais para a frente.

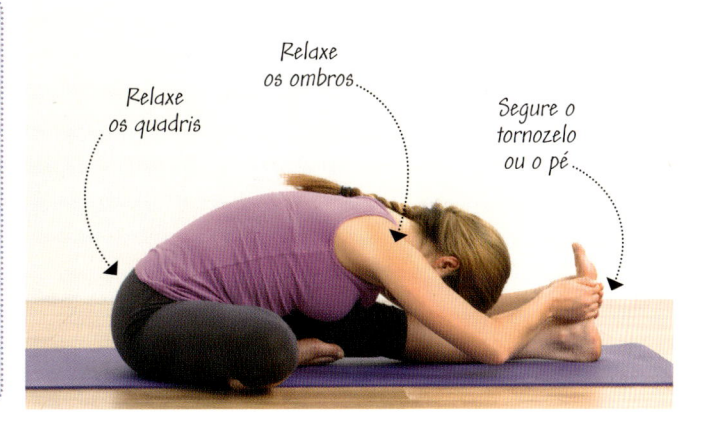

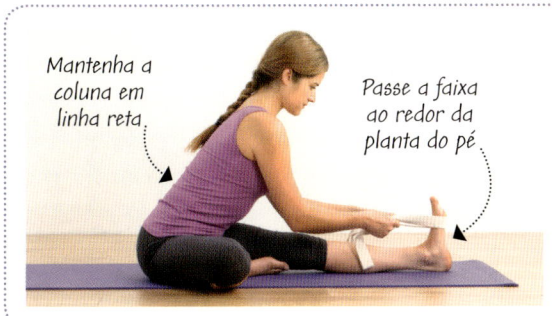

Relaxe os quadris

Relaxe os ombros

Segure o tornozelo ou o pé

Mantenha a coluna em linha reta

Passe a faixa ao redor da planta do pé

Facilite

Passe uma faixa ao redor do pé e segure-a com as duas mãos, mantendo os ísquios firmes no chão. Alongue a partir da base da coluna. Continue alongando por igual e, ao expirar, tente levar as mãos um pouco mais longe na faixa. Se tiver alongado o suficiente para a frente e for capaz de segurar os pés de forma confortável, solte a faixa. Faça do outro lado.

1 **2** 3

Torção da coluna: cadeira

Libera a tensão do pescoço e dos ombros • **Alonga** a coluna

A torção da coluna na cadeira é uma forma simples e eficaz de incorporar a ioga na vida diária. O exercício pode ser feito no escritório ou em casa – tudo o que você precisa é de uma cadeira com encosto reto e alguns minutos livres.

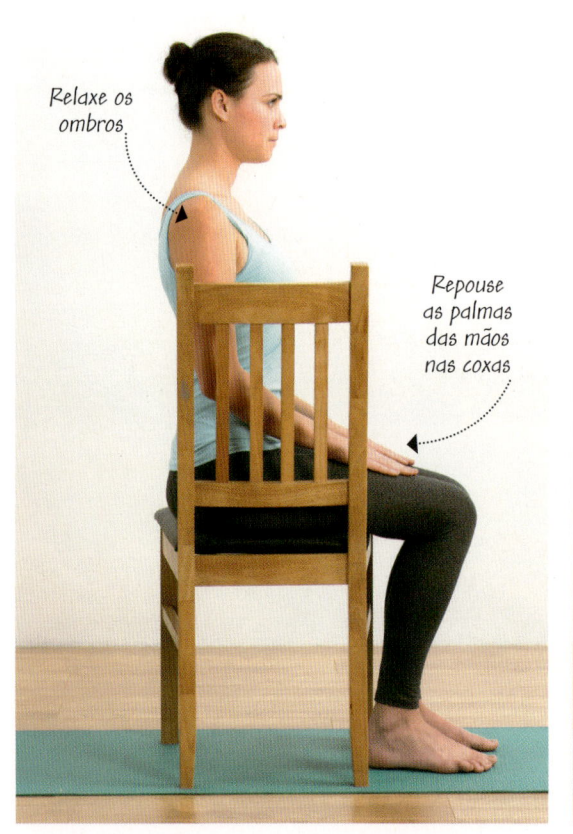

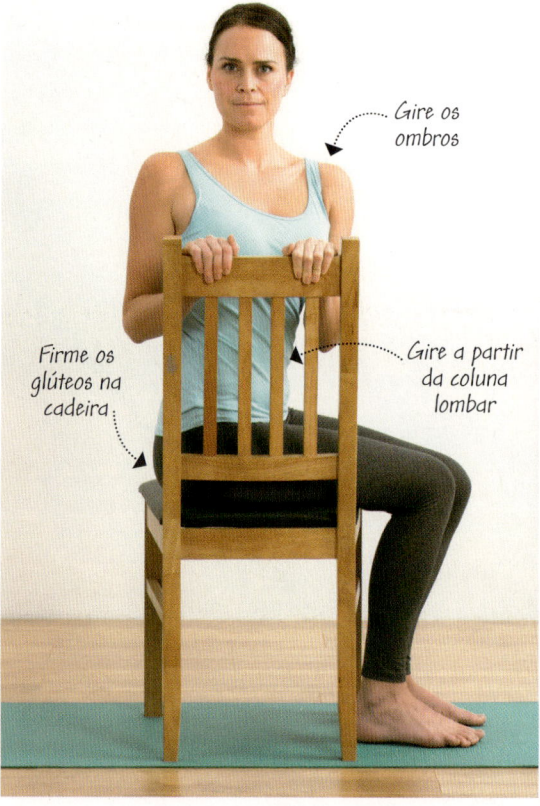

Relaxe os ombros

Repouse as palmas das mãos nas coxas

Gire os ombros

Firme os glúteos na cadeira

Gire a partir da coluna lombar

1 Sente-se na cadeira de modo que o encosto esteja ao lado do braço. Pés apoiados no chão. Com a coluna ereta, pouse as mãos sobre as coxas e olhe para a frente. Concentre-se em relaxar os ombros.

2 Gire o tronco e segure o encosto com as mãos. Inspire e levante o peito. Expire e comece a torção a partir da lombar, virando-se para a parte de trás da cadeira. Mantenha os pés planos no chão.

TORÇÃO DA COLUNA: CADEIRA

1 **2** 3

3 Alongue a coluna para cima, gire tronco, ombros e pescoço. Vire a cabeça para o lado direito o máximo que puder e eleve o braço direito. Relaxe os ombros e os músculos do rosto. Mantenha por 5 a 10 respirações, depois expire e solte. Faça do outro lado.

Estenda o pescoço ao virar

Mantenha o peito aberto

Sustente o braço paralelo ao chão

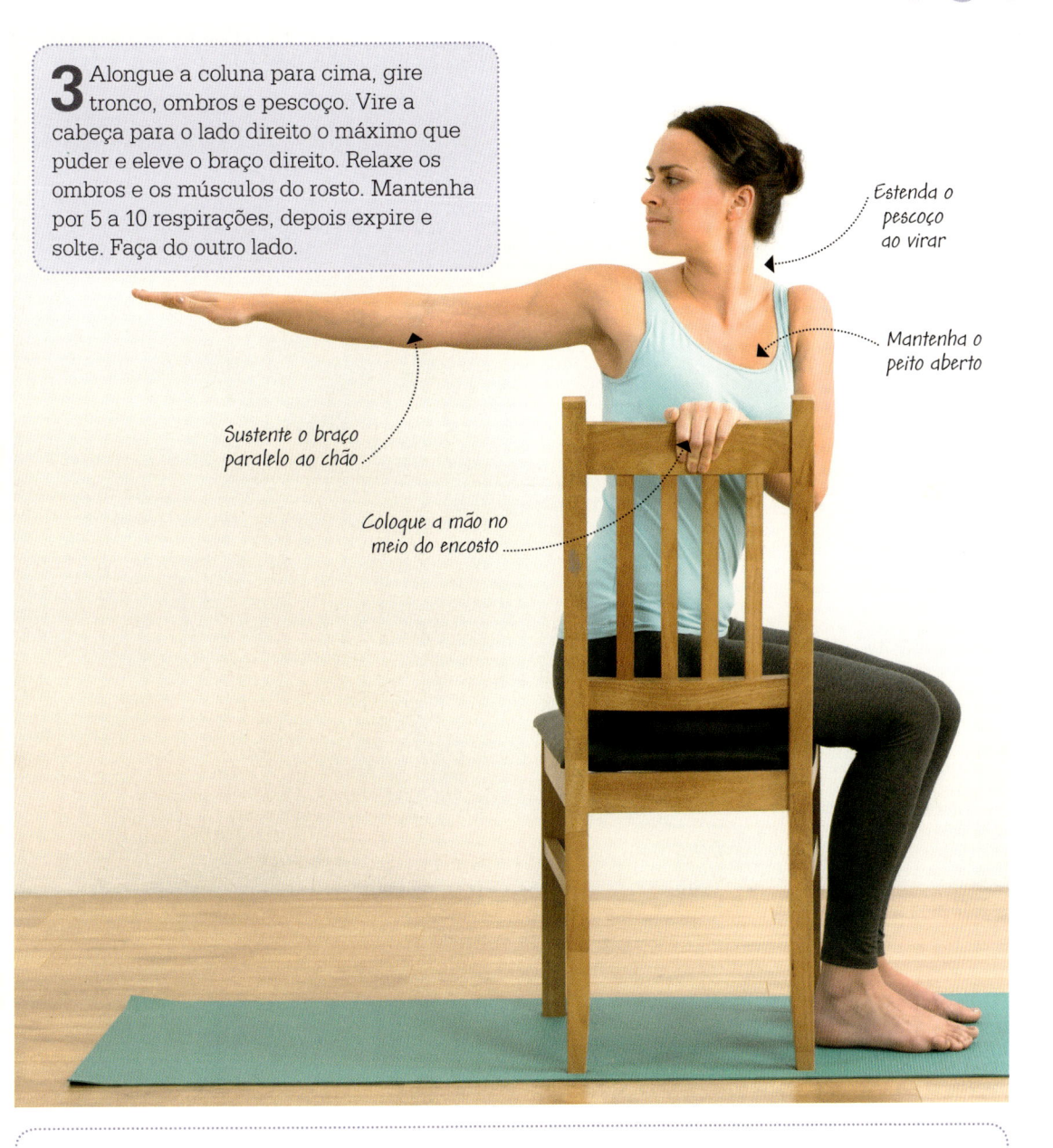

Coloque a mão no meio do encosto

Atenção

A rigidez no pescoço pode resultar em torção incompleta. Faça movimentos lentos e conscientes. A cada expiração, gire a partir da lombar, subindo pela coluna vertebral, e só então vire o pescoço e a cabeça. Vá apenas até onde se sinta confortável.

Evite levantar os ombros até as orelhas e prolongue a torção por todo o braço estendido, alongando as pontas dos dedos em direção à parede.

Meia torção da coluna

Fortalece as costas e as coxas • **Melhora** a postura

Envolve uma torção lateral ao longo da extensão total da coluna, o que permite aumentar a flexibilidade e, portanto, beneficiar a postura em geral. Também alivia a tensão no corpo.

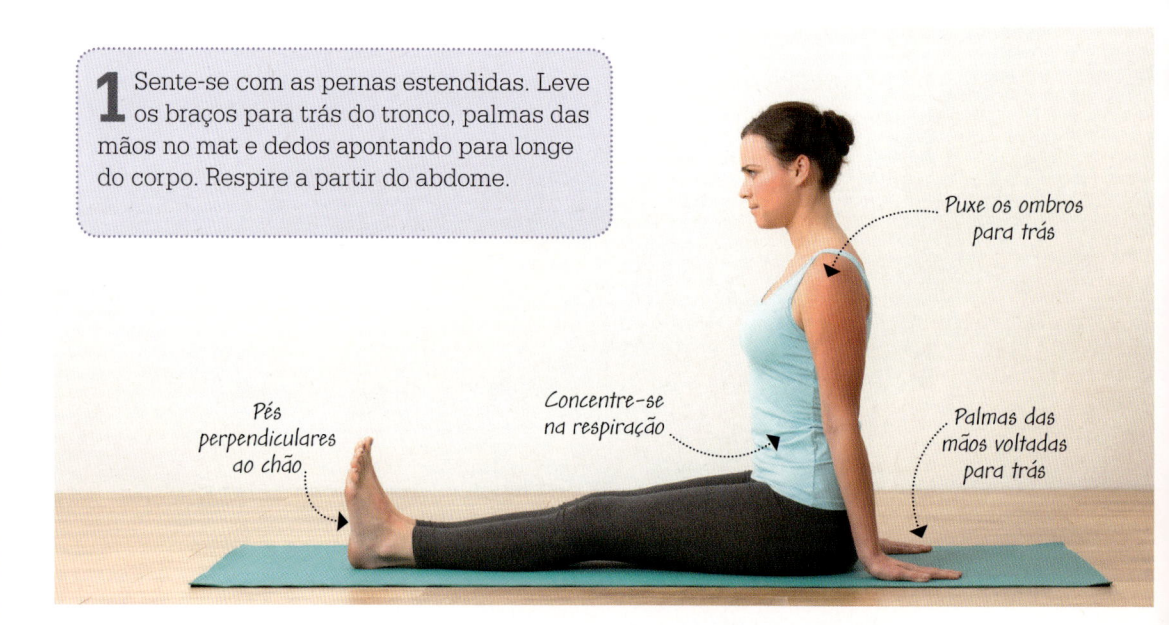

1 Sente-se com as pernas estendidas. Leve os braços para trás do tronco, palmas das mãos no mat e dedos apontando para longe do corpo. Respire a partir do abdome.

Puxe os ombros para trás

Pés perpendiculares ao chão

Concentre-se na respiração

Palmas das mãos voltadas para trás

Atenção

Evite inclinar o tronco, que deve estar a 90 graus em relação ao chão. Ajuste a posição da mão de trás para mantê-lo ereto.

Pessoas com rigidez na lombar tendem a torcer a partir da cintura. Caso experimente desconforto na lombar no passo 3, reduza a torção, girando entre 45 e 60 graus.

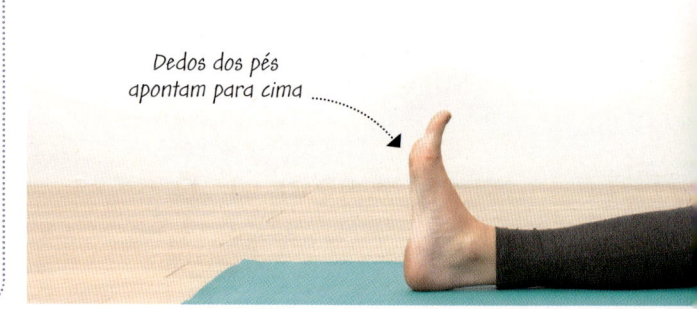

Dedos dos pés apontam para cima

MEIA TORÇÃO DA COLUNA

1 **2** 3

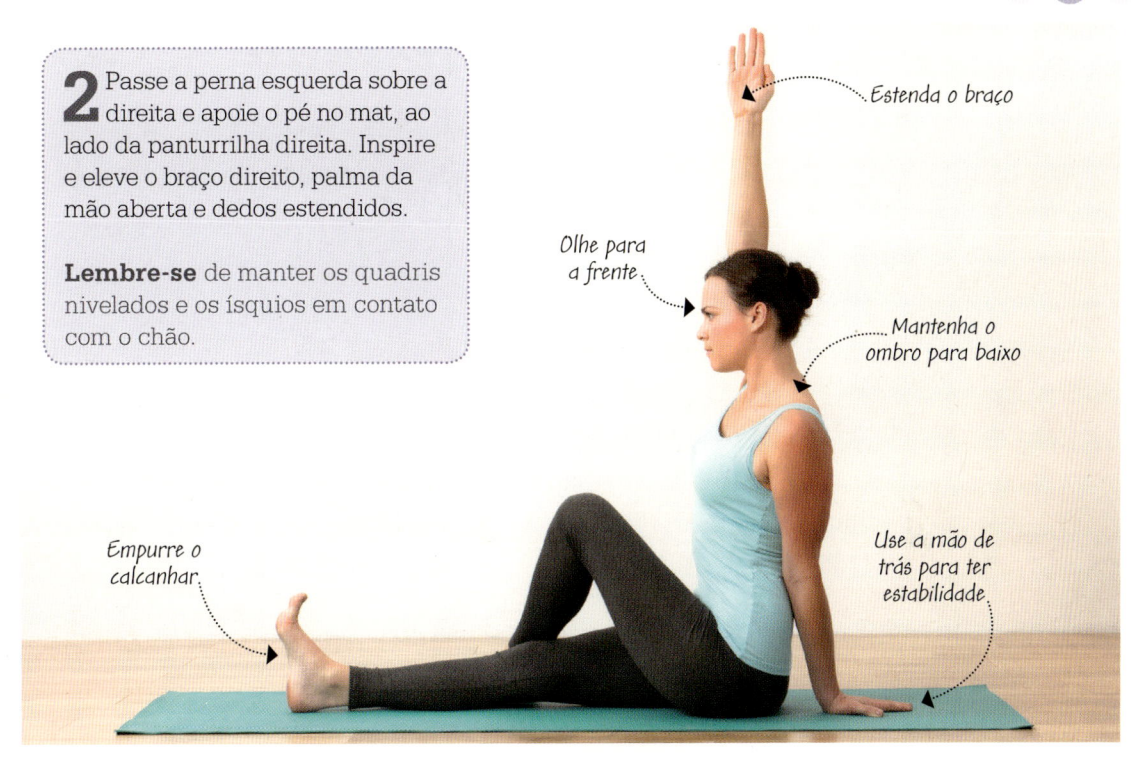

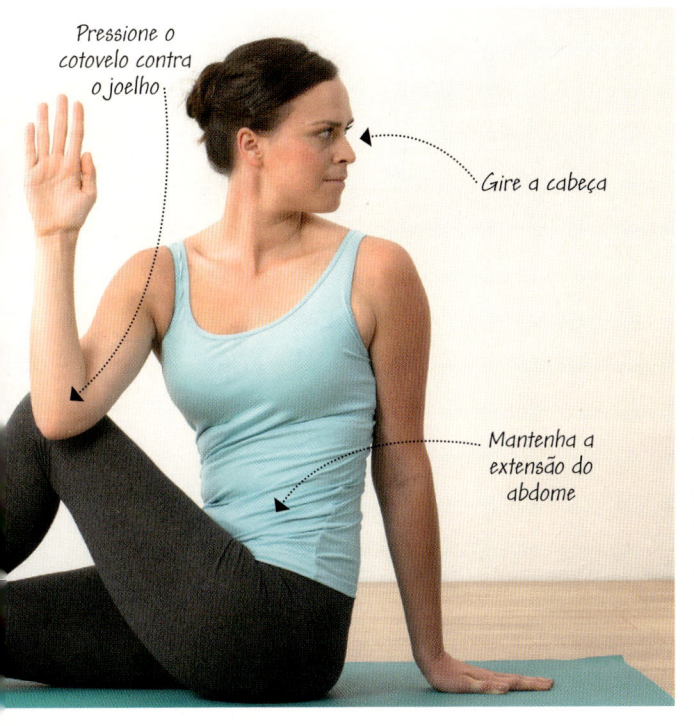

2 Passe a perna esquerda sobre a direita e apoie o pé no mat, ao lado da panturrilha direita. Inspire e eleve o braço direito, palma da mão aberta e dedos estendidos.

Lembre-se de manter os quadris nivelados e os ísquios em contato com o chão.

- Estenda o braço
- Olhe para a frente
- Mantenha o ombro para baixo
- Use a mão de trás para ter estabilidade
- Empurre o calcanhar

- Pressione o cotovelo contra o joelho
- Gire a cabeça
- Mantenha a extensão do abdome

3 Expire e traga o braço direito sobre o joelho esquerdo, palma para a frente. Puxe o braço para cima a partir da cintura e torça a coluna até olhar sobre o ombro. Respire lentamente pelo abdome.

Dica Firme os ísquios no chão para torcer sem comprimir a lombar.

1 **2** 3

Inclinação para a frente com as pernas cruzadas

Solta os quadris e os músculos abdutores • **Alivia** a tensão

Essa postura traz três benefícios principais: acalma e aquieta a mente, melhora a digestão e alivia a tensão na região lombar da coluna.

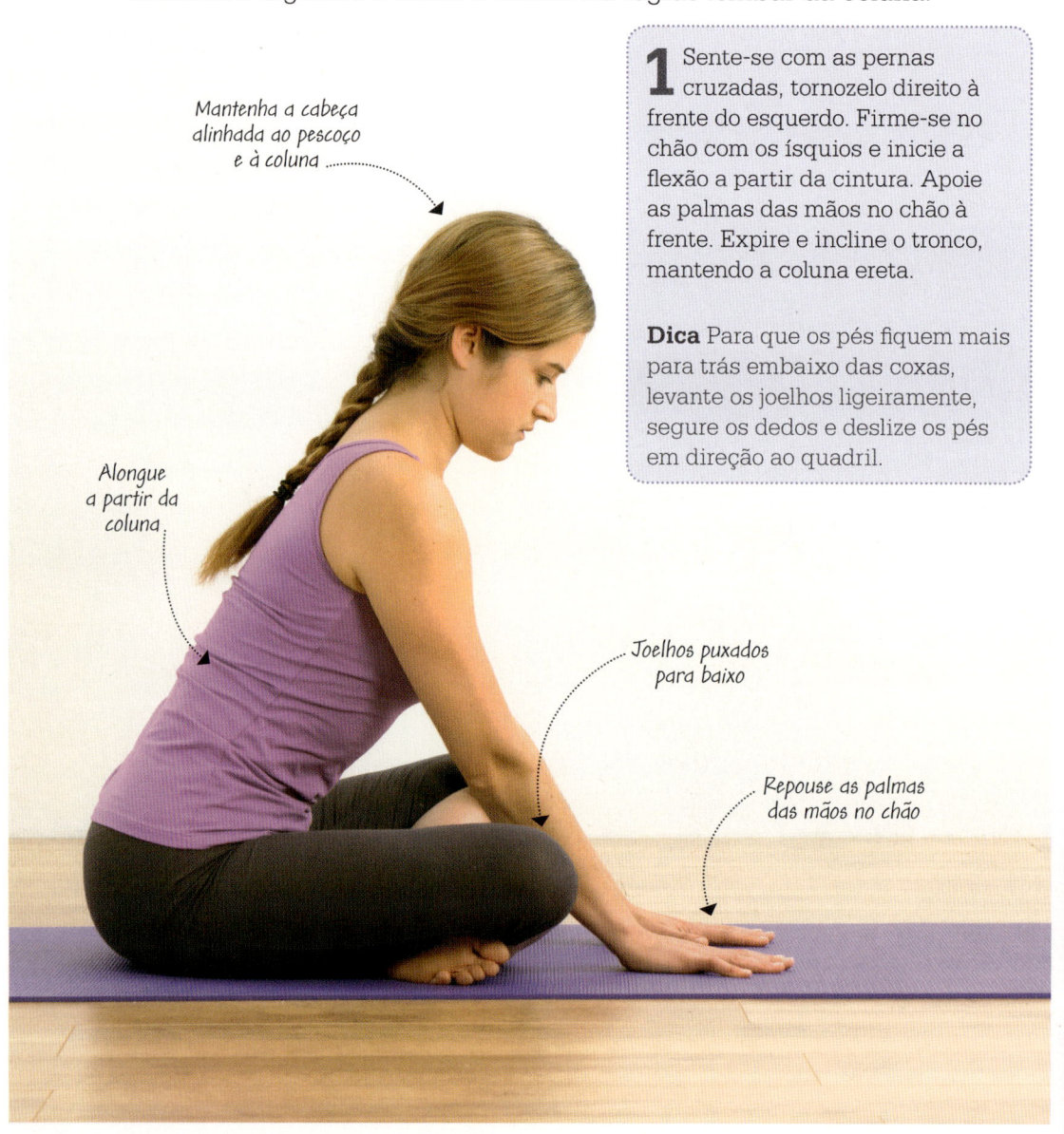

1 Sente-se com as pernas cruzadas, tornozelo direito à frente do esquerdo. Firme-se no chão com os ísquios e inicie a flexão a partir da cintura. Apoie as palmas das mãos no chão à frente. Expire e incline o tronco, mantendo a coluna ereta.

Dica Para que os pés fiquem mais para trás embaixo das coxas, levante os joelhos ligeiramente, segure os dedos e deslize os pés em direção ao quadril.

Mantenha a cabeça alinhada ao pescoço e à coluna

Alongue a partir da coluna

Joelhos puxados para baixo

Repouse as palmas das mãos no chão

INCLINAÇÃO PARA A FRENTE COM AS PERNAS CRUZADAS

2 Firme os ísquios no chão, estenda o torso e os braços. Afaste mais as palmas das mãos. Expire e tente se mover lentamente mais para a frente. Permaneça por 5 a 10 respirações. Relaxe. Inverta o cruzamento das pernas e repita.

Dica Procure se sentar no chão nas horas de descanso para desenvolver flexibilidade nos joelhos e tornar a postura natural.

Atenção

Para evitar que o pé dianteiro escorregue para a frente ao aproximar a cabeça do chão, sente-se sobre um cobertor com os pés no mat.

Evite flexionar o pescoço para aproximar a testa do chão. Coluna, pescoço e cabeça devem permanecer alinhados.

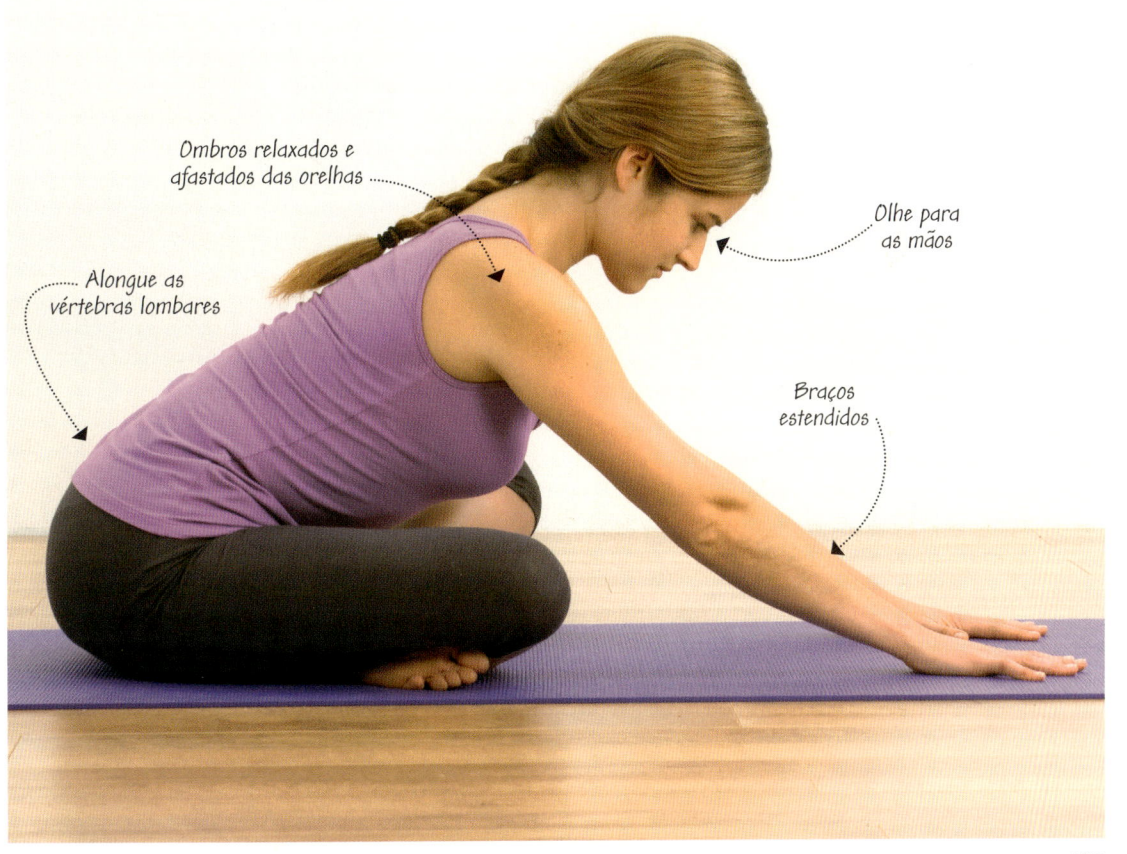

- Ombros relaxados e afastados das orelhas
- Olhe para as mãos
- Alongue as vértebras lombares
- Braços estendidos

Postura da ponte

Alonga a coluna • **Revitaliza** o corpo

Essa postura promove relaxamento e ajuda a reduzir o estresse. Além de alongar a coluna, funciona bem em caso de cansaço nos pés.

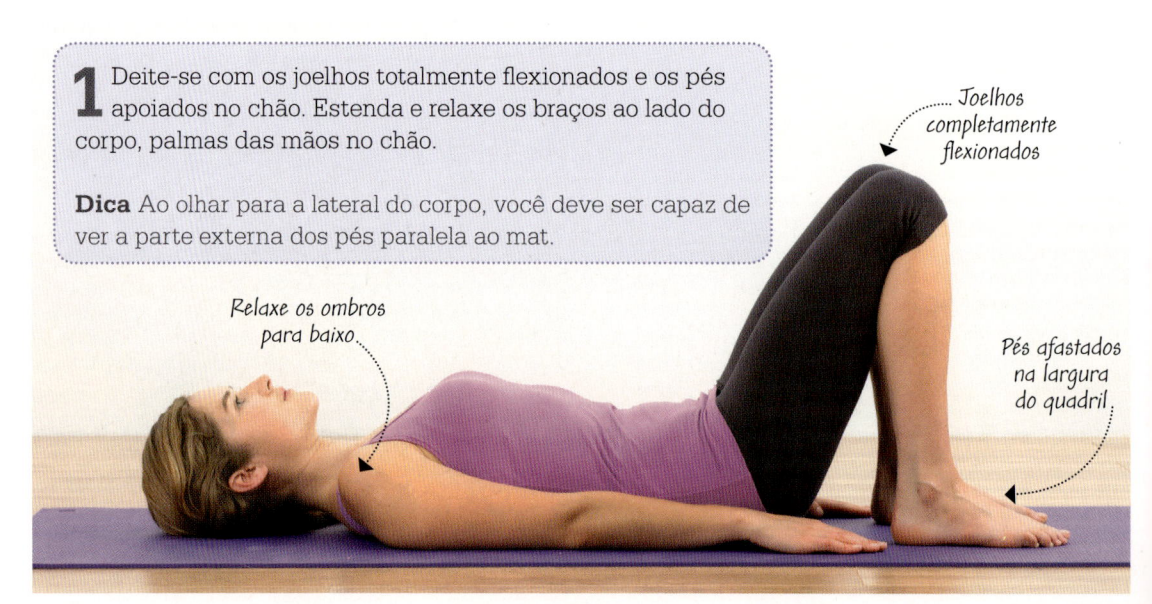

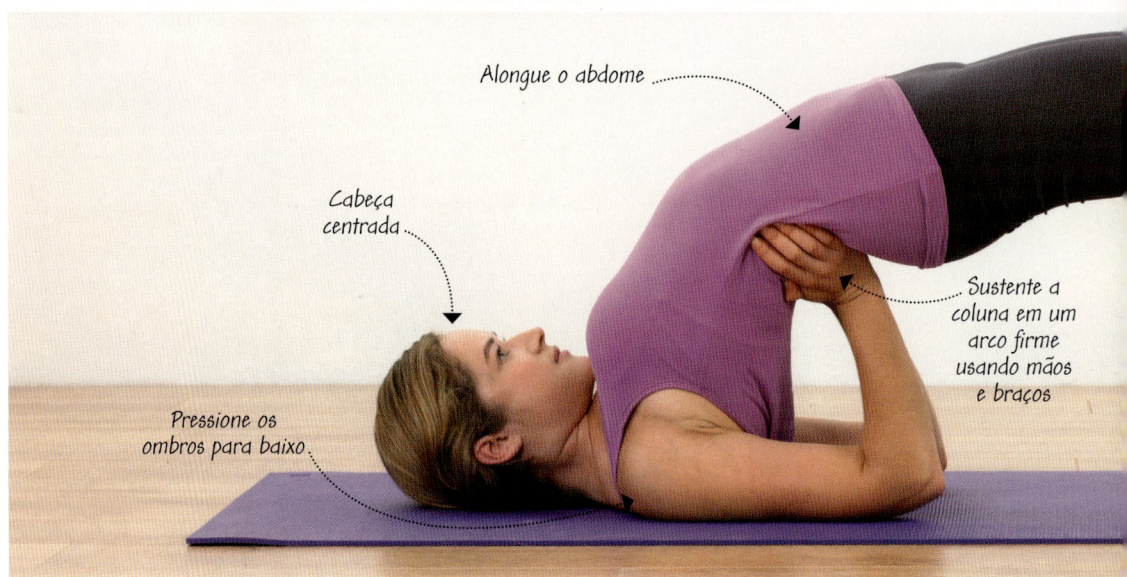

1 Deite-se com os joelhos totalmente flexionados e os pés apoiados no chão. Estenda e relaxe os braços ao lado do corpo, palmas das mãos no chão.

Dica Ao olhar para a lateral do corpo, você deve ser capaz de ver a parte externa dos pés paralela ao mat.

Relaxe os ombros para baixo

Joelhos completamente flexionados

Pés afastados na largura do quadril

Alongue o abdome

Cabeça centrada

Pressione os ombros para baixo

Sustente a coluna em um arco firme usando mãos e braços

POSTURA DA PONTE

1 **2** 3

2 Mova as mãos até os pés e segure os tornozelos. Apoie os pés bem firmes no chão. Inspire enquanto empurra os quadris para cima, erguendo a lombar do chão para arquear a coluna. Os ombros suportam o peso da parte superior do corpo.

Dica Treine trazer o peito ao queixo, levantando os quadris mais para cima e arqueando as costas um pouco mais.

Músculos das pernas contraídos para levantar os quadris

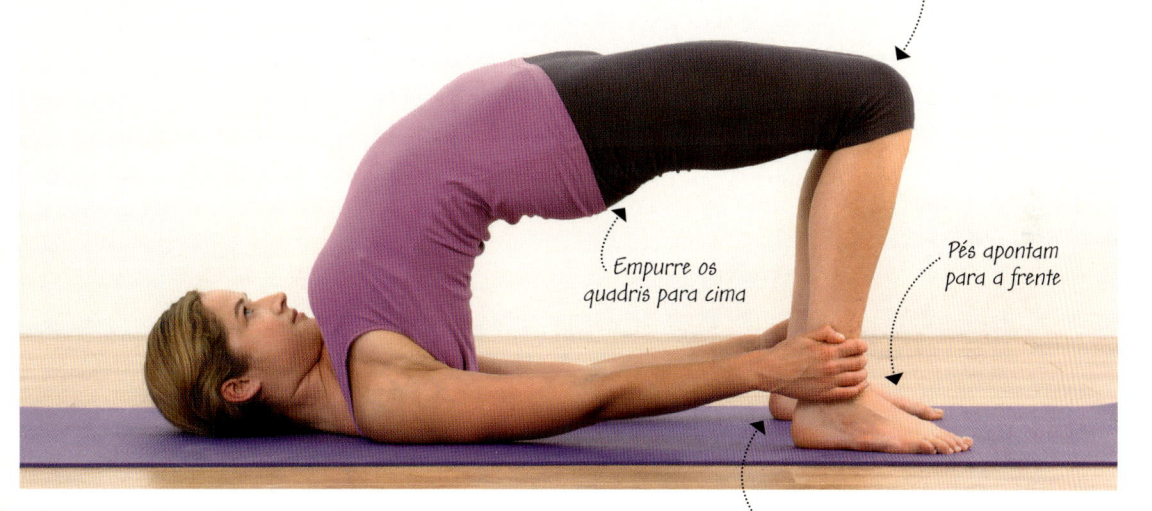

Empurre os quadris para cima

Pés apontam para a frente

Pés afastados na largura do quadril

Mantenha as pernas afastadas

Pernas perpendiculares ao chão

3 Mantenha a posição, solte os tornozelos e flexione os cotovelos ao deslizar as mãos para a coluna o mais perto possível das escápulas. Respire fundo algumas vezes nessa posição antes de relaxar, descendo as mãos e em seguida os quadris e as costas.

Lembre-se de que as mãos devem estar firmes embaixo da coluna, dedos para fora e polegares para dentro. Os braços pressionam o chão. Use as mãos para arquear mais a coluna em um nível confortável.

Postura da ponte: variações

Fortalece as pernas • **Revitaliza** o cérebro

Postura que tira o peso das pernas e permite trabalhar os músculos isquiotibiais de cada perna individualmente, reduzindo o risco de lesão.

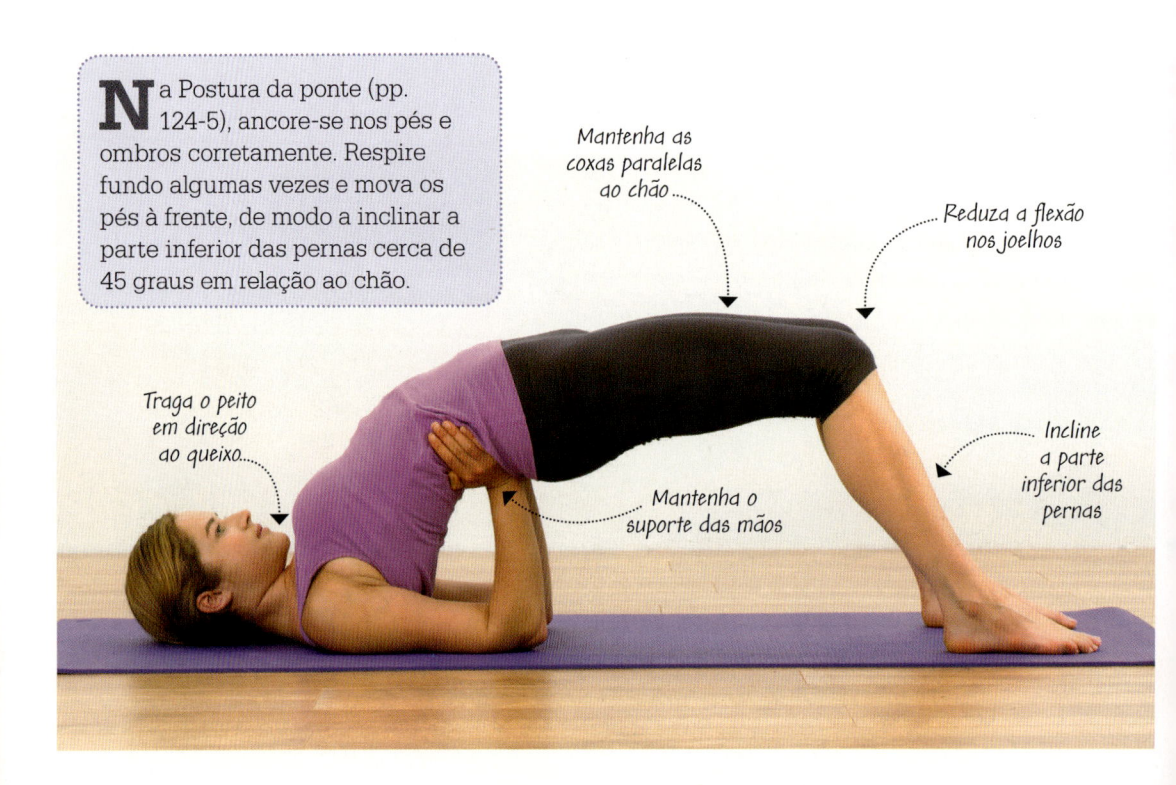

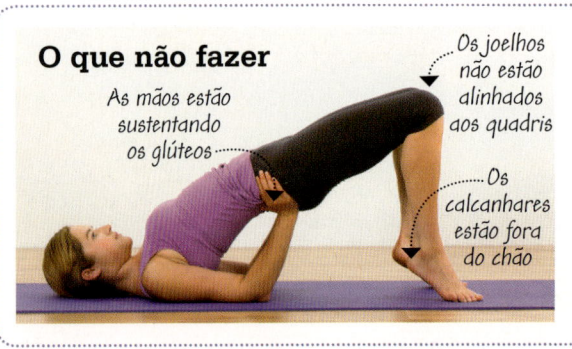

Na Postura da ponte (pp. 124-5), ancore-se nos pés e ombros corretamente. Respire fundo algumas vezes e mova os pés à frente, de modo a inclinar a parte inferior das pernas cerca de 45 graus em relação ao chão.

- Mantenha as coxas paralelas ao chão
- Reduza a flexão nos joelhos
- Traga o peito em direção ao queixo
- Mantenha o suporte das mãos
- Incline a parte inferior das pernas

O que não fazer

- As mãos estão sustentando os glúteos
- Os joelhos não estão alinhados aos quadris
- Os calcanhares estão fora do chão

Atenção

Não permita que os calcanhares saiam do chão ou se inclinem. Concentre-se em pressionar os pés no mat.

Certifique-se de que as mãos estejam sustentando a base da coluna e não os glúteos.

Evite inclinar a cabeça e levantar o pescoço para fora do chão.

POSTURA DA PONTE: VARIAÇÕES

Um desafio maior Ponte com elevação de uma perna

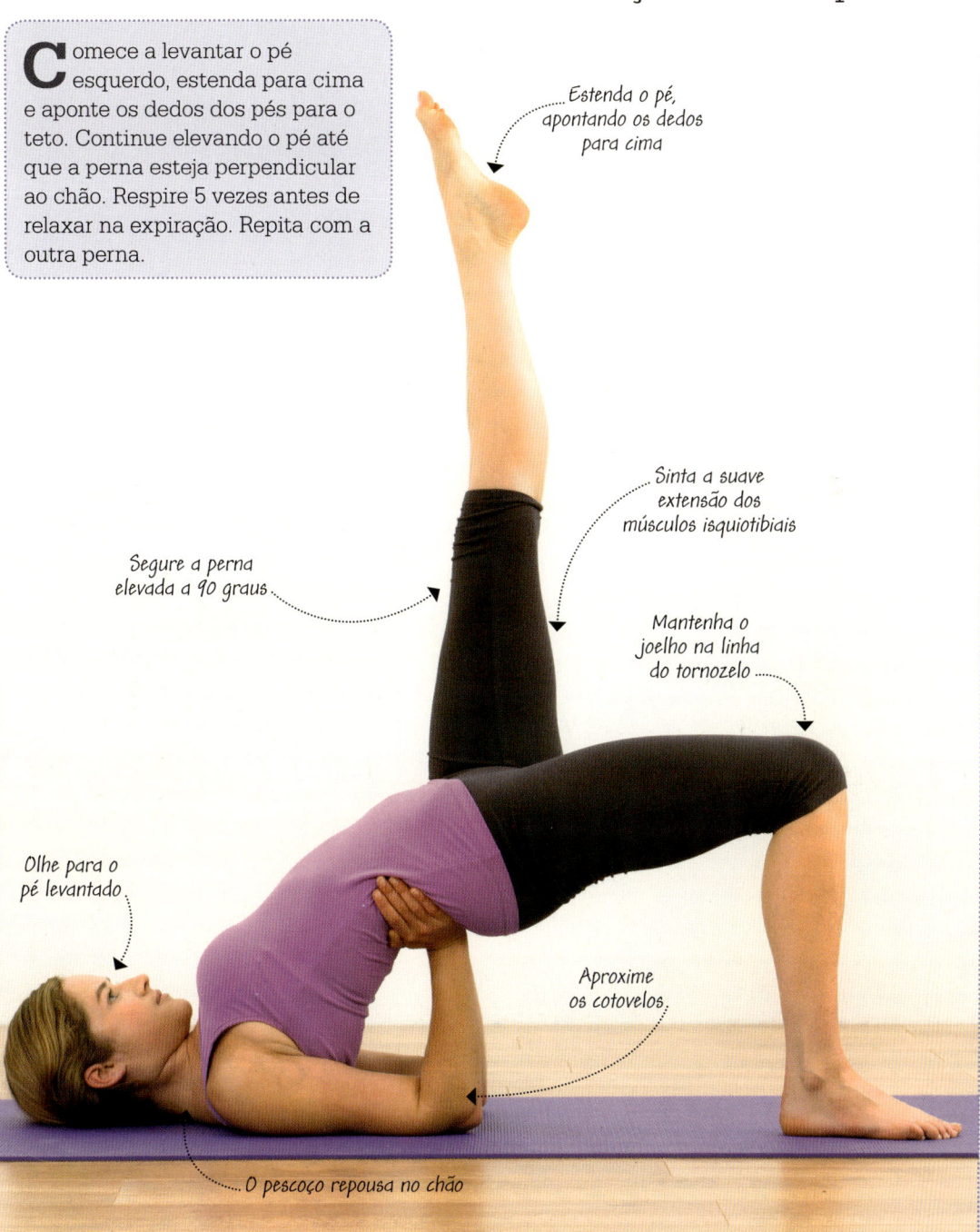

Comece a levantar o pé esquerdo, estenda para cima e aponte os dedos dos pés para o teto. Continue elevando o pé até que a perna esteja perpendicular ao chão. Respire 5 vezes antes de relaxar na expiração. Repita com a outra perna.

Estenda o pé, apontando os dedos para cima

Sinta a suave extensão dos músculos isquiotibiais

Segure a perna elevada a 90 graus

Mantenha o joelho na linha do tornozelo

Olhe para o pé levantado

Aproxime os cotovelos.

O pescoço repousa no chão

Invertida sobre os ombros: parede

Melhora a circulação • **Promove** a vitalidade

As invertidas revertem o fluxo de sangue, aumentando o fornecimento sanguíneo para o rosto e o cérebro, bem como para o coração e demais órgãos. São posturas particularmente restauradoras.

1 Coloque o mat em um ângulo reto com a parede. Dobre um cobertor e encoste a borda dobrada nela. Sente-se como na foto, pernas flexionadas e mãos entrelaçadas sobre as canelas.

Lembre-se de que ombros, braços e quadris devem tocar suavemente a parede, mas os pés devem estar ligeiramente afastados, para que o corpo não fique torcido.

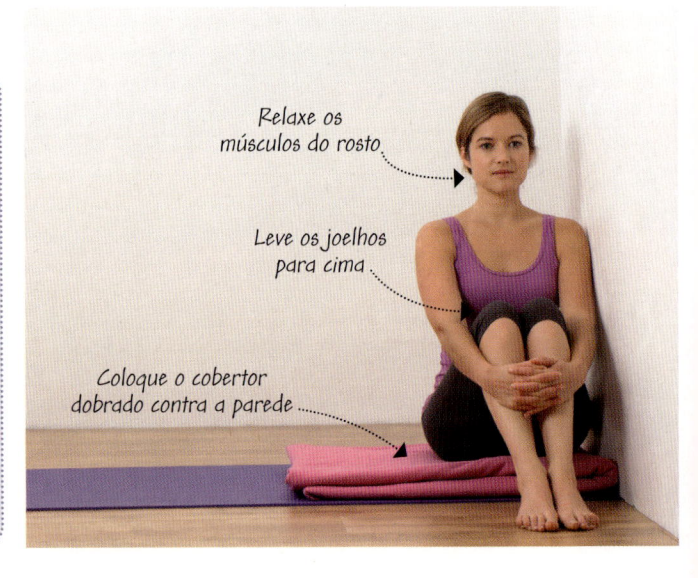

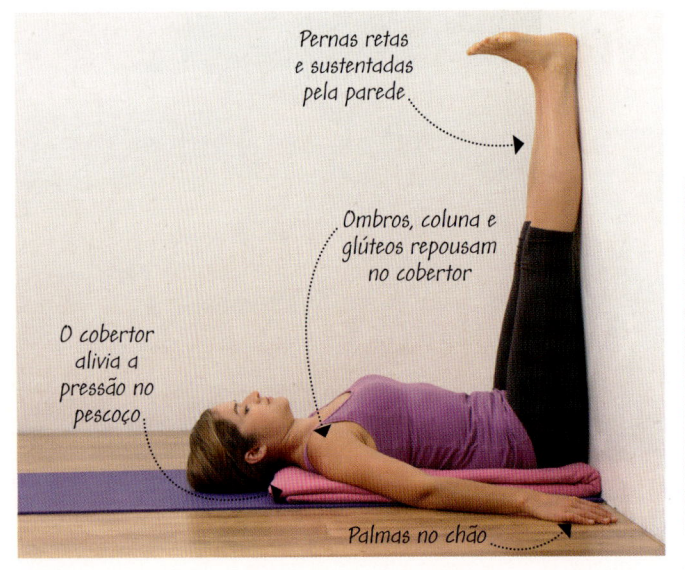

Relaxe os músculos do rosto

Leve os joelhos para cima

Coloque o cobertor dobrado contra a parede

Pernas retas e sustentadas pela parede

Ombros, coluna e glúteos repousam no cobertor

O cobertor alivia a pressão no pescoço

Palmas no chão

2 Girando totalmente os quadris em 45 graus, deite a parte superior do corpo no mat. Leve as pernas para cima até que elas e os quadris estejam repousando contra a parede. Mantenha os pés unidos.

Dica Pressione a extensão total das pernas contra a parede e tenha os pés paralelos ao mat.

INVERTIDA SOBRE OS OMBROS: PAREDE

1 **2** 3

Mantenha as pernas ligeiramente inclinadas

Pressione os pés contra a parede para ter estabilidade

Apoie a coluna com as mãos

3 Flexione os joelhos para que os pés estejam apoiados contra a parede. Empurrando os pés, levante o tronco e coloque as mãos na coluna.

Dica Aproxime os cotovelos e pressione para baixo através dos ombros e braços, enquanto tira os pés da parede.

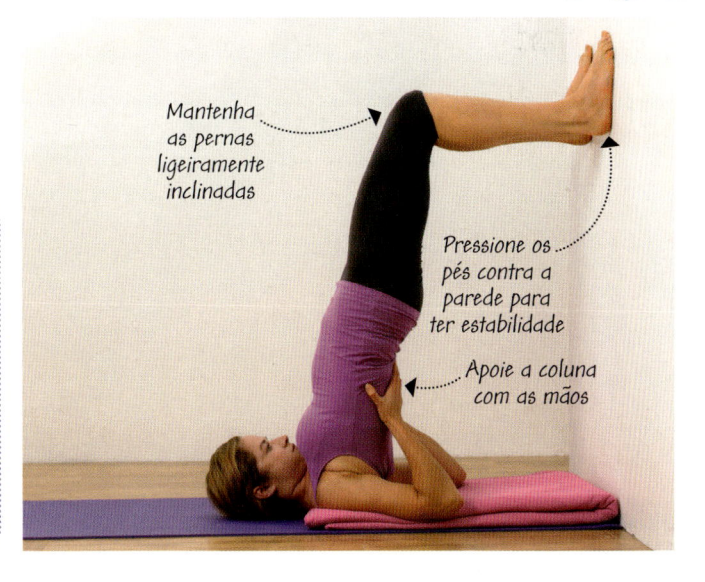

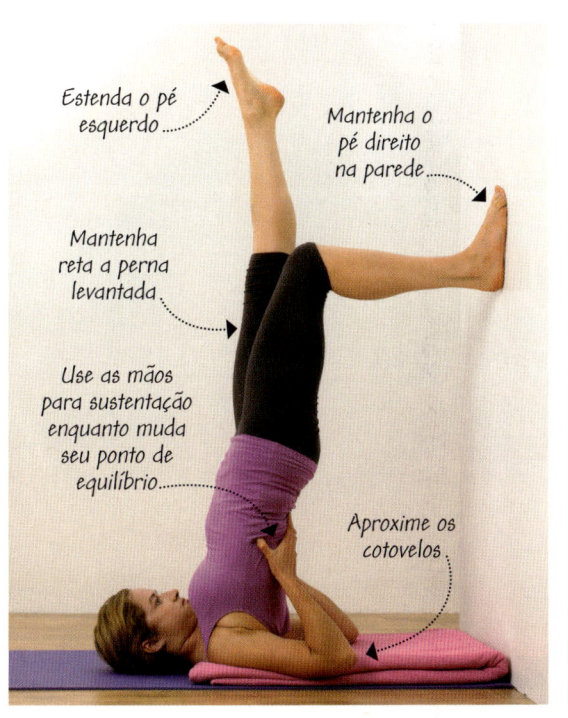

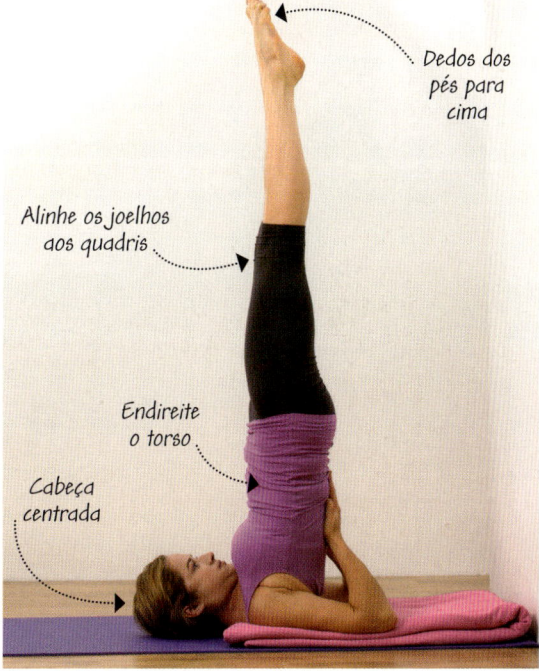

Estenda o pé esquerdo

Mantenha o pé direito na parede

Mantenha reta a perna levantada

Use as mãos para sustentação enquanto muda seu ponto de equilíbrio

Aproxime os cotovelos

Dedos dos pés para cima

Alinhe os joelhos aos quadris

Endireite o torso

Cabeça centrada

4 Ajuste a posição para que a coluna esteja o mais reta possível. Levante uma perna até que aponte diretamente para cima.

5 Traga a outra perna ao lado da primeira, ajustando a posição das mãos para que propiciem a sustentação adequada.

Atenção

Tirar os pés da parede muitas vezes faz o corpo balançar. Pressione ombros e braços contra o chão para um melhor apoio. Fazer movimentos lentos e ativar o centro do corpo trará a estabilidade necessária durante a transição.

Há uma tendência a inclinar as pernas por ser difícil deixá-las perpendiculares ao chão.

Aproxime os cotovelos para melhorar a alavanca a fim de apoiar a coluna com as mãos e alongar a lombar.

O desalinhamento da parte elevada do corpo pode fazer com que pescoço e músculos dos braços sejam usados em excesso. Evite esse esforço centrando o peso do corpo por igual sobre os ombros e alinhando quadris, joelhos e pés.

Estenda o pé

Coloque o pé esquerdo de volta na parede

Permaneça com a perna direita na vertical

Apoie as costas com as mãos

Pressione os pés contra a parede

Incline ligeiramente a parte superior das pernas

Pernas paralelas ao chão

O torso segue a inclinação das pernas

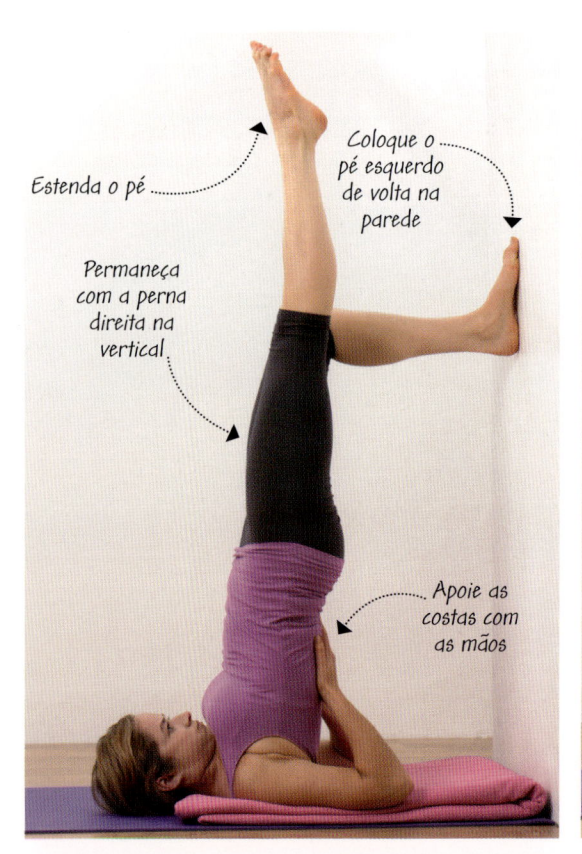

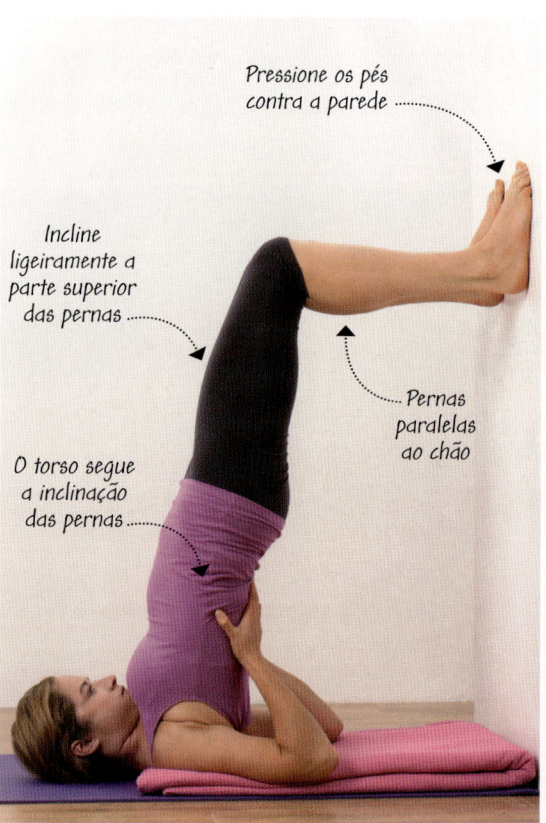

6 Comece a relaxar a postura flexionando o joelho esquerdo. Traga o pé para repousar contra a parede mais uma vez. Use mãos e braços para ajudar a manter o equilíbrio e apoiar a coluna.

7 Traga a outra perna ao lado da primeira e, com os braços apoiando as costas, desça gradualmente a coluna de volta ao chão em um movimento controlado.

INVERTIDA SOBRE OS OMBROS: PAREDE   1 **2** 3

8 Com a coluna no chão, endireite as pernas para cima contra a parede com os pés um pouco afastados. Estenda os braços ao lado do corpo. Suavemente, feche os olhos e sinta os efeitos da postura. Respire várias vezes de forma relaxada nessa posição.

Dica Permita que o chão e a parede suportem o peso total do corpo e aliviem qualquer tensão que você sinta.

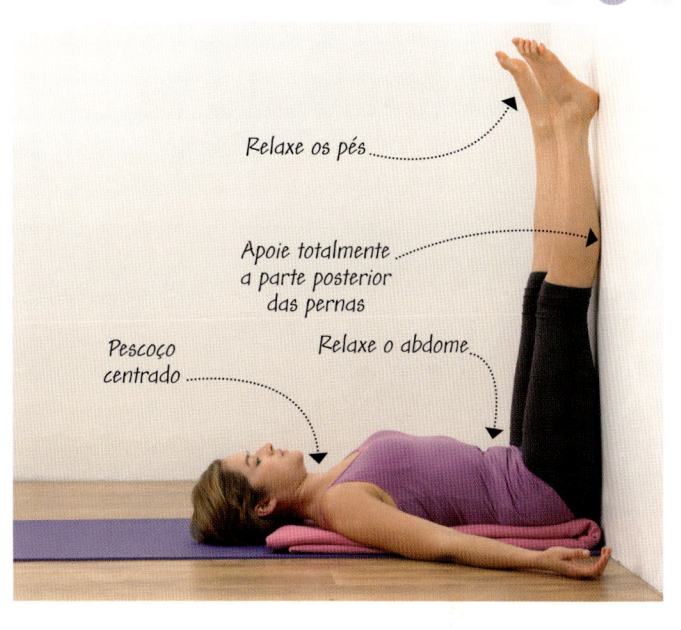

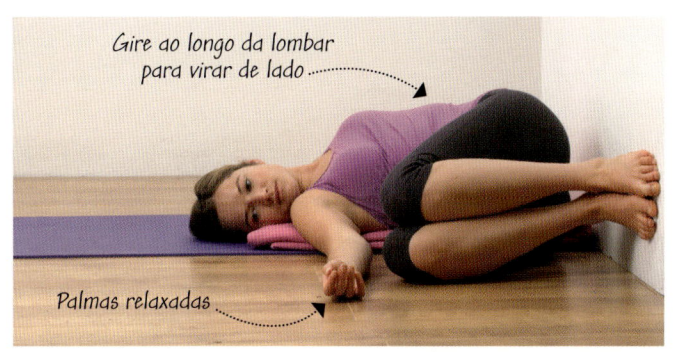

Relaxe os pés

Apoie totalmente a parte posterior das pernas

Pescoço centrado

Relaxe o abdome

Gire ao longo da lombar para virar de lado

Palmas relaxadas

9 Expire, flexione os joelhos sobre o peito e alongue a lombar a partir dos quadris. Role as pernas flexionadas para os lados até que os joelhos cheguem ao chão. Permaneça na posição por algumas respirações e então mude para uma posição sentada.

Facilite

Após usar as pernas na postura invertida, essas variações fazem uma complementação suave para os músculos.

Flexione os joelhos em direção ao peito e leve os pés para baixo, mantendo as solas dos pés planas contra a parede (direita).

Flexione os joelhos em direção ao peito e, em seguida, afaste-os para o lado até unir as solas dos pés. As laterais dos pés repousam contra a parede.

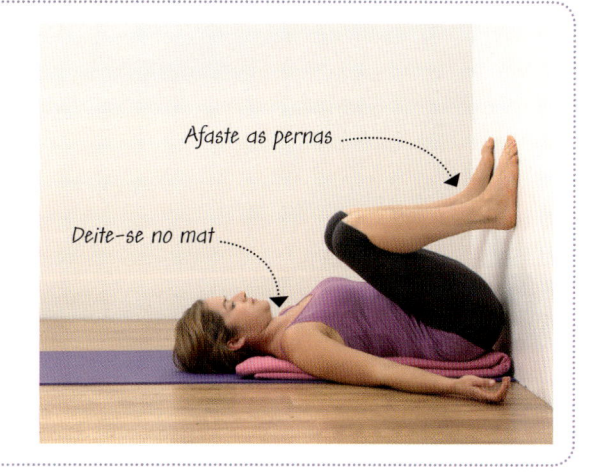

Afaste as pernas

Deite-se no mat

131

① **②** ③   CONTINUE

Sequência de torções: 15 minutos

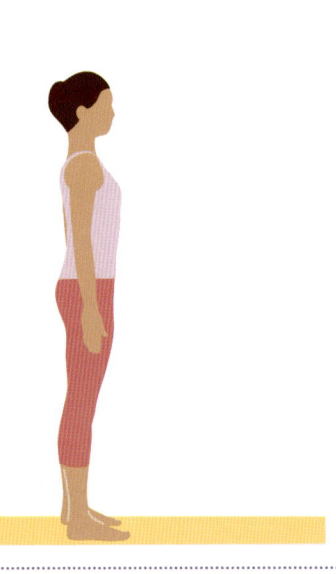

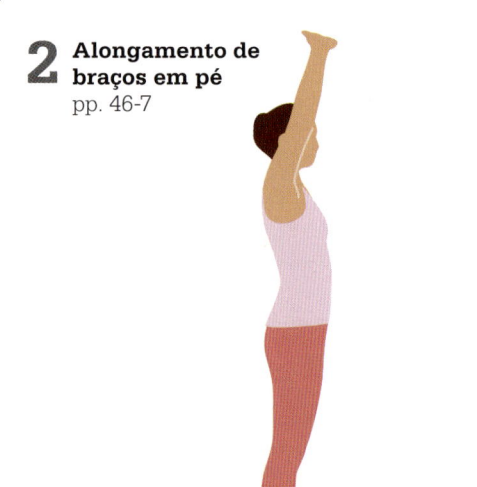

1 Postura da montanha
pp. 44-5

2 Alongamento de braços em pé
pp. 46-7

5 Postura da criança
pp. 62-3

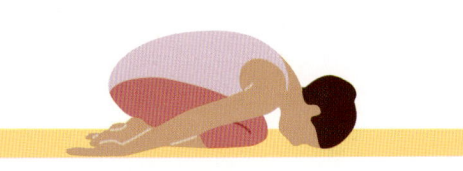

6 Meia torção da coluna
pp. 120-1

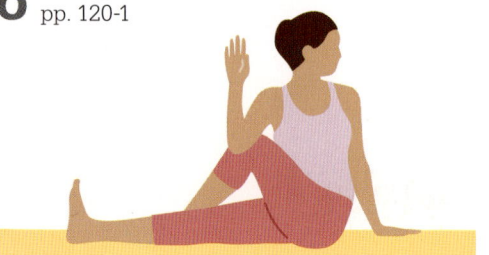

8 Postura da borboleta
pp. 74-5

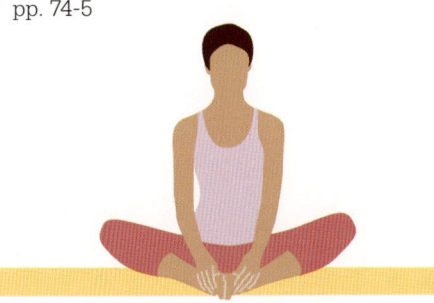

9 Inclinação para a frente com as pernas cruzadas
pp. 122-3

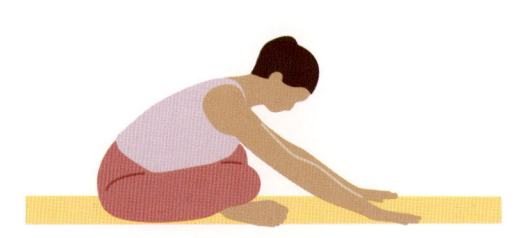

SEQUÊNCIA DE TORÇÕES: 15 MINUTOS

3 **Torção da coluna: cadeira**
pp. 118-9

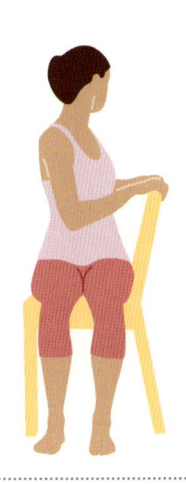

4 **Postura da águia**
p. 97

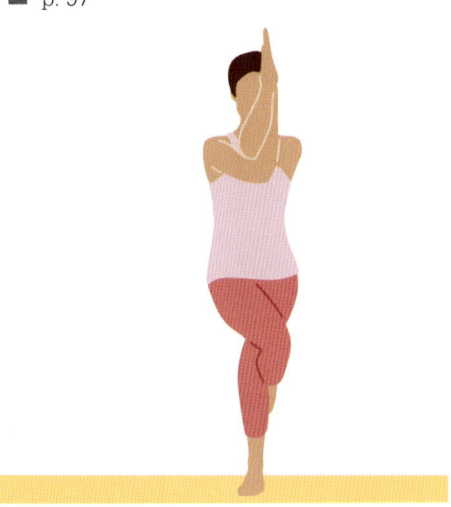

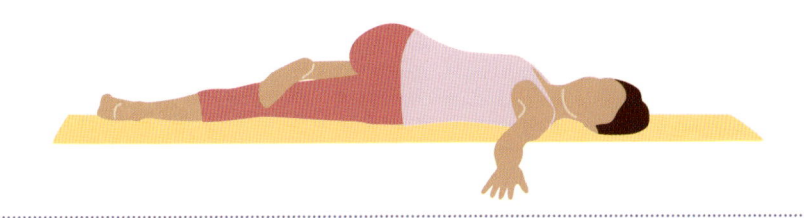

7 **Torção deitada**
pp. 72-3

10 **Postura do cadáver: relaxamento final**
pp. 78-81

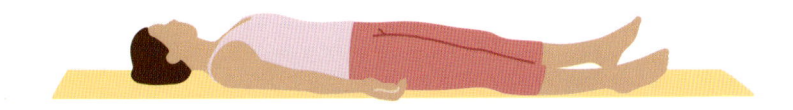

Sequência inicial de invertidas: 15 minutos

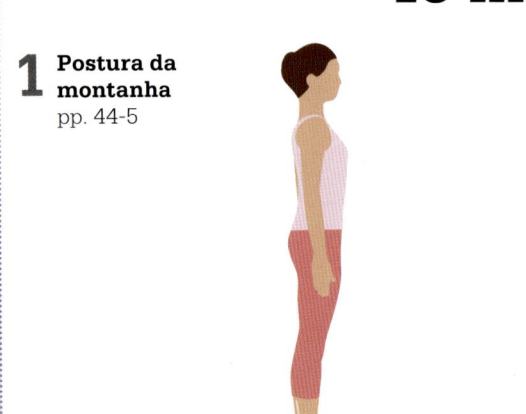

1 Postura da montanha
pp. 44-5

2 Inclinação para a frente em pé
pp. 52-3

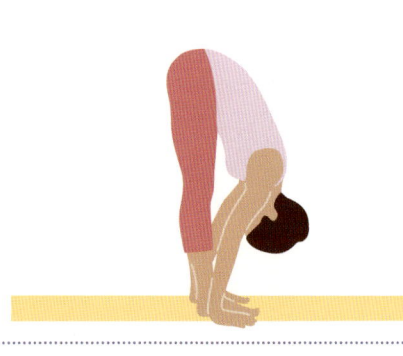

5 Cachorro olhando para baixo
pp. 56-7

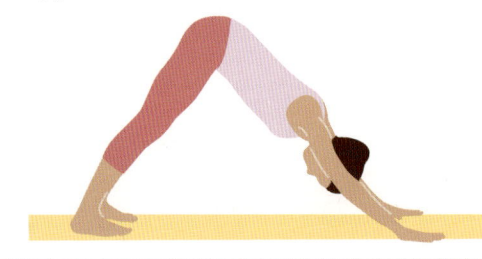

6 Postura da criança
pp. 62-3

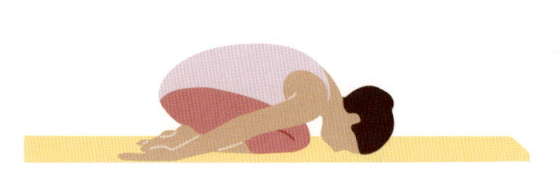

9 Invertida sobre os ombros: parede
pp. 128-31

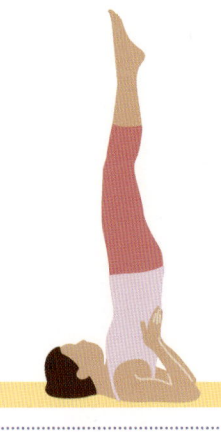

SEQUÊNCIA INICIAL DE INVERTIDAS: 15 MINUTOS

3 **Alongamento com os pés afastados**
pp. 106-7

4 **Postura da criança**
pp. 62-3

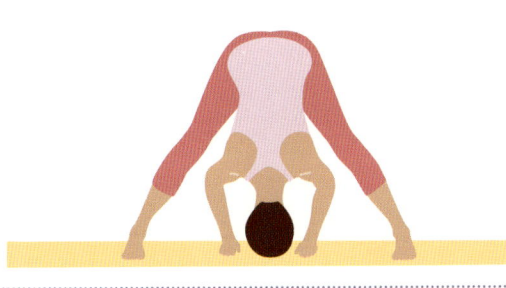

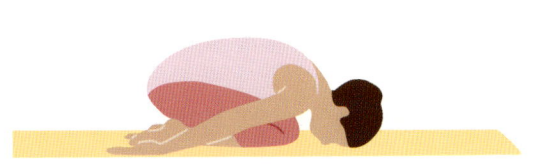

7 **Postura da ponte**
pp. 124-5

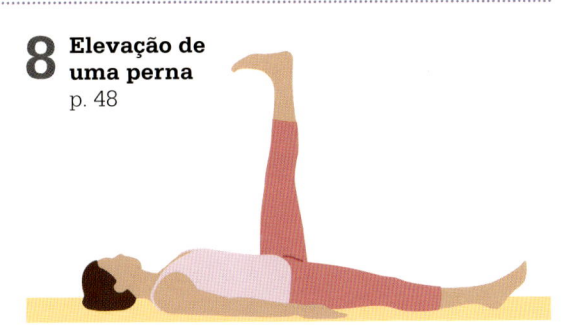

8 **Elevação de uma perna**
p. 48

10 **Postura do cadáver: relaxamento final**
pp. 78-81

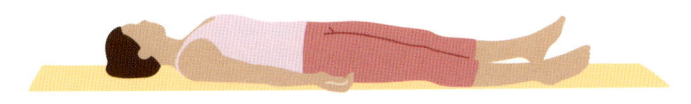

Sequência em pé simples: 30 minutos

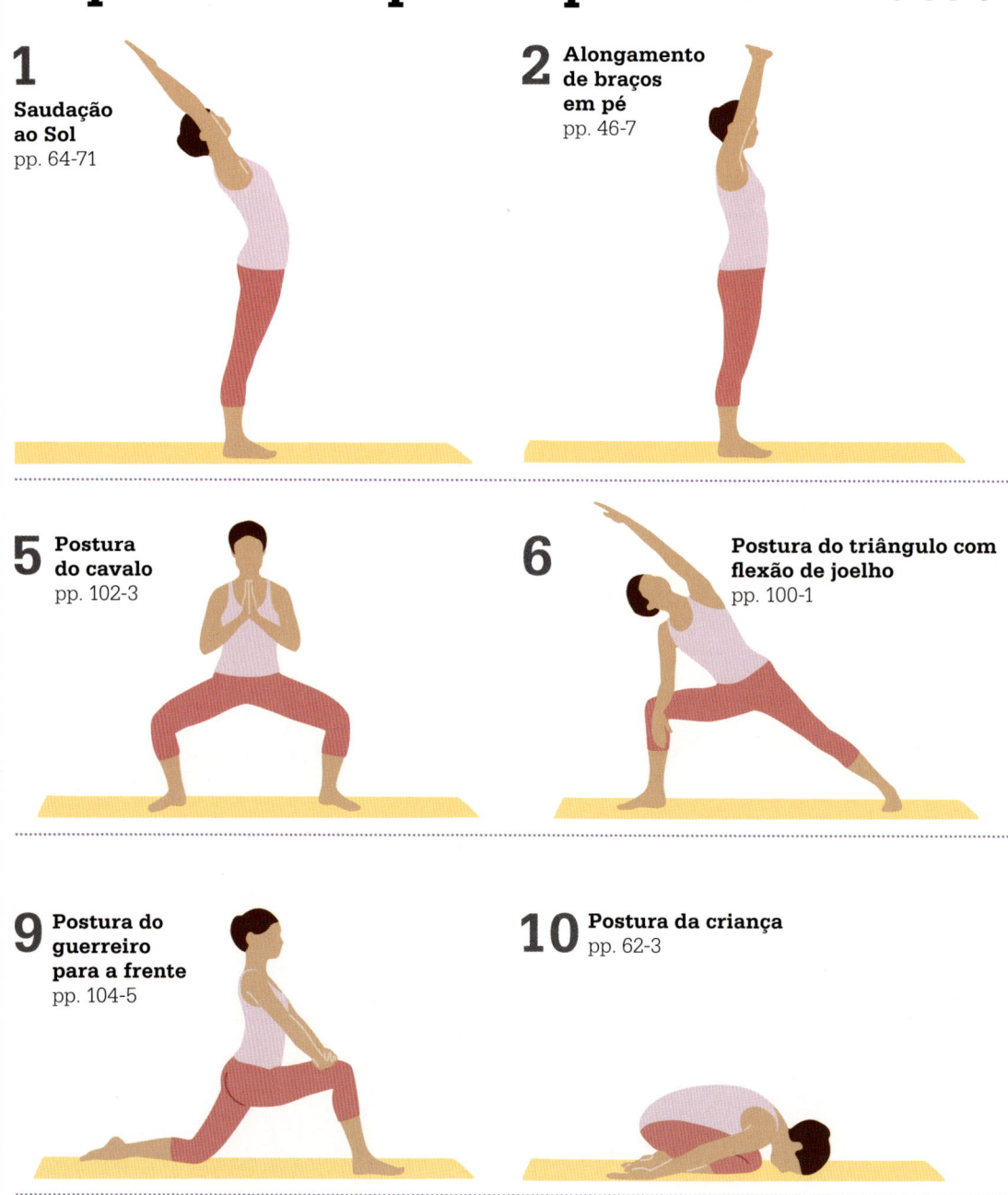

1 **Saudação ao Sol**
pp. 64-71

2 **Alongamento de braços em pé**
pp. 46-7

5 **Postura do cavalo**
pp. 102-3

6 **Postura do triângulo com flexão de joelho**
pp. 100-1

9 **Postura do guerreiro para a frente**
pp. 104-5

10 **Postura da criança**
pp. 62-3

SEQUÊNCIA EM PÉ SIMPLES: 30 MINUTOS   1 **2** 3

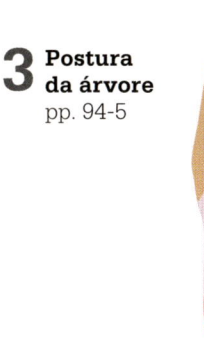

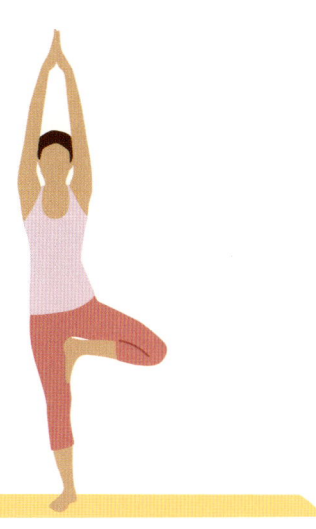

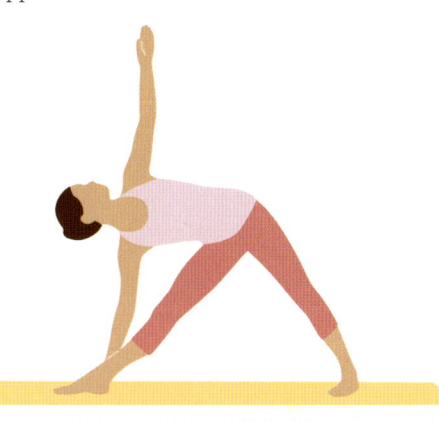

3 Postura
da árvore
pp. 94-5

4 Postura do triângulo
pp. 50-1

7 Alongamento com
os pés afastados
pp. 106-7

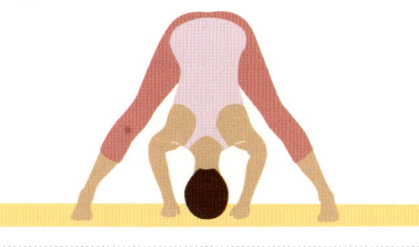

8 Postura da criança
pp. 62-3

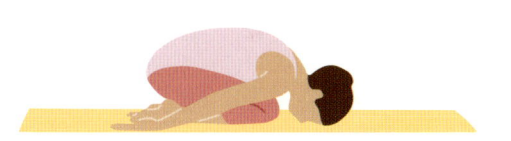

11 Inclinação para a frente
com as pernas cruzadas
pp. 122-3

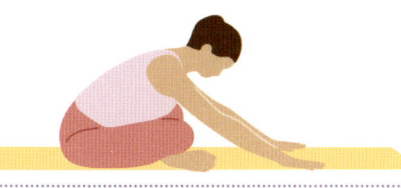

12 Postura do cadáver:
relaxamento final
pp. 78-81

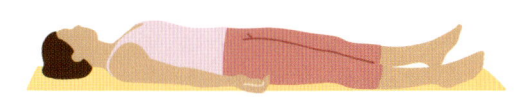

137

Sequência de 45 minutos

1 Saudação ao Sol
pp. 64-71

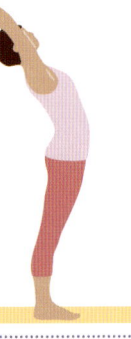

2 Postura do triângulo com flexão de joelho
pp. 100-1

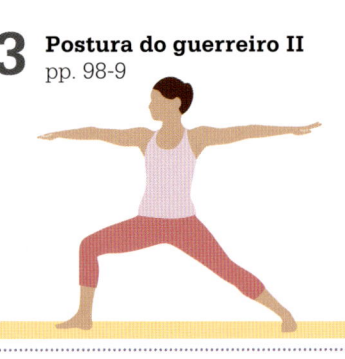

3 Postura do guerreiro II
pp. 98-9

7 Postura da meia pinça
pp. 116-7

8 Inclinação para a frente com as pernas cruzadas
pp. 122-3

9 Meia torção da coluna
pp. 120-1

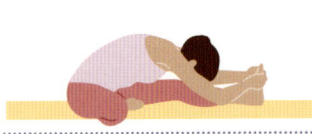

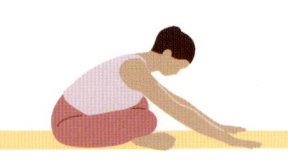

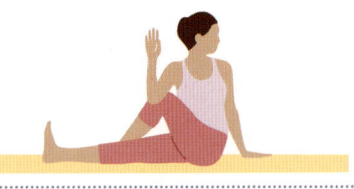

13 Postura da criança
pp. 62-3

14 Postura da ponte
pp. 124-5

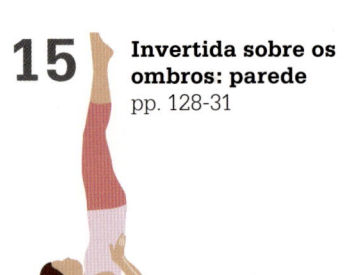

15 Invertida sobre os ombros: parede
pp. 128-31

19 Postura do cadáver: relaxamento final
pp. 78-81

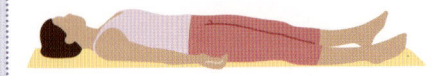

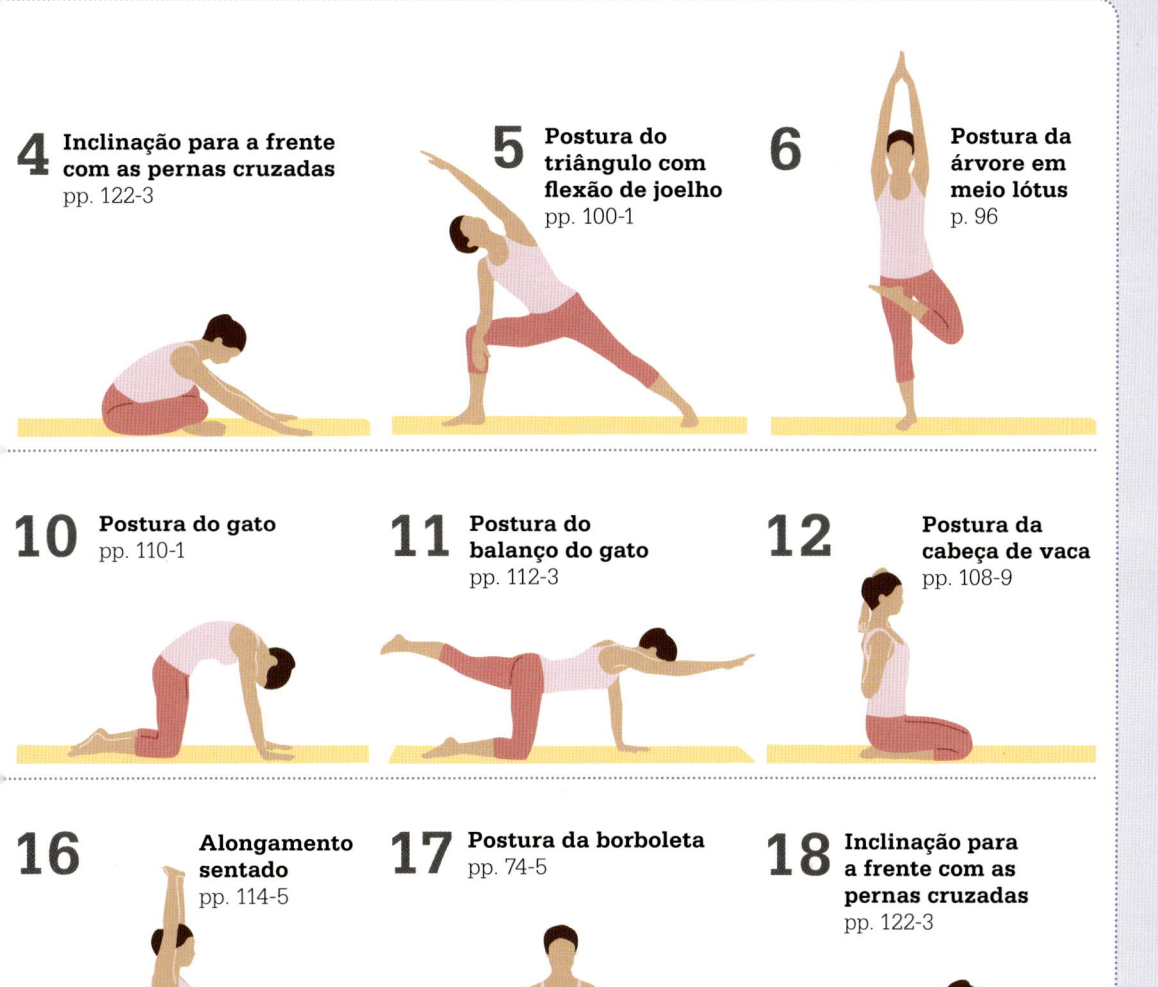

SEQUÊNCIA DE 45 MINUTOS

1 **2** **3**

4 Inclinação para a frente com as pernas cruzadas
pp. 122-3

5 Postura do triângulo com flexão de joelho
pp. 100-1

6 Postura da árvore em meio lótus
p. 96

10 Postura do gato
pp. 110-1

11 Postura do balanço do gato
pp. 112-3

12 Postura da cabeça de vaca
pp. 108-9

16 Alongamento sentado
pp. 114-5

17 Postura da borboleta
pp. 74-5

18 Inclinação para a frente com as pernas cruzadas
pp. 122-3

Avalie seu progresso

Agora é um bom momento para revisar o que você aprendeu e avaliar seu progresso. A essa altura, você já se familiarizou com os cinco princípios básicos da ioga, bem como com as técnicas de respiração, os exercícios de aquecimento e as posturas dos capítulos "Para começar" e "Continue".

Memorize posturas

Uma vez que as sequências do primeiro e segundo capítulos deste livro são familiares, tente segui-las de memória. Isso irá ajudá-lo a compreender a lógica que perpassa a inserção das posturas e como regular a respiração durante a prática.

Volte aos passos e dicas

- **À medida que você praticar mais** e aprender a ouvir o corpo, passará a confiar em seus instintos para saber se uma postura está certa ou errada. Adquirir e aprimorar essa percepção lhe permitirá se autocorrigir caso esteja fazendo alguma etapa da postura de maneira incorreta. Como todas as partes do corpo estão conectadas, uma falha no posicionamento de um membro terá um impacto negativo na postura, distorcendo a forma do resto do corpo.

- **Para verificar se está alinhando** as posturas de maneira apropriada, pratique na frente de um espelho. Estude as sugestões e dicas de cada seção, que orientam sobre posições iniciais e alinhamentos adequados, bem como conselhos sobre como respirar corretamente. Consulte um médico se tiver qualquer preocupação em relação a dor ou desconforto com uma postura.

Volte às posturas

- **Verifique as imagens passo a passo** das posturas – algumas mostram erros comuns.

- **Se possível, verifique seu alinhamento** usando um espelho. Um membro mal posicionado pode ter impacto negativo em todo o corpo.

- **Avalie** como seu instinto de ioga evolui.

- **Continue a revisar os detalhes** das posturas no livro, olhando os passos de perto. As anotações também dão dicas valiosas.

- **Refresque sempre a memória** sobre os requisitos de cada postura.

- **Consulte um médico** se sentir dor ou desconforto em uma postura.

- **Releia as sugestões e dicas,** pois elas fornecem orientações para as posições iniciais.

O ritmo do seu corpo

Com o tempo, a prática regular desenvolverá uma imagem cada vez mais clara e precisa do seu próprio estado físico e nível de condicionamento. Estar consciente das próprias forças e deficiências físicas lhe ajuda a julgar a forma como você executa as posturas. Tal consciência permitirá moderar a sua abordagem na prática, usando sua intuição e compreensão dos conceitos de dor "boa" e "ruim". Além de perceber os seus limites em uma postura, você também saberá como e quando usar blocos, almofadas, móveis e outros suportes de maneira segura e eficaz.

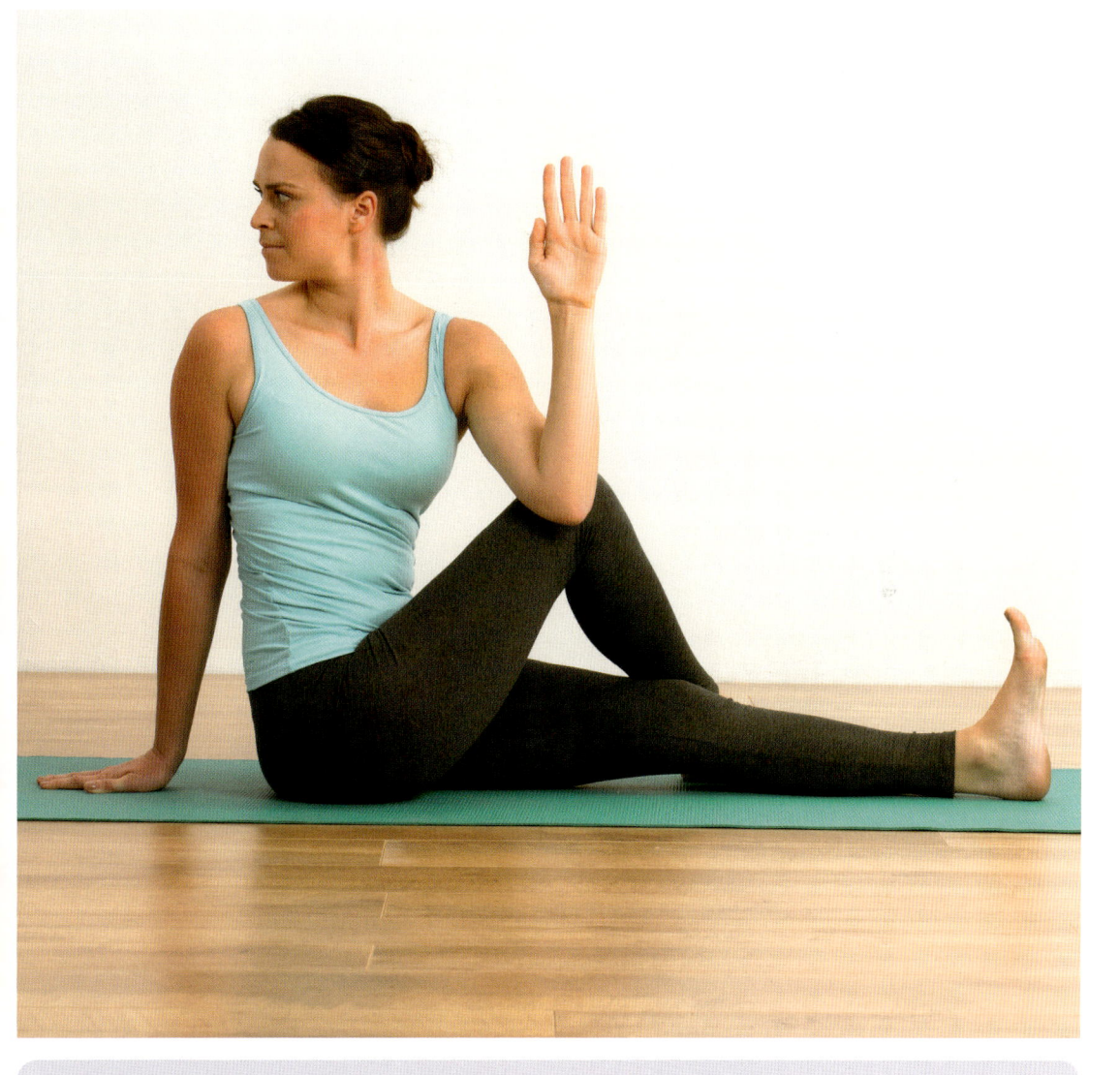

Revise o seu diário de ioga

É bem conhecida ideia de que a prática de ioga traz à tona emoções latentes, algumas das quais negativas e de autocrítica. Escrever sobre essas emoções que surgem com a prática das posturas e dos alongamentos lhe permite encontrar uma forma de expressá-las em ambiente privado e seguro. Colocar essas emoções no papel é uma maneira de se libertar de atitudes e hábitos negativos e presos no corpo. É igualmente importante registrar qualquer sentimento de alegria e positividade que a ioga trouxer à sua vida. Com o passar do tempo, e ao examinar o seu diário de ioga, você verá como a sua prática progrediu e como você se desenvolveu no caminho de alcançar seu potencial pleno.

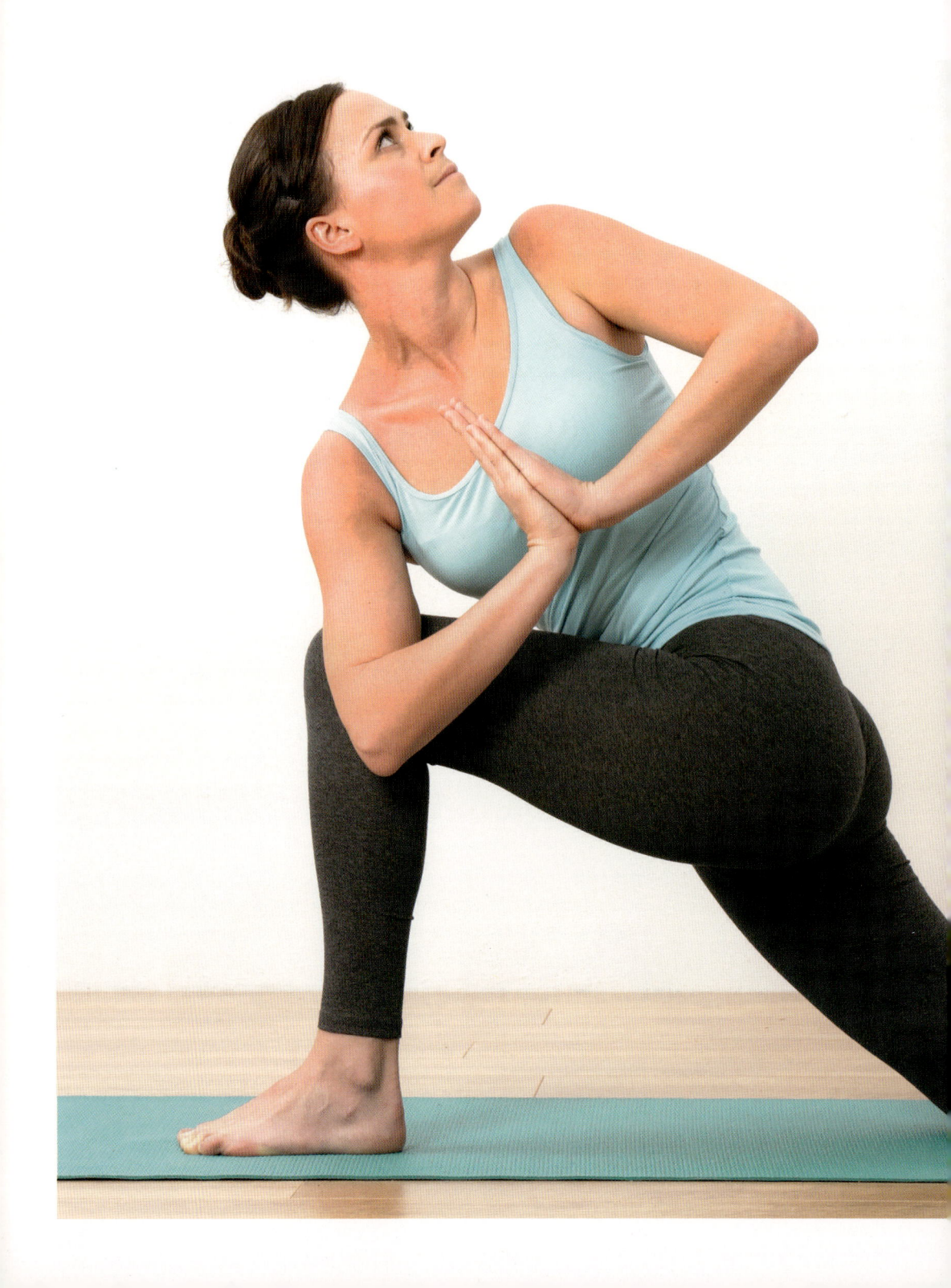

3
Avance

A ioga requer a revisão constante dos conhecimentos adquiridos para um contínuo aperfeiçoamento. Por isso, ao revisar e consolidar o que aprendeu até agora, prossiga no desenvolvimento de suas conquistas, amplie seu conhecimento sobre a ioga e busque novas formas de melhorar a sua prática. Assim, a continuidade na rotina iogue será baseada em fundamentos sólidos e princípios corretos.

Autoconsciência

Qualquer prática de ioga, mesmo a mais básica, leva a uma maior autoconsciência. O autoconhecimento físico e mental é uma poderosa ferramenta para avaliar seu progresso na ioga, que é um caminho para a aceitação de si mesmo e para o autodesenvolvimento.

Como desenvolver a consciência

Nas próximas páginas, algumas áreas do desenvolvimento físico e mental que devem receber atenção especial serão abordadas. Incorporar esses elementos à sua prática irá capacitá-lo a encarar as novas posturas com expectativa, e não com receio. Você se sentirá preparado para assumir o controle do seu processo de aprendizagem.

1. Consciência do alinhamento

Posturas como a da Montanha (pp. 44-5) são importantes para que você pense conscientemente sobre o alinhamento do corpo. Tornar-se cada vez mais consciente do desalinhamento e fazer os ajustes necessários indica progressos significativos em sua prática. A Postura da montanha preenche a lacuna entre a prática e a vida cotidiana por se basear na simples ação de ficar em pé. Encontrar-se em uma fila durante uma tarefa habitual pode ser uma oportunidade de aperfeiçoar a arte de ficar em pé corretamente por meio dessa postura. Como resultado, você deverá se sentir mais centrado e estável sobre seus pés.

2. Atitude positiva

Se no passado você ignorou ou escondeu um problema físico na esperança de que desaparecesse, a prática de ioga pode mudar esses padrões de comportamento e ajudá-lo a aceitar e a lidar de forma positiva com suas limitações. Com o tempo, a ioga fará com que você desenvolva uma atitude positiva para com o seu corpo e uma forma consciente de abordar os problemas inevitáveis.

3. A respiração

Para aumentar a consciência na execução correta das posturas, é preciso monitorar a respiração. Respirar de forma desigual ou irregular indica que você está sob pressão e precisa dar um passo para trás e reavaliar o que está fazendo. No cotidiano, reconhecer a respiração superficial causada pelo estresse e fazer um esforço consciente para respirar mais profundamente fará com que as tensões lhe afetem menos. Compare suas reações a eventos negativos ou padrões de comportamento antes e depois de começar a praticar ioga.

AUTOCONSCIÊNCIA

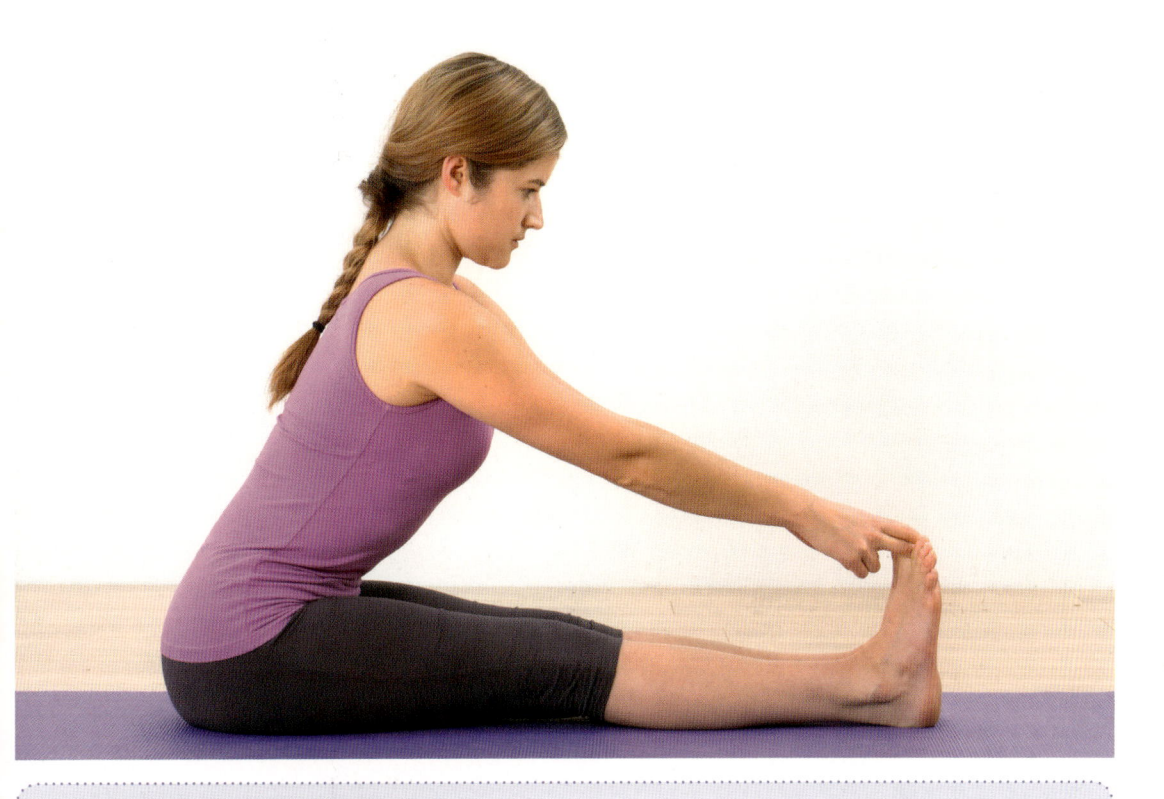

4. A dor boa e a dor ruim

Ouça seu corpo para aprender a distinguir entre uma dor boa e uma dor ruim. Deixá-lo dizer quando você corre o risco de exceder suas limitações ajudará a evitar uma lesão. A ioga trabalha partes do corpo negligenciadas anteriormente e, por isso, é possível experimentar um pouco de rigidez e dor nos músculos e articulações. Por natureza, a dor ruim é súbita, aguda e intensa; quando aparece, o dano já ocorreu.

A dor boa, por outro lado, manifesta-se de forma gradual e é parte dos ajustes feitos pelo organismo. Você também pode interromper a postura antes de provocar estragos. Ao fazer as coisas sem pressa e ansiedade e ao cuidar do corpo com alimentação e descanso adequados, você será capaz de usar as sensações da dor boa para avaliar seu progresso e melhorar sua condição física aos poucos.

5. Os pontos fortes e fracos

Identifique seus pontos fortes e fracos e como são moldados por sua rotina e seus hábitos. Por exemplo: seus isquiotibiais podem estar encurtados como resultado de ir de bicicleta para o trabalho todos os dias. Incorporar alguns alongamentos simples para as pernas antes e depois de pedalar ajudará a equilibrar o trabalho muscular. Formar essa imagem mental sobre suas fraquezas e qualidades físicas terá muito valor no desenvolvimento de uma prática caseira segura e eficaz.

① ② **③**

Postura do guerreiro I

Fortalece a coluna lombar • **Aumenta** a capacidade pulmonar

O conjunto de movimentos dessa postura fortalece não só o corpo, mas também a mente. A base firme no chão permite ao tronco mover-se de forma controlada e com propósito.

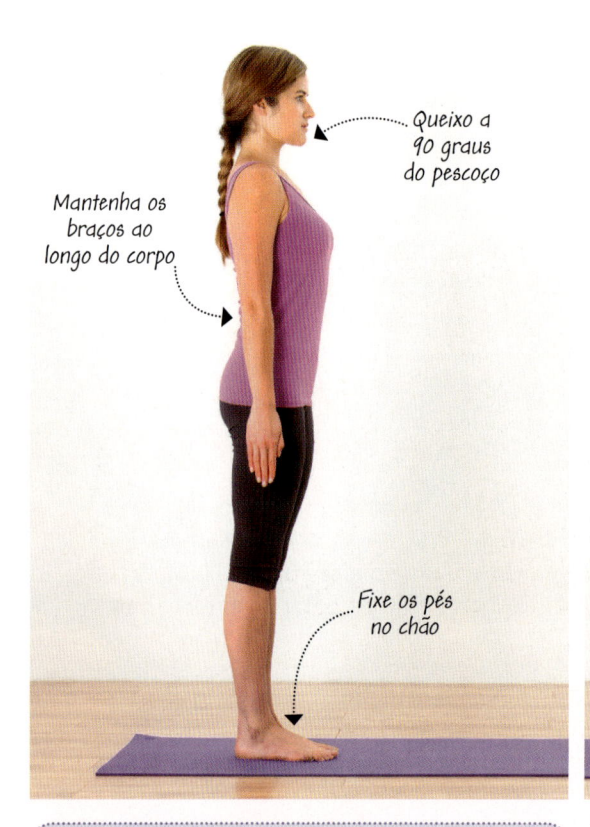

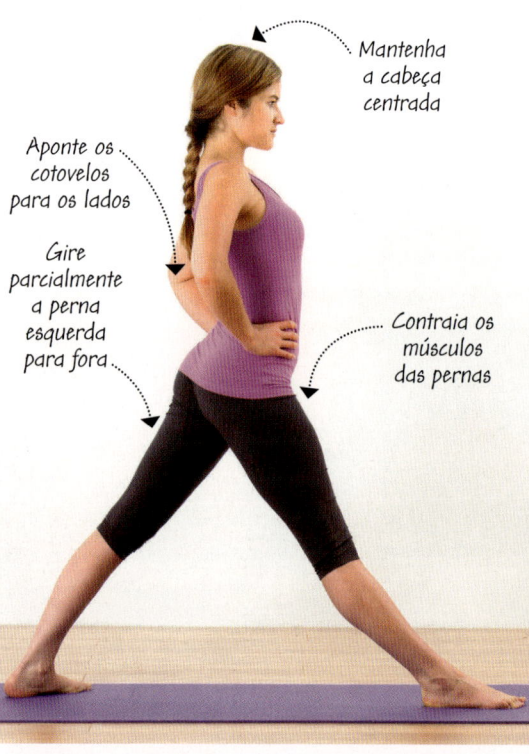

Mantenha os braços ao longo do corpo

Queixo a 90 graus do pescoço

Fixe os pés no chão

Aponte os cotovelos para os lados

Gire parcialmente a perna esquerda para fora

Mantenha a cabeça centrada

Contraia os músculos das pernas

1 Comece na Postura da montanha (pp. 44-5) com as mãos nas laterais do corpo e os pés unidos. Concentre-se em alongar a coluna e respirar suavemente.

Dica Imagine que seu cóccix está pesando para baixo e sua cabeça sendo puxada para cima.

2 Expire, leve o pé direito à frente o mais longe que puder, com conforto. Quadril para a frente e joelhos travados. Pé esquerdo para fora em um ângulo de aproximadamente 60 graus. Inspire fundo.

Dica Use as mãos para verificar se os quadris estão voltados para a frente.

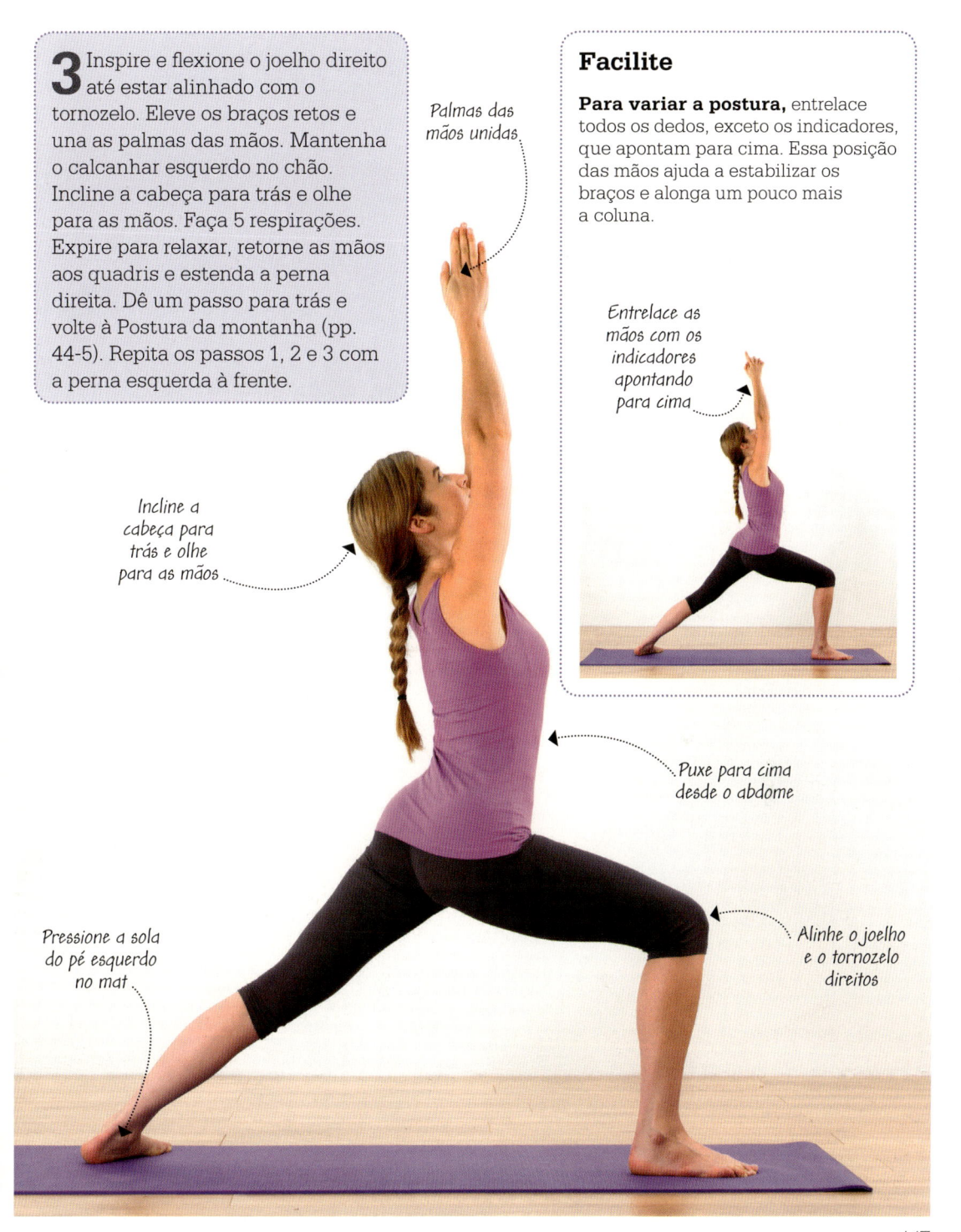

POSTURA DO GUERREIRO I

3 Inspire e flexione o joelho direito até estar alinhado com o tornozelo. Eleve os braços retos e una as palmas das mãos. Mantenha o calcanhar esquerdo no chão. Incline a cabeça para trás e olhe para as mãos. Faça 5 respirações. Expire para relaxar, retorne as mãos aos quadris e estenda a perna direita. Dê um passo para trás e volte à Postura da montanha (pp. 44-5). Repita os passos 1, 2 e 3 com a perna esquerda à frente.

Facilite

Para variar a postura, entrelace todos os dedos, exceto os indicadores, que apontam para cima. Essa posição das mãos ajuda a estabilizar os braços e alonga um pouco mais a coluna.

Palmas das mãos unidas

Entrelace as mãos com os indicadores apontando para cima

Incline a cabeça para trás e olhe para as mãos

Puxe para cima desde o abdome

Pressione a sola do pé esquerdo no mat

Alinhe o joelho e o tornozelo direitos

147

Afundo com torção

Tonifica as pernas • **Alonga** a coluna

Postura que faz um alongamento intenso nas coxas, melhora a flexibilidade da coluna, tonifica e fortalece os músculos.

1 Fique na posição de quatro apoios com os pés estendidos para trás. Braços afastados na largura dos ombros e dedos espalhados com o dedo médio apontando diretamente para a frente. Olhe para as mãos.

Atenção Puxe o umbigo na direção da coluna para protegê-la.

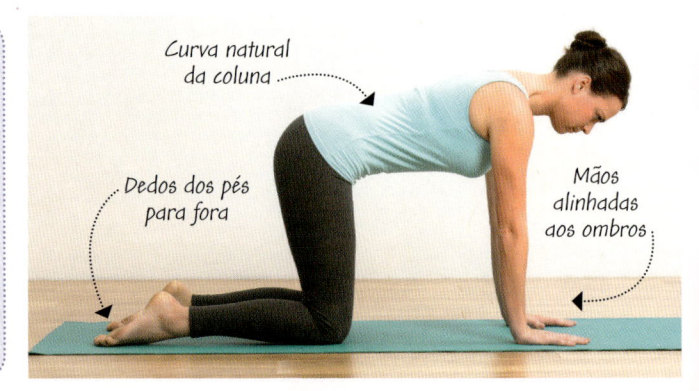

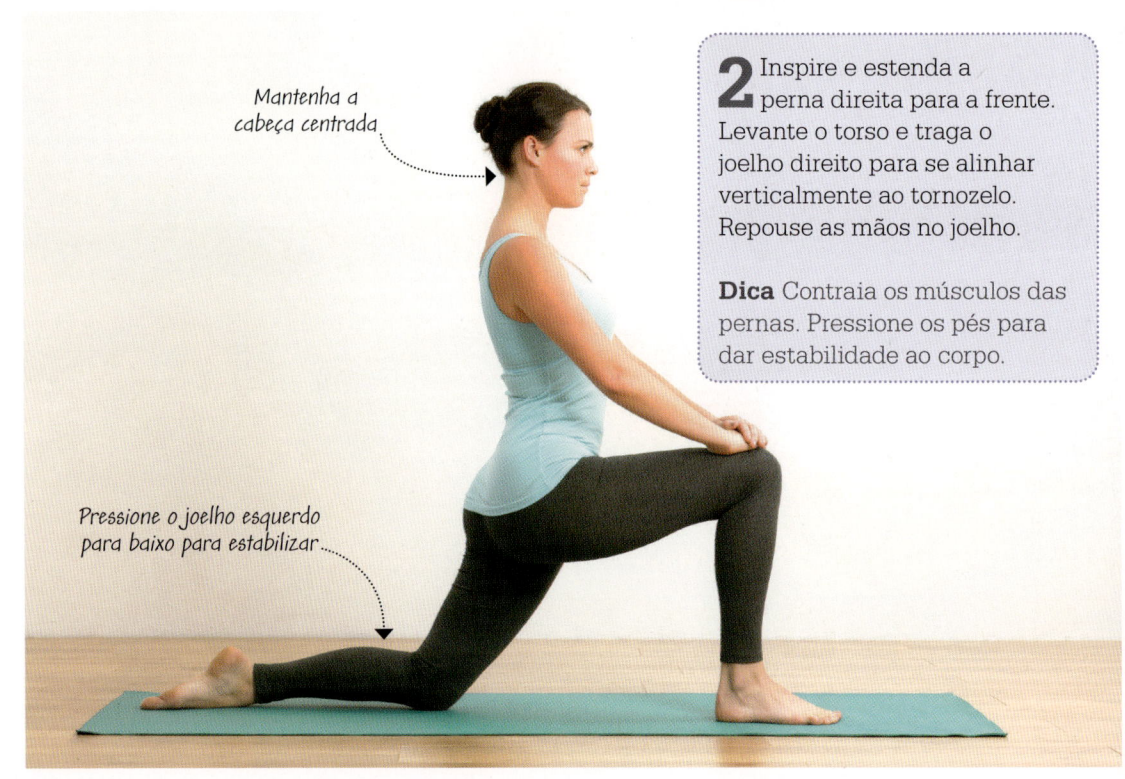

Curva natural da coluna

Dedos dos pés para fora

Mãos alinhadas aos ombros

Mantenha a cabeça centrada

2 Inspire e estenda a perna direita para a frente. Levante o torso e traga o joelho direito para se alinhar verticalmente ao tornozelo. Repouse as mãos no joelho.

Dica Contraia os músculos das pernas. Pressione os pés para dar estabilidade ao corpo.

Pressione o joelho esquerdo para baixo para estabilizar

AFUNDO COM TORÇÃO

1 2 **3**

Incline o torso para a frente

Pressione o peito do pé no mat

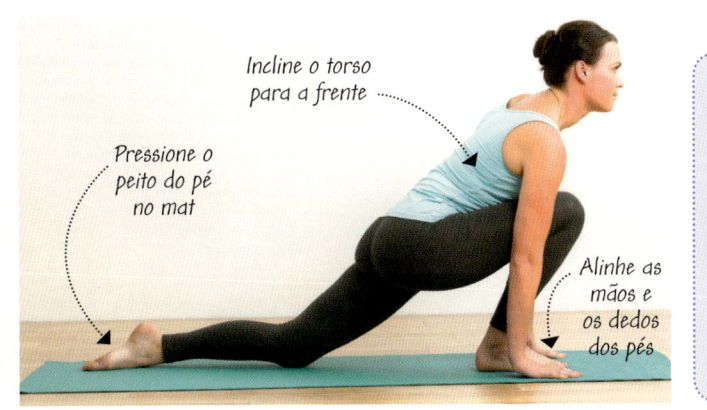

Alinhe as mãos e os dedos dos pés

3 Mantenha a posição dos pés, inspire e incline-se para a frente, aumentando a flexão no joelho direito. Apoie as mãos ao lado dos pés (verifique se estão alinhados). Em seguida, olhe diretamente para a frente. Alongue a partir da coluna, sentindo o alongamento nas pernas enquanto empurra para a frente.

Apoie a mão em um bloco

Facilite

Alinhe o braço esquerdo à canela direita

Gire o torso

Calcanhar apontando para cima

4 Expire, pressione o mat com a mão esquerda antes de estender o braço direito para cima. Abra a palma da mão e aponte os dedos para o teto. Gire a cabeça para olhar para a mão levantada. Permaneça por 5 respirações. Volte da postura descendo a mão direita até o mat. Leve a perna direita para trás, estendendo-a antes de voltar à posição de quatro apoios. Centre-se e repita do lado esquerdo.

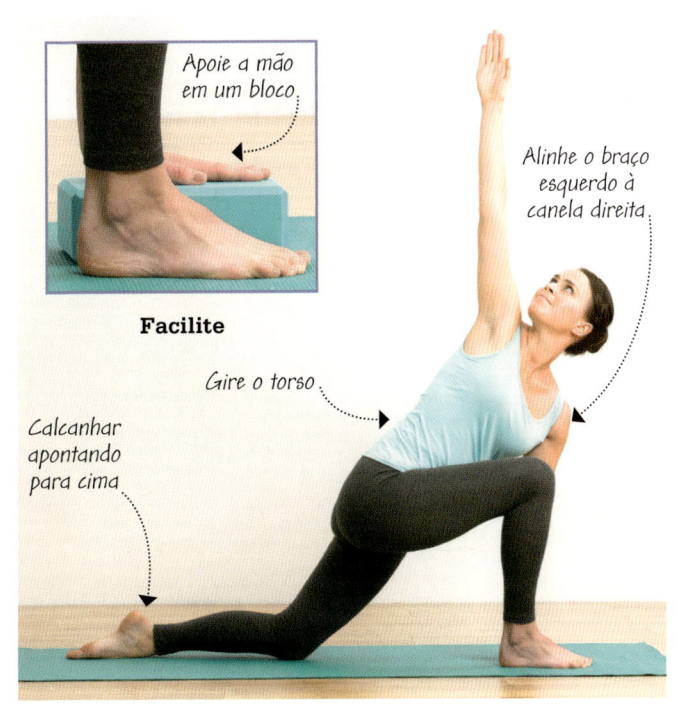

Um desafio maior

Variação do passo 4 Traga o braço esquerdo sobre o joelho direito e abaixe o braço direito para unir as palmas das mãos em posição de oração. Vire a cabeça e olhe para cima de modo que o queixo fique sobre o ombro direito. Expire e procure expandir o peito e girar o tronco um pouco mais. Permaneça por 5 respirações e repita do outro lado.

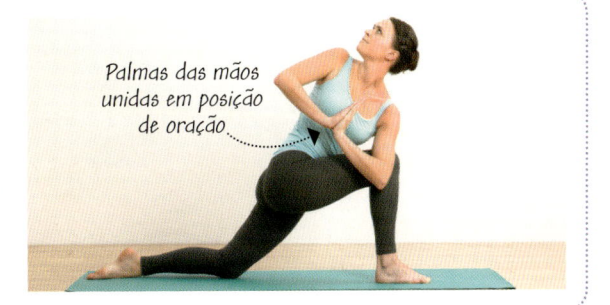

Palmas das mãos unidas em posição de oração

Postura da meia-lua

Desenvolve a consciência corporal • **Solta** os quadris

Essa postura avançada de equilíbrio atinge pernas, glúteos e quadris. O domínio da execução melhora o equilíbrio e fortalece a parte inferior do corpo e da coluna.

Gire a cabeça para o lado

Mãos na altura dos ombros

Quadris voltados para a frente

Bloco de madeira posicionado ao lado

1 Em pé, pernas afastadas e braços na altura dos ombros. Mantenha o pé direito paralelo ao mat e o esquerdo virado para a frente. Coloque o bloco a uma distância de 10-15 cm na linha do pé direito. Olhe na direção desse pé.

Ajuda Se tiver dificuldade para manter o equilíbrio, pratique a postura contra uma parede.

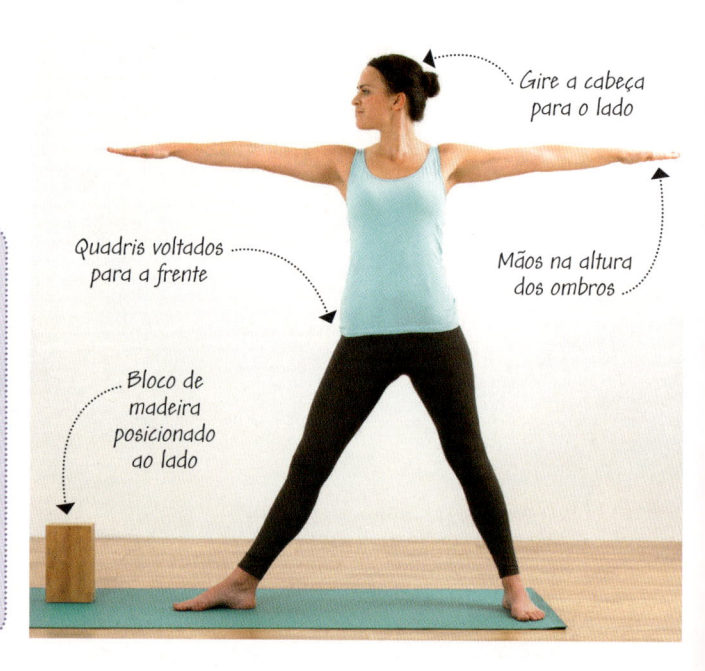

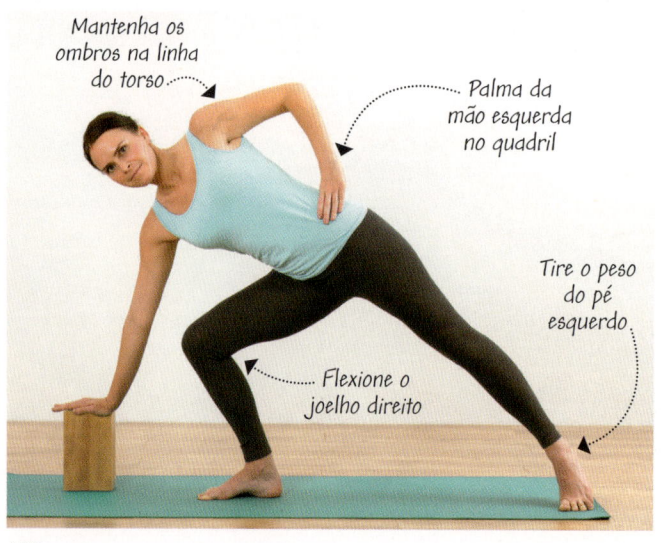

Mantenha os ombros na linha do torso

Palma da mão esquerda no quadril

Tire o peso do pé esquerdo

Flexione o joelho direito

2 Expire, flexione o joelho direito e desça a mão direita até o bloco, elevando um pouco o calcanhar esquerdo. Apoie a mão esquerda no quadril, sinta o osso e use-o como guia para alinhar os quadris na linha do torso.

Dica Puxe o pé esquerdo um pouco para dentro ao se mover para alcançar o bloco.

POSTURA DA MEIA-LUA

1 2 **3**

3 Eleve a perna esquerda até que esteja paralela ao chão, estenda a direita e trave o joelho. Gire o quadril esquerdo para cima e para trás.

Dica Estabilize a cabeça e fixe os olhos em um ponto à frente para manter o equilíbrio.

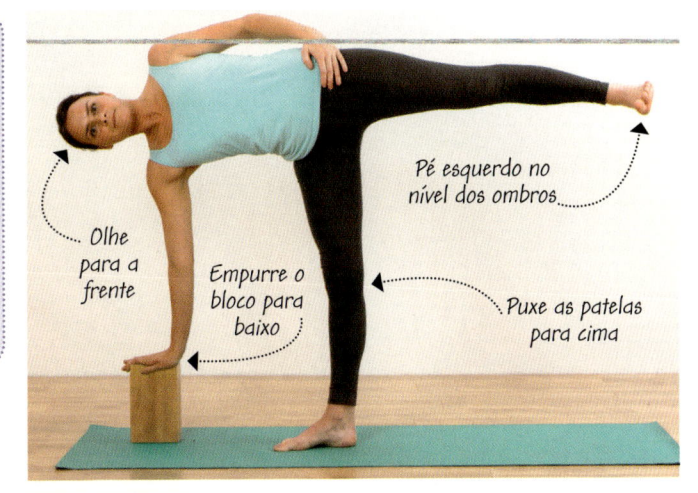

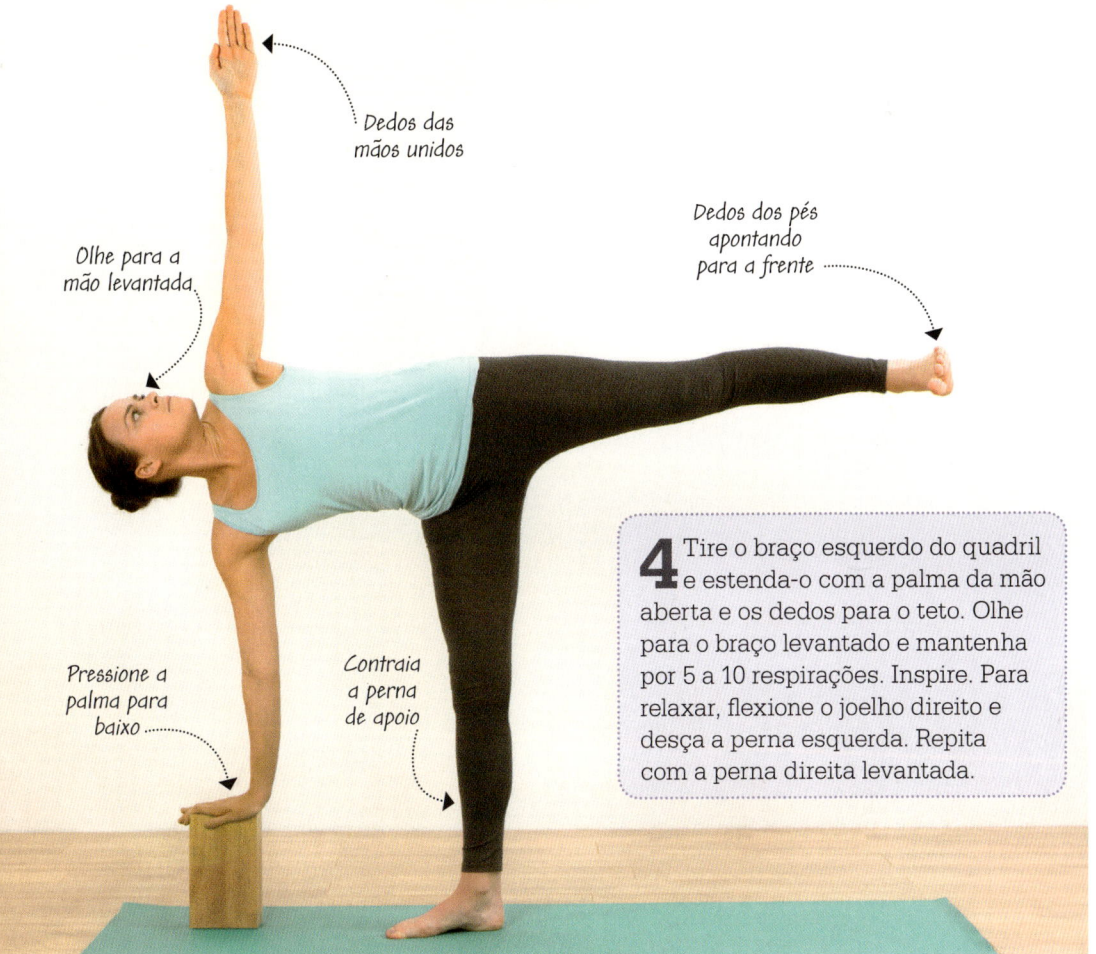

- Olhe para a frente
- Empurre o bloco para baixo
- Pé esquerdo no nível dos ombros
- Puxe as patelas para cima

- Dedos das mãos unidos
- Olhe para a mão levantada
- Dedos dos pés apontando para a frente
- Pressione a palma para baixo
- Contraia a perna de apoio

4 Tire o braço esquerdo do quadril e estenda-o com a palma da mão aberta e os dedos para o teto. Olhe para o braço levantado e mantenha por 5 a 10 respirações. Inspire. Para relaxar, flexione o joelho direito e desça a perna esquerda. Repita com a perna direita levantada.

151

Postura do gafanhoto

Fortalece o centro do corpo e a coluna • **Acalma** a mente

Ótimo exercício para aliviar o estresse e melhorar a postura.
Também fortalece os músculos do centro do corpo e da coluna.

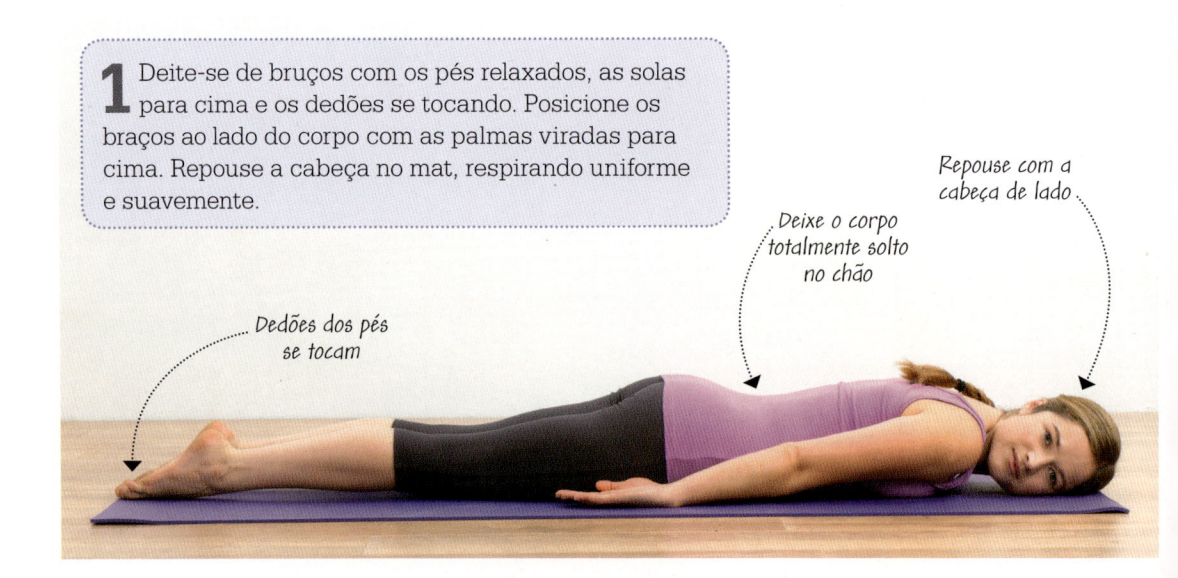

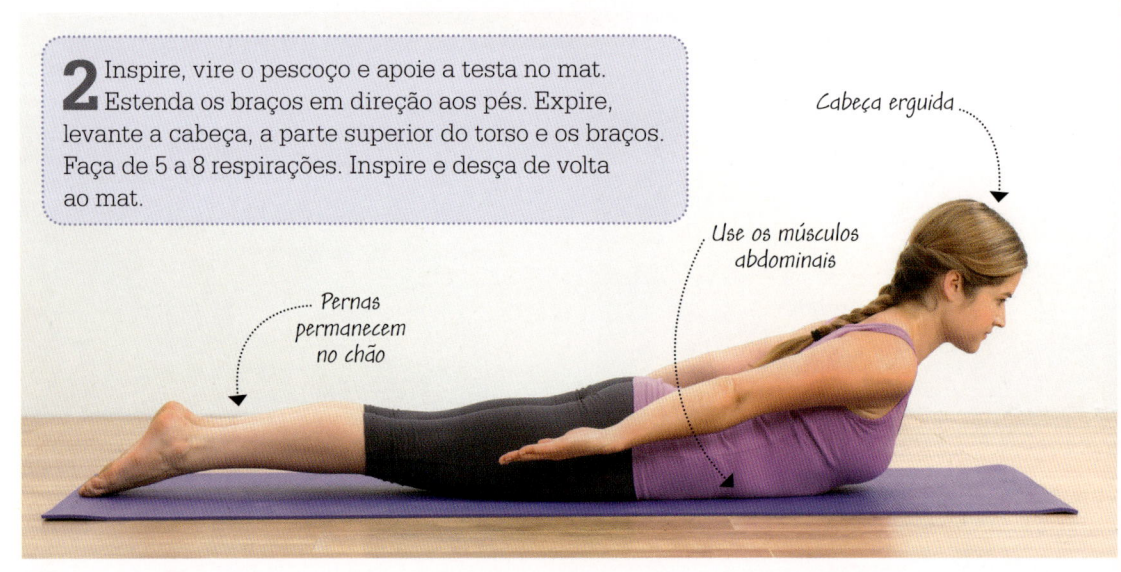

1 Deite-se de bruços com os pés relaxados, as solas para cima e os dedões se tocando. Posicione os braços ao lado do corpo com as palmas viradas para cima. Repouse a cabeça no mat, respirando uniforme e suavemente.

Repouse com a cabeça de lado

Deixe o corpo totalmente solto no chão

Dedões dos pés se tocam

2 Inspire, vire o pescoço e apoie a testa no mat. Estenda os braços em direção aos pés. Expire, levante a cabeça, a parte superior do torso e os braços. Faça de 5 a 8 respirações. Inspire e desça de volta ao mat.

Cabeça erguida

Use os músculos abdominais

Pernas permanecem no chão

POSTURA DO GAFANHOTO

1 2 **3**

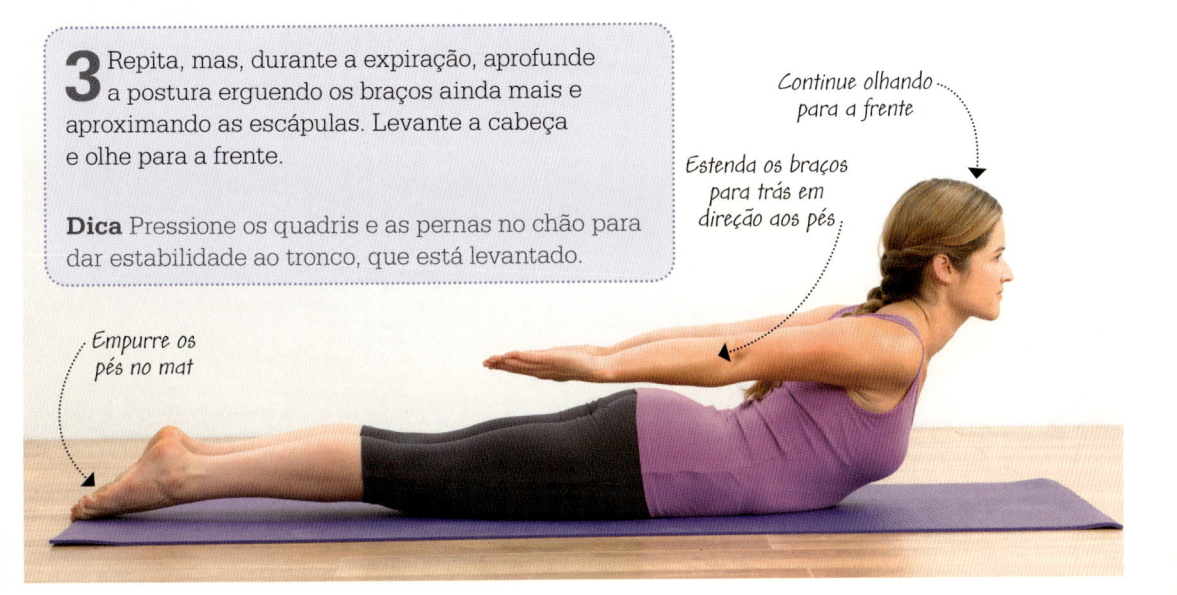

3 Repita, mas, durante a expiração, aprofunde a postura erguendo os braços ainda mais e aproximando as escápulas. Levante a cabeça e olhe para a frente.

Dica Pressione os quadris e as pernas no chão para dar estabilidade ao tronco, que está levantado.

Continue olhando para a frente

Estenda os braços para trás em direção aos pés

Empurre os pés no mat

4 Repita como antes. Dessa vez, expire e levante as pernas, os braços e a parte superior do corpo. Mantenha por 5 a 8 respirações. Inspire e relaxe.

Dica Se achar difícil levantar as duas pernas ao mesmo tempo, levante uma de cada vez.

Atenção

Essa postura envolve músculos muitas vezes subdesenvolvidos. Se sentir tremor nos membros, segure a posição por 1 a 2 respirações. Depois relaxe e repita.

Há uma tendência a flexionar os joelhos para subir mais as pernas. Levante-os apenas até uma altura confortável.

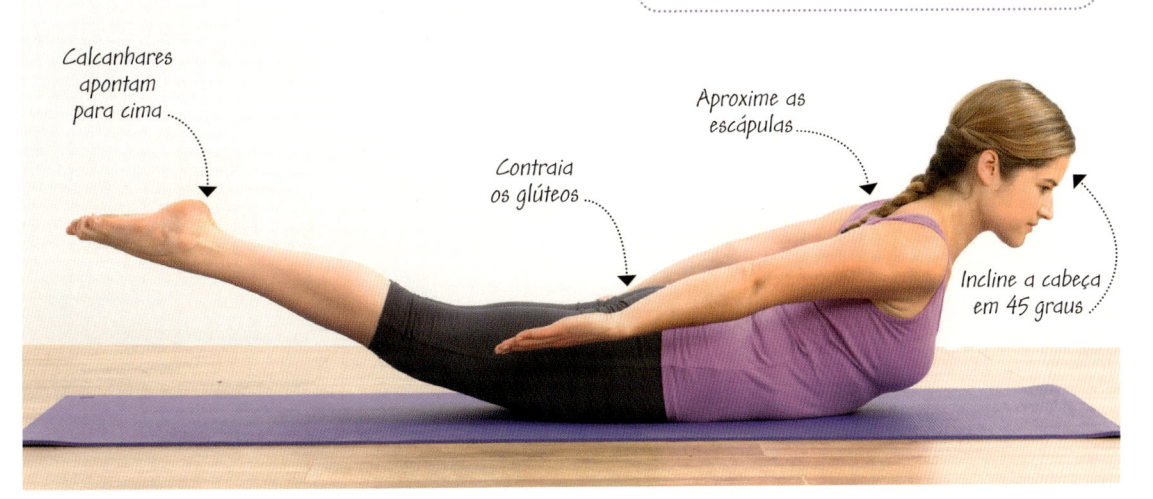

Calcanhares apontam para cima

Contraia os glúteos

Aproxime as escápulas

Incline a cabeça em 45 graus

Postura do meio arco

Fortalece os membros • **Limpa** os órgãos

A Postura do meio arco contribui para fortalecer o centro do corpo. Também beneficia os rins, as glândulas adrenais e o sistema reprodutor.

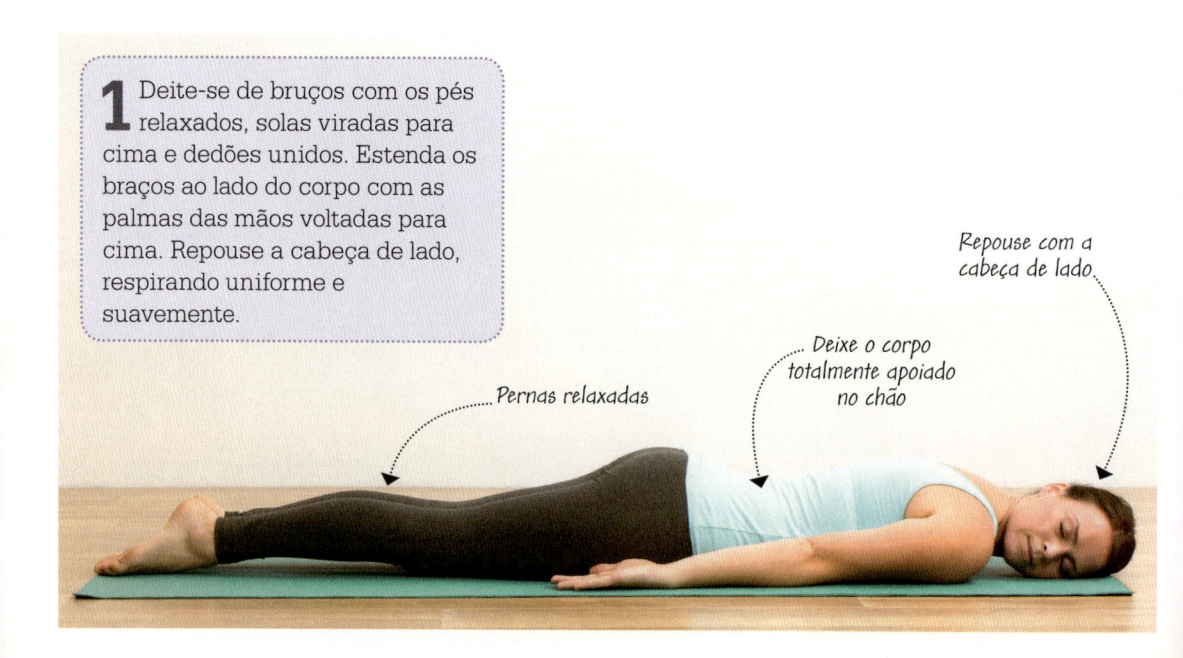

1 Deite-se de bruços com os pés relaxados, solas viradas para cima e dedões unidos. Estenda os braços ao lado do corpo com as palmas das mãos voltadas para cima. Repouse a cabeça de lado, respirando uniforme e suavemente.

Pernas relaxadas

Deixe o corpo totalmente apoiado no chão

Repouse com a cabeça de lado.

3 Agora segure a parte externa do tornozelo, soltando um pouco a flexão da perna até que o braço direito esteja totalmente estendido. Inspire e puxe a coxa direita para fora do chão. Fique assim por 5 a 8 respirações. Expire e relaxe. Repita do outro lado.

Lembre-se de verificar se os quadris estão pressionados para baixo e se a cabeça e o pescoço estão centrados.

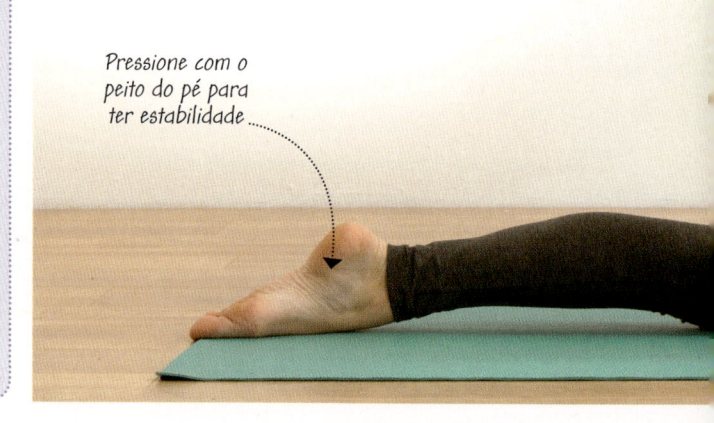

Pressione com o peito do pé para ter estabilidade

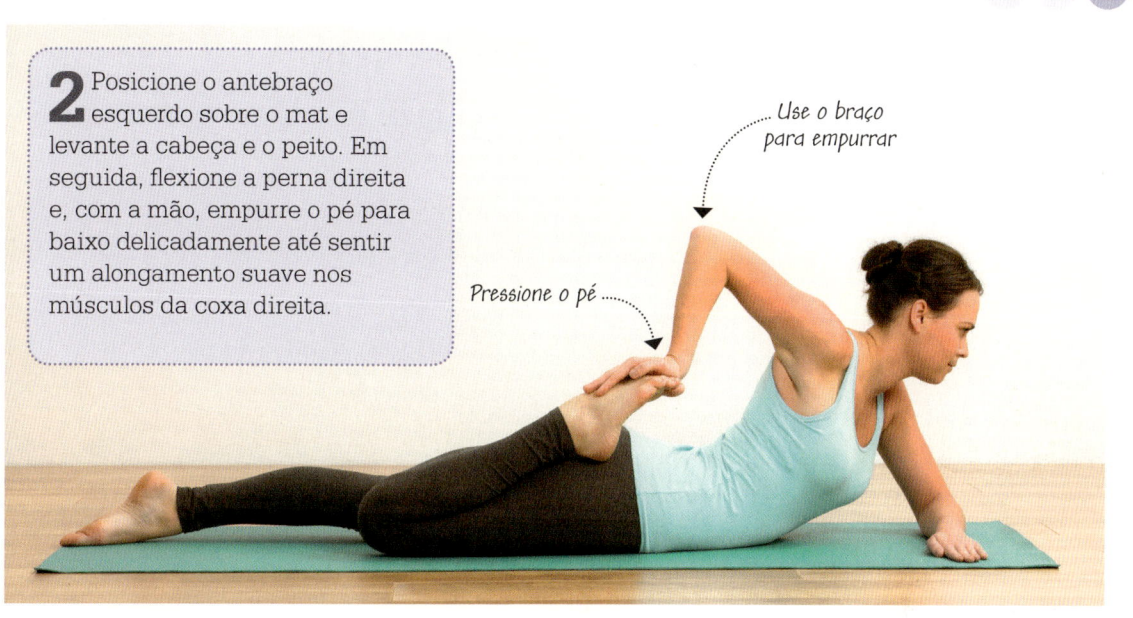

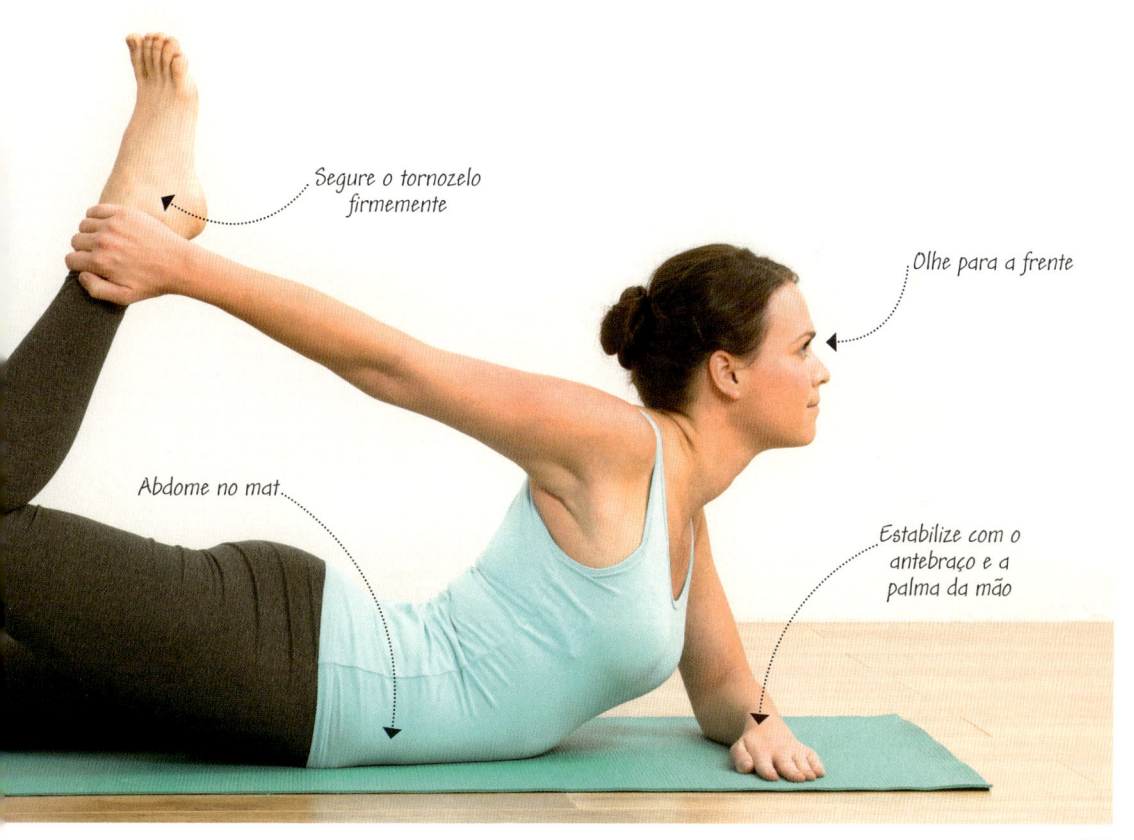

POSTURA DO MEIO ARCO

1 2 **3**

2 Posicione o antebraço esquerdo sobre o mat e levante a cabeça e o peito. Em seguida, flexione a perna direita e, com a mão, empurre o pé para baixo delicadamente até sentir um alongamento suave nos músculos da coxa direita.

Use o braço para empurrar

Pressione o pé

Segure o tornozelo firmemente

Olhe para a frente

Abdome no mat

Estabilize com o antebraço e a palma da mão

Postura do arco

Fortalece a coluna • **Massageia** os órgãos da região abdominal

O arco combina elementos das posturas da Cobra (pp. 60-1) e do Gafanhoto (pp. 152-3) para fortalecer os músculos das costas e estimular os órgãos do abdome.

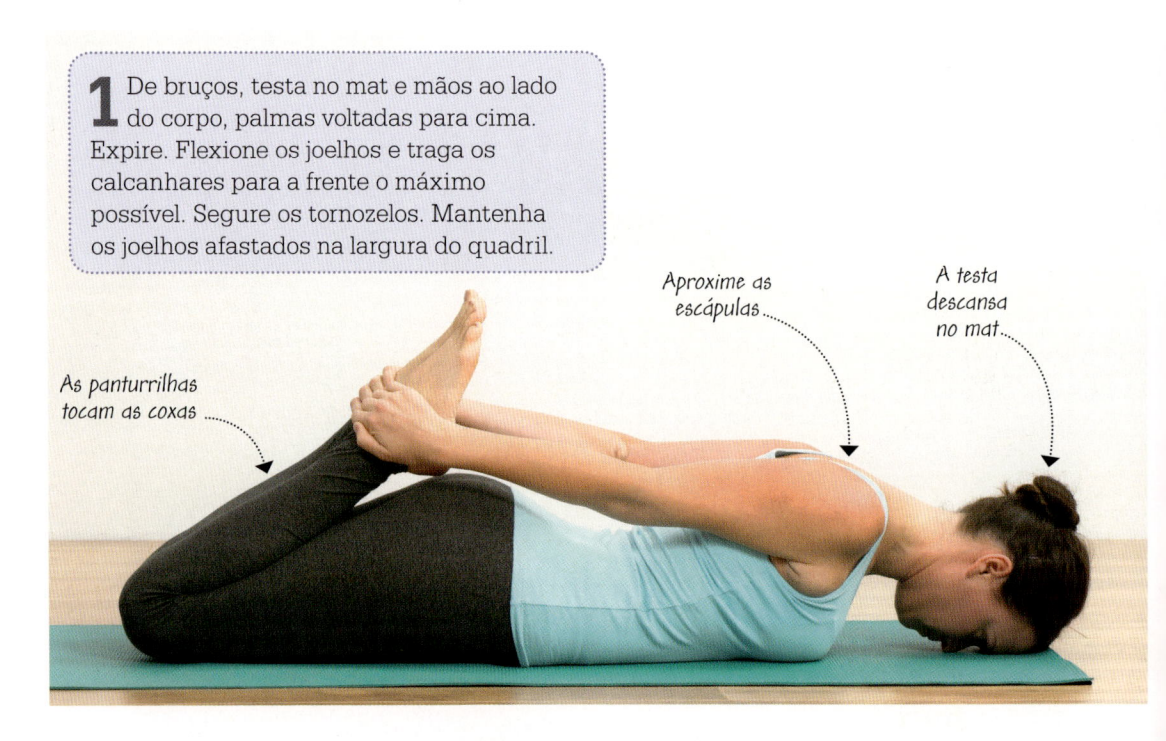

1 De bruços, testa no mat e mãos ao lado do corpo, palmas voltadas para cima. Expire. Flexione os joelhos e traga os calcanhares para a frente o máximo possível. Segure os tornozelos. Mantenha os joelhos afastados na largura do quadril.

Aproxime as escápulas

A testa descansa no mat

As panturrilhas tocam as coxas

Atenção

Os pés e as canelas devem apontar para o teto. Não segure os pés muito abertos, para evitar que as canelas sejam puxadas para baixo e os pés flexionem.

Certifique-se de que os braços estão totalmente estendidos antes de puxá-los para cima. Mantenha-os estendidos.

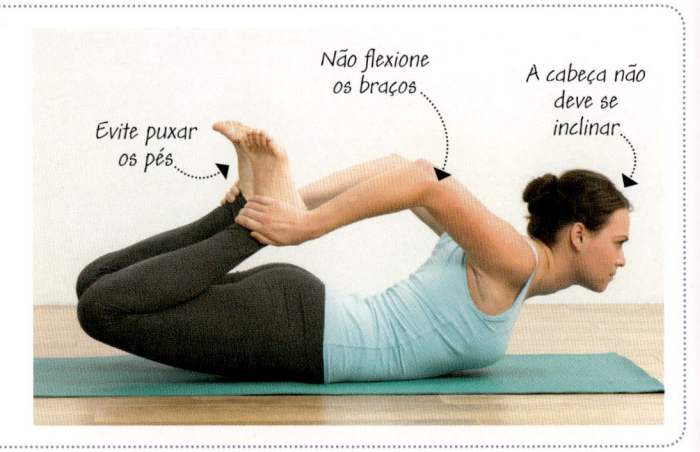

Evite puxar os pés

Não flexione os braços

A cabeça não deve se inclinar

POSTURA DO ARCO

1 2 **3**

2 Inspire e puxe os calcanhares com força em direção à cabeça, tirando as coxas do chão. Com isso, tronco e cabeça são erguidos para fora do mat. Aproxime as escápulas para subir mais. Permaneça por várias respirações. Solte os pés e expire.

Dica Coloque uma toalha enrolada embaixo das coxas se achar difícil levantá-las.

Facilite

Se tiver dificuldade para segurar os tornozelos ao erguer coxas, peito e cabeça, use uma faixa. Coloque-a ao redor dos tornozelos e segure as pontas com as mãos.

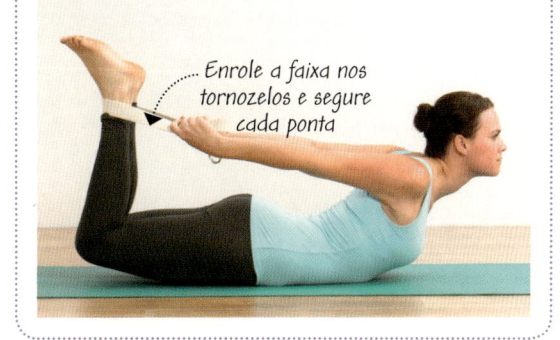

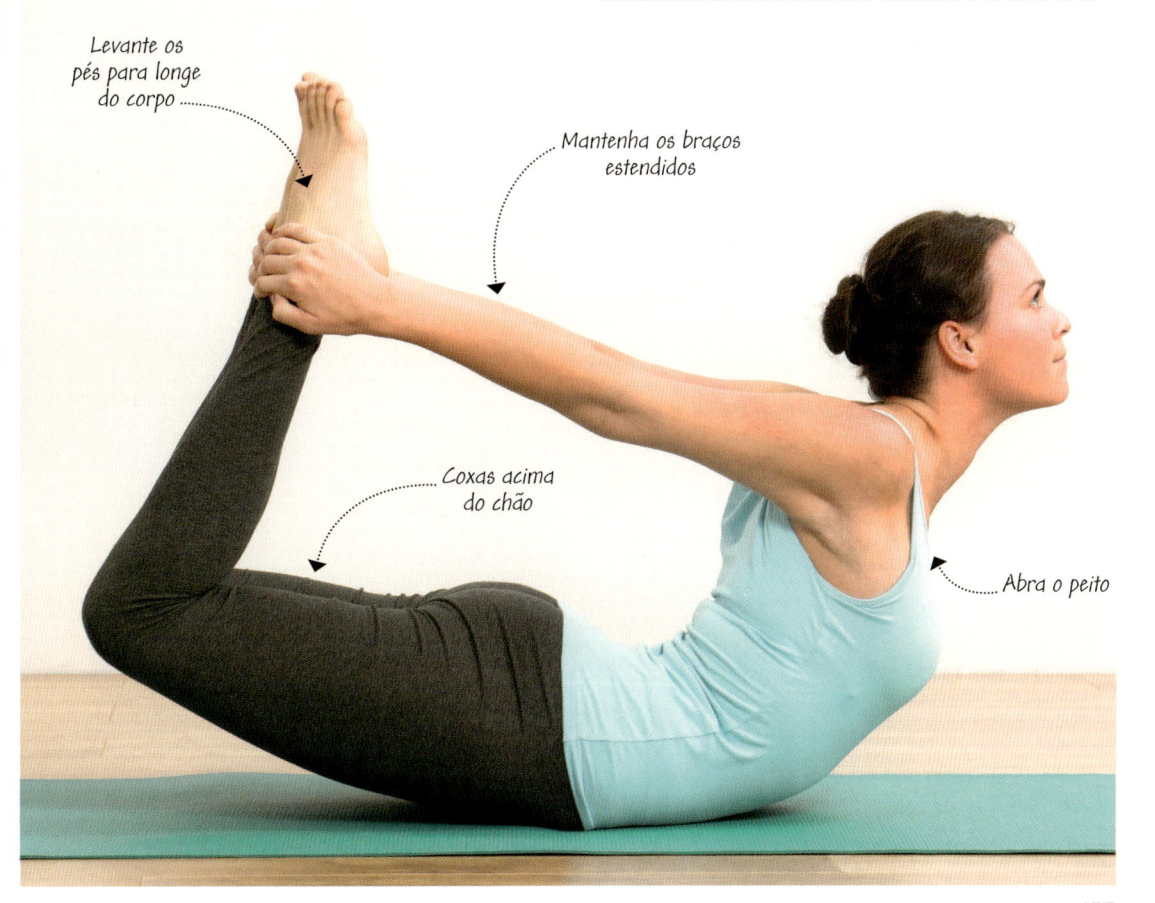

Enrole a faixa nos tornozelos e segure cada ponta

Levante os pés para longe do corpo

Mantenha os braços estendidos

Coxas acima do chão

Abra o peito

Inclinação para a frente sentada

Alonga os isquiotibiais • **Solta** a coluna

Executada de maneira correta, essa postura aparentemente simples traz grandes benefícios aos isquiotibiais e à coluna.

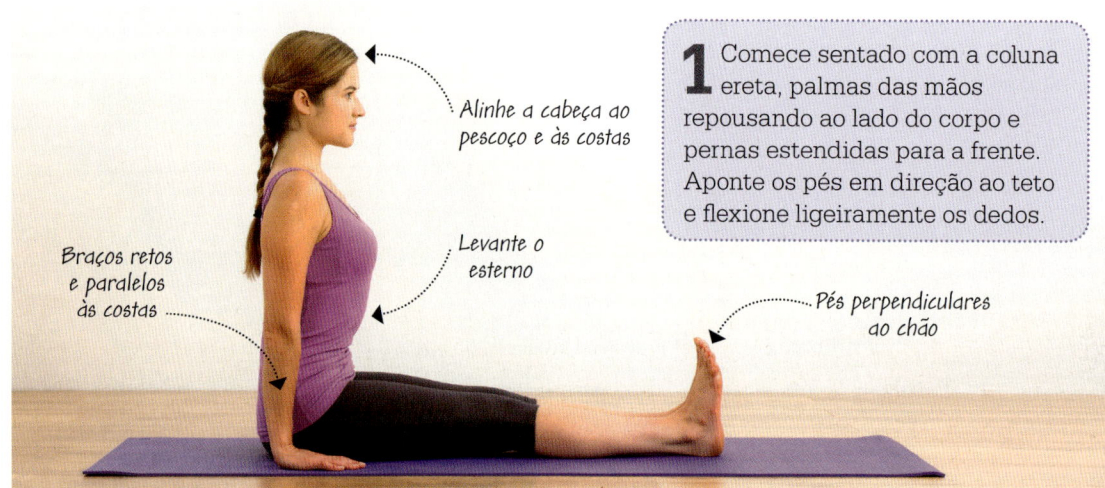

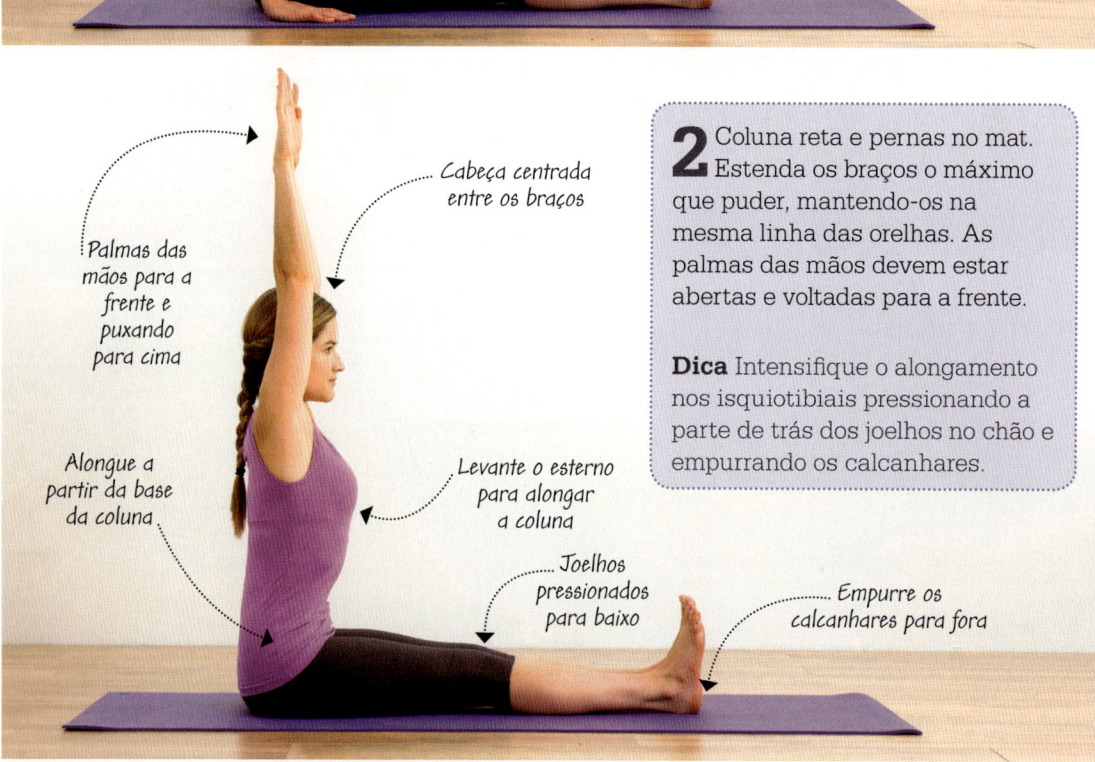

Alinhe a cabeça ao pescoço e às costas

Levante o esterno

Braços retos e paralelos às costas

Pés perpendiculares ao chão

1 Comece sentado com a coluna ereta, palmas das mãos repousando ao lado do corpo e pernas estendidas para a frente. Aponte os pés em direção ao teto e flexione ligeiramente os dedos.

Cabeça centrada entre os braços

Palmas das mãos para a frente e puxando para cima

Alongue a partir da base da coluna

Levante o esterno para alongar a coluna

Joelhos pressionados para baixo

Empurre os calcanhares para fora

2 Coluna reta e pernas no mat. Estenda os braços o máximo que puder, mantendo-os na mesma linha das orelhas. As palmas das mãos devem estar abertas e voltadas para a frente.

Dica Intensifique o alongamento nos isquiotibiais pressionando a parte de trás dos joelhos no chão e empurrando os calcanhares.

INCLINAÇÃO PARA A FRENTE SENTADA

1 2 **3**

3 Com as costas retas, incline-se para a frente a partir da cintura. Mantenha os braços estendidos e tente alcançar os tornozelos.

Parte superior das costas ereta

Mãos seguram os tornozelos delicadamente

As costas estão arredondadas

Cabeça curvada para a frente

Alongue a partir da lombar

A faixa deve puxar a parte superior dos pés

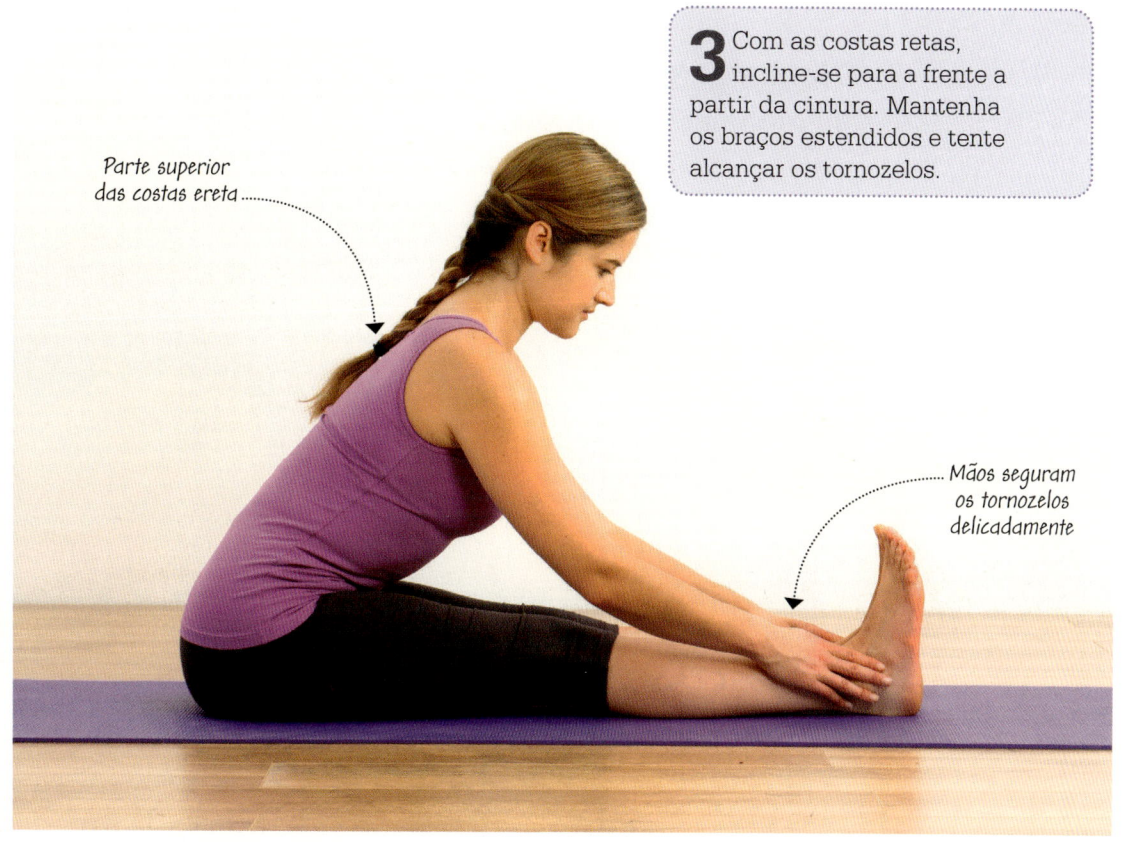

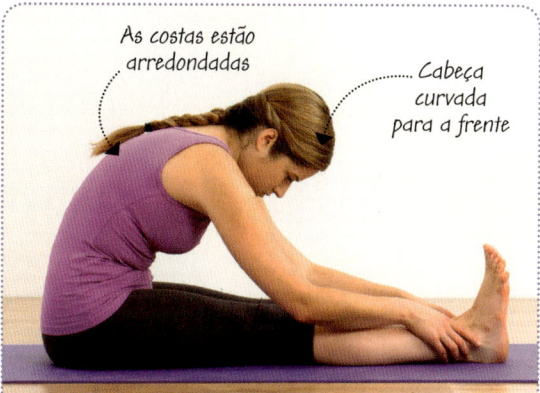

O que não fazer

Para compensar a rigidez na lombar, a tendência é curvar a parte superior das costas durante a flexão.

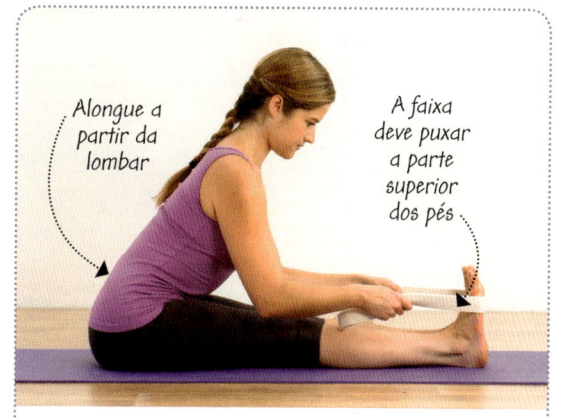

Facilite

Se não conseguir segurar os tornozelos, use uma faixa para conectar as mãos aos pés e fazer a flexão sem arredondar a coluna.

Postura da pinça: variação

Alonga a lombar • **Desenvolve** o sentido corporal

As variações da inclinação para a frente incentivam o alongamento das vértebras lombares e dos isquiotibiais.

1 Sentado com as pernas estendidas para a frente, expire e incline o tronco. Estenda os braços e mantenha a coluna reta. Como indicado na foto em detalhe, agarre os dedões dos pés.

Dedos médio e indicador ao redor dos dedões e os polegares acima

Posição das mãos

Mantenha coluna, pescoço e cabeça alinhados

Braços estendidos

Incline-se a partir dos quadris sem curvar a coluna

Pressione a parte de trás dos joelhos no mat

POSTURA DA PINÇA: VARIAÇÃO

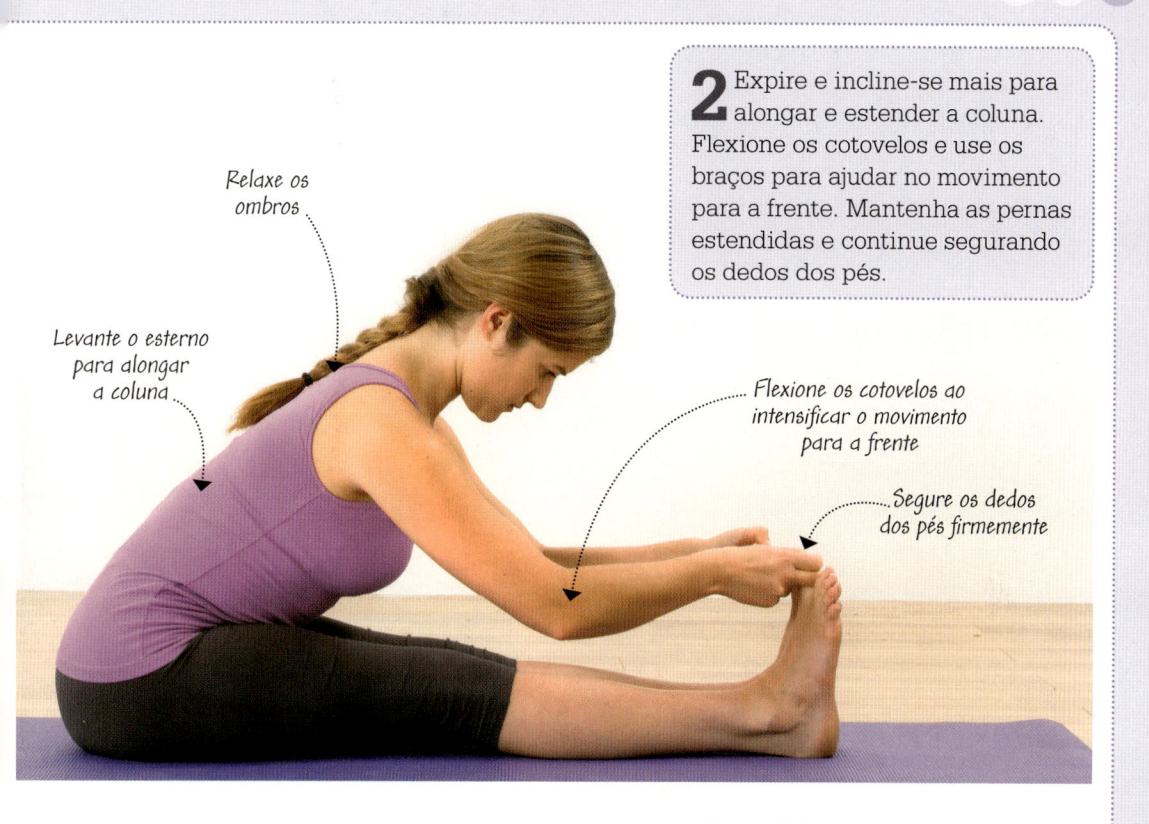

1 2 **3**

2 Expire e incline-se mais para alongar e estender a coluna. Flexione os cotovelos e use os braços para ajudar no movimento para a frente. Mantenha as pernas estendidas e continue segurando os dedos dos pés.

Relaxe os ombros

Levante o esterno para alongar a coluna

Flexione os cotovelos ao intensificar o movimento para a frente

Segure os dedos dos pés firmemente

3 Expire e incline-se até que os cotovelos toquem o mat e o abdome repouse sobre as coxas. A cada expiração, vá um pouco mais. Concentre-se olhando para os dedos dos pés.

A cada expiração, alongue mais

Repouse o abdome nas coxas

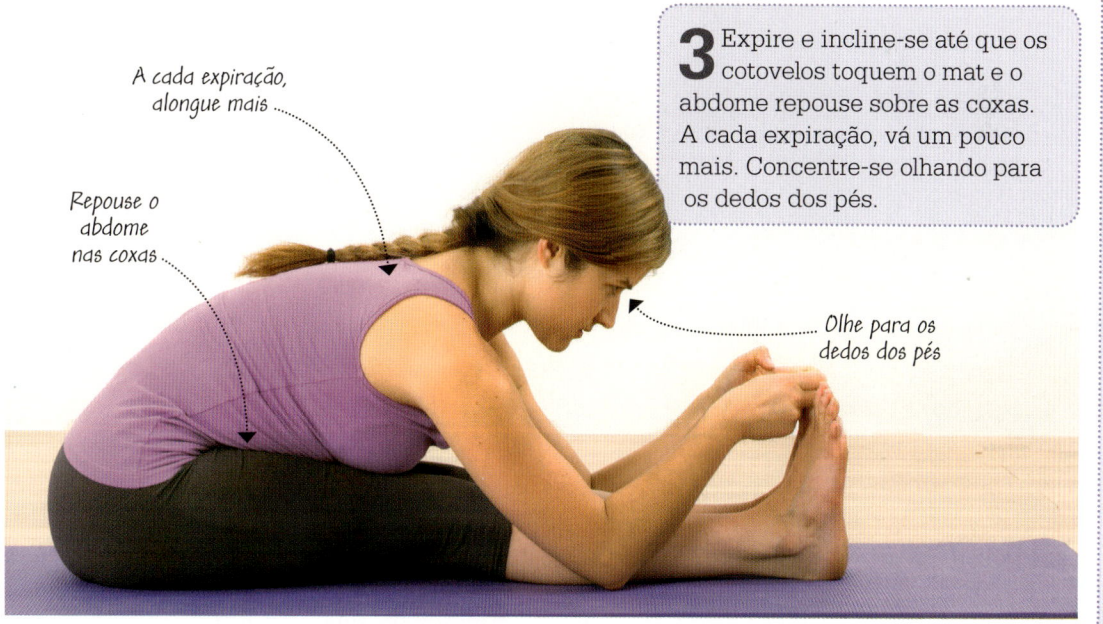

Olhe para os dedos dos pés

Postura do golfinho

Fortalece o centro do corpo • **Desenvolve** a confiança

O movimento de empurra e puxa que imita um golfinho fortalece os abdominais e os braços e prepara o corpo para posturas de equilíbrio mais avançadas.

1 Sente-se com as pernas ligeiramente afastadas e flexionadas sob os glúteos. Repouse as mãos sobre as coxas.

Dica Para estender a coluna, concentre-se em respirar a partir do abdome e em levantar a caixa torácica ao inspirar.

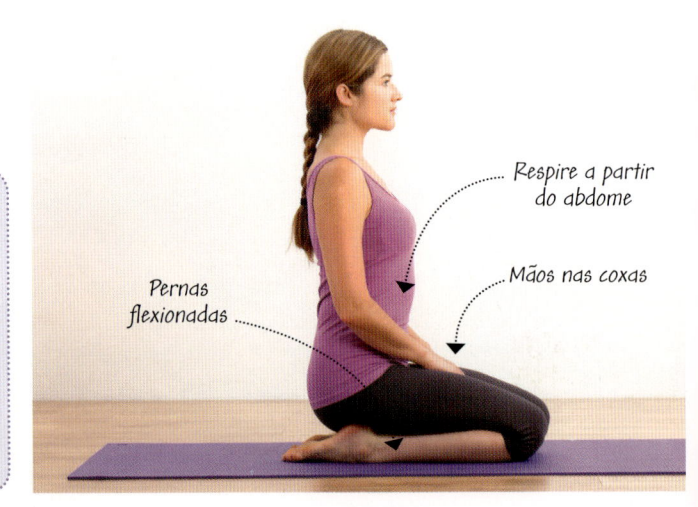

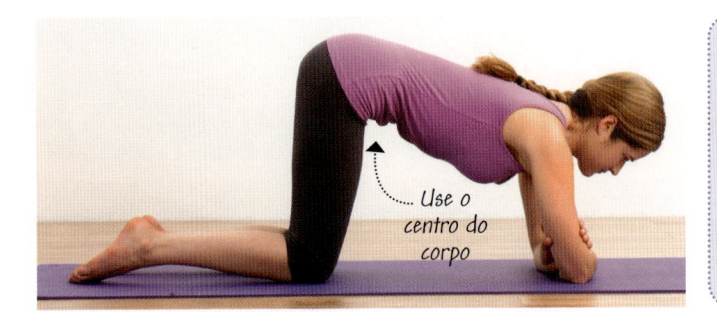

Respire a partir do abdome

Mãos nas coxas

Pernas flexionadas

2 Levante os glúteos, incline-se para a frente e coloque os antebraços no chão. Segure os cotovelos com as mãos e olhe para baixo.

Lembre-se de verificar se joelhos e quadris estão alinhados.

Use o centro do corpo

3 Mantenha a posição dos cotovelos e abra os antebraços em um ângulo de 45 graus. Entrelace os dedos em forma de triângulo. Empurre os ombros para trás e para baixo.

Dica Alinhe cotovelos aos joelhos.

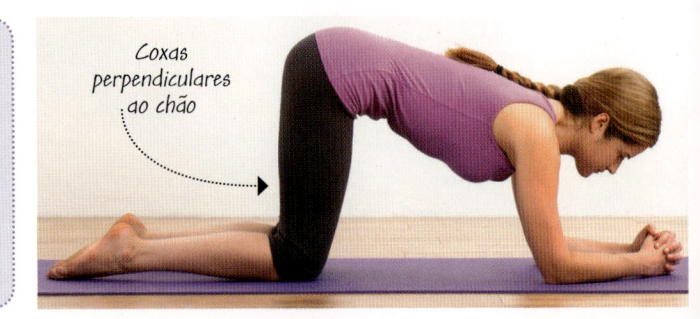

Coxas perpendiculares ao chão

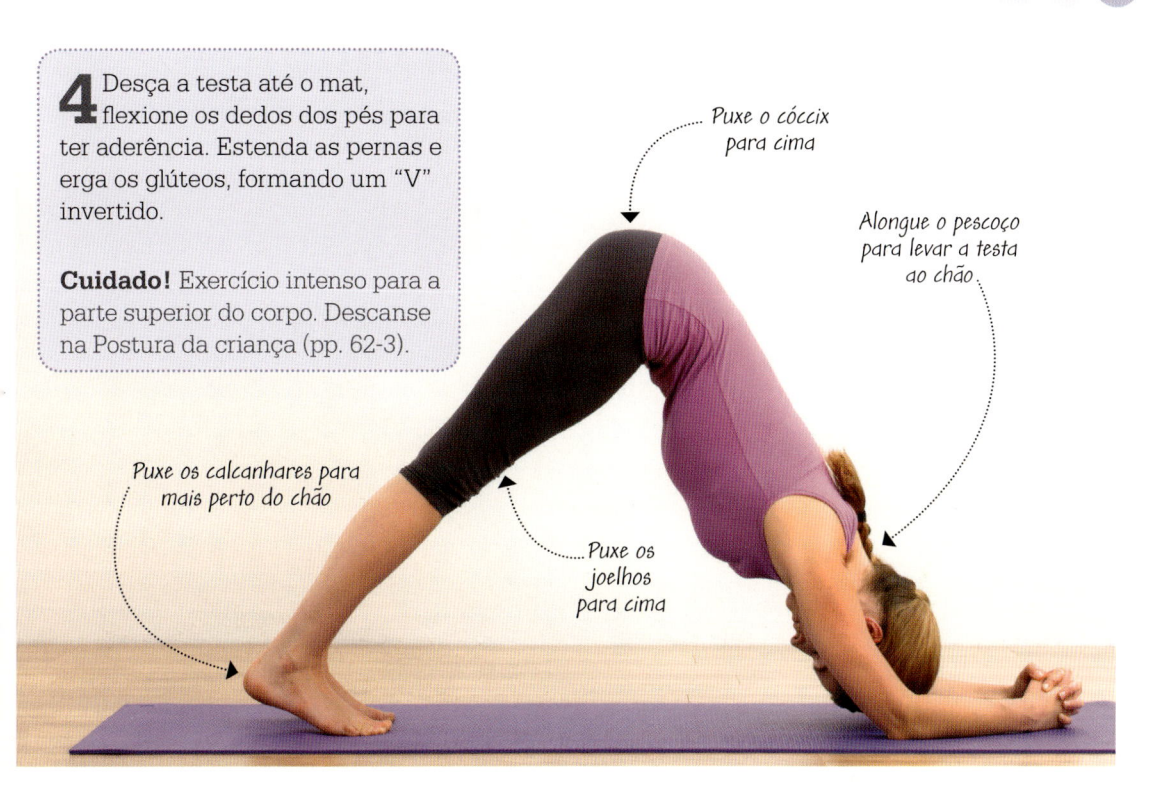

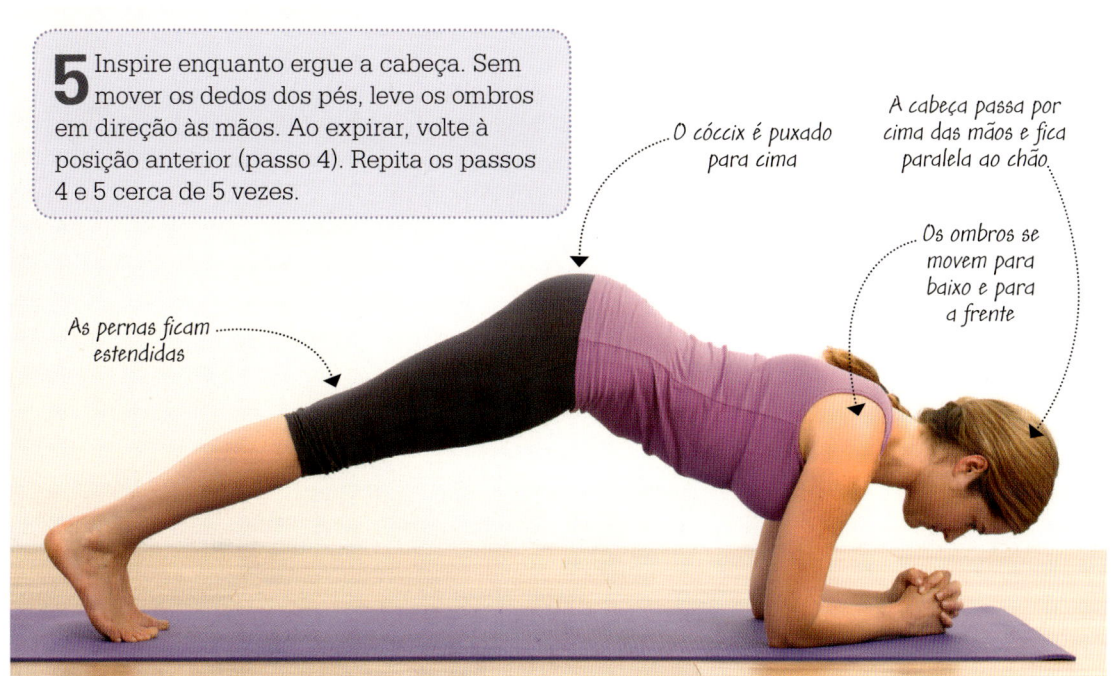

POSTURA DO GOLFINHO

1 2 **3**

4 Desça a testa até o mat, flexione os dedos dos pés para ter aderência. Estenda as pernas e erga os glúteos, formando um "V" invertido.

Cuidado! Exercício intenso para a parte superior do corpo. Descanse na Postura da criança (pp. 62-3).

Puxe o cóccix para cima

Alongue o pescoço para levar a testa ao chão

Puxe os calcanhares para mais perto do chão

Puxe os joelhos para cima

5 Inspire enquanto ergue a cabeça. Sem mover os dedos dos pés, leve os ombros em direção às mãos. Ao expirar, volte à posição anterior (passo 4). Repita os passos 4 e 5 cerca de 5 vezes.

O cóccix é puxado para cima

A cabeça passa por cima das mãos e fica paralela ao chão

Os ombros se movem para baixo e para a frente

As pernas ficam estendidas

1 2 **3**

Invertida sobre os ombros

Melhora a circulação • **Promove** a vitalidade

As posturas invertidas alteram a direção do fluxo de sangue, o que rejuvenesce o corpo inteiro. O aumento da circulação para o cérebro alivia o estresse emocional e mental.

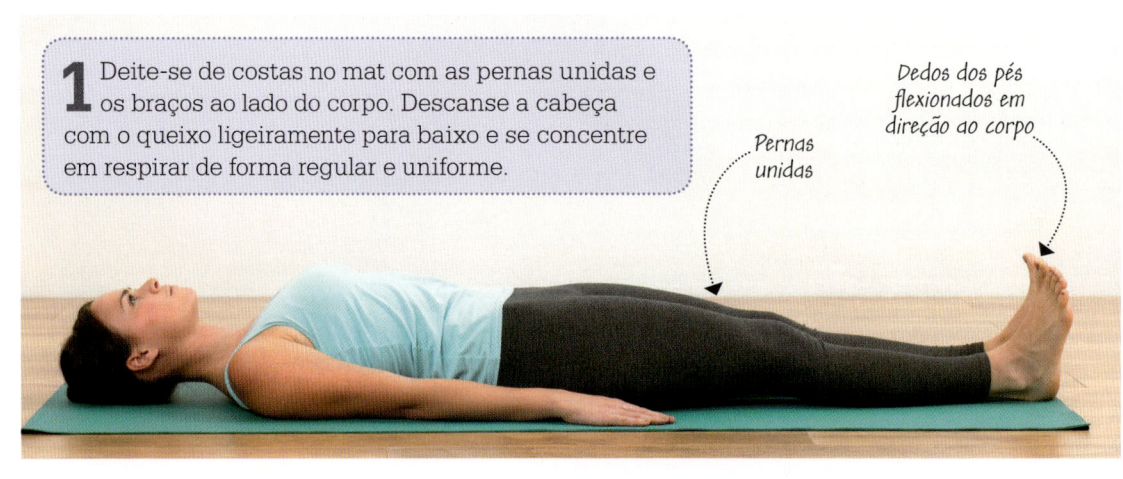

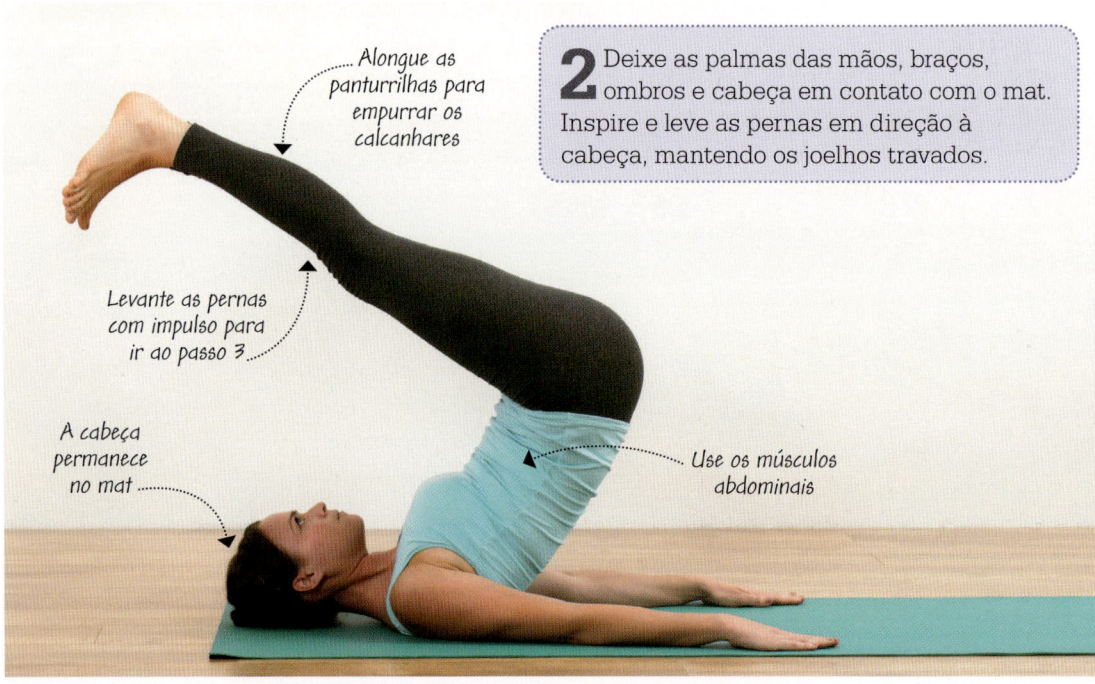

1 Deite-se de costas no mat com as pernas unidas e os braços ao lado do corpo. Descanse a cabeça com o queixo ligeiramente para baixo e se concentre em respirar de forma regular e uniforme.

Pernas unidas

Dedos dos pés flexionados em direção ao corpo

Alongue as panturrilhas para empurrar os calcanhares

2 Deixe as palmas das mãos, braços, ombros e cabeça em contato com o mat. Inspire e leve as pernas em direção à cabeça, mantendo os joelhos travados.

Levante as pernas com impulso para ir ao passo 3

A cabeça permanece no mat

Use os músculos abdominais

INVERTIDA SOBRE OS OMBROS

3 Como indicado no passo 2, inspire e eleve mais as pernas, trazendo os pés sobre a cabeça. Tire as costas do chão. Flexione os cotovelos e segure cada lado da coluna com uma mão para apoiar a lombar – polegares apontam para fora.

Lembre-se de usar ativamente os braços e as mãos para estender o tronco e as pernas.

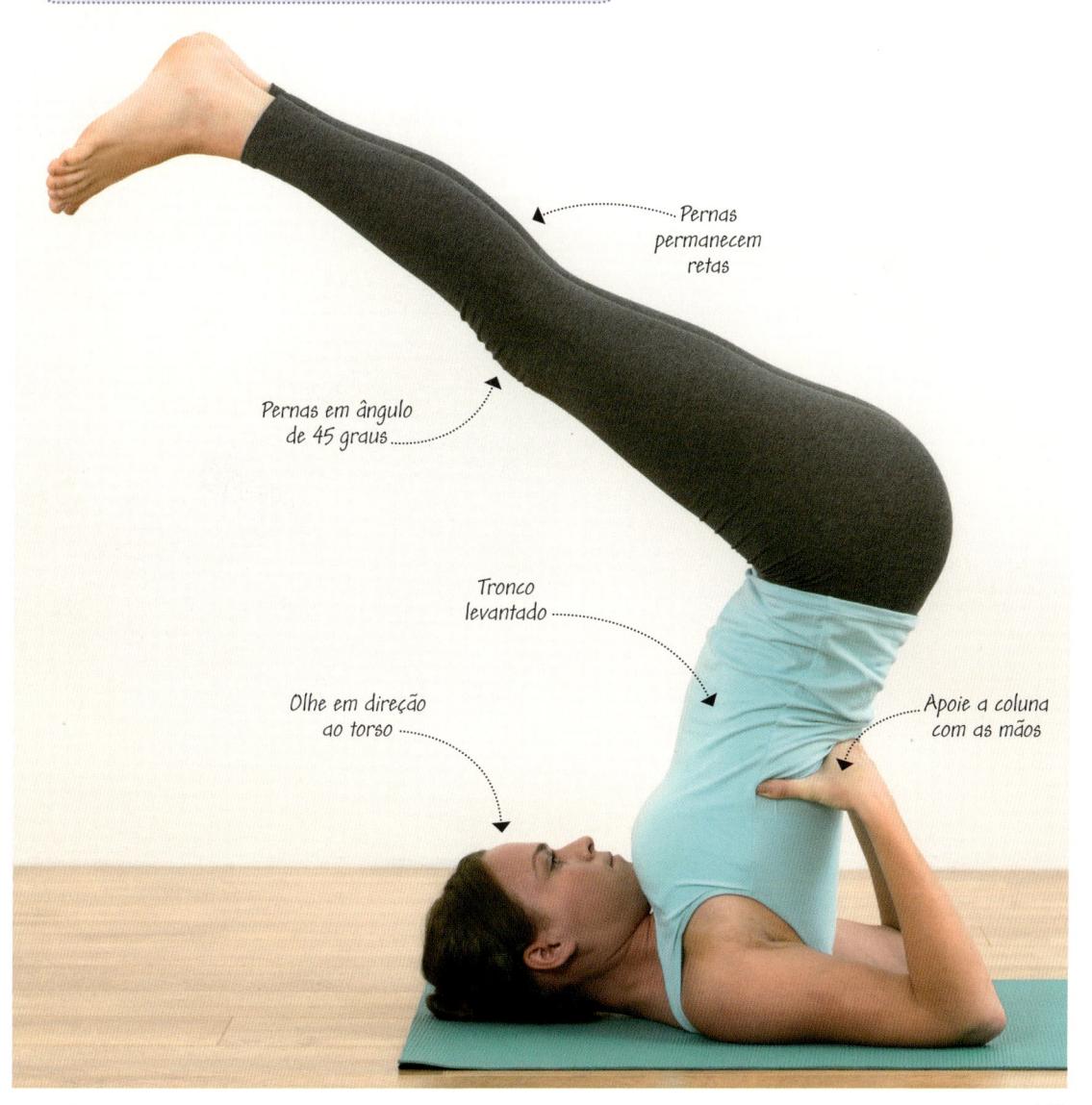

- Pernas permanecem retas
- Pernas em ângulo de 45 graus
- Tronco levantado
- Olhe em direção ao torso
- Apoie a coluna com as mãos

AVANCE

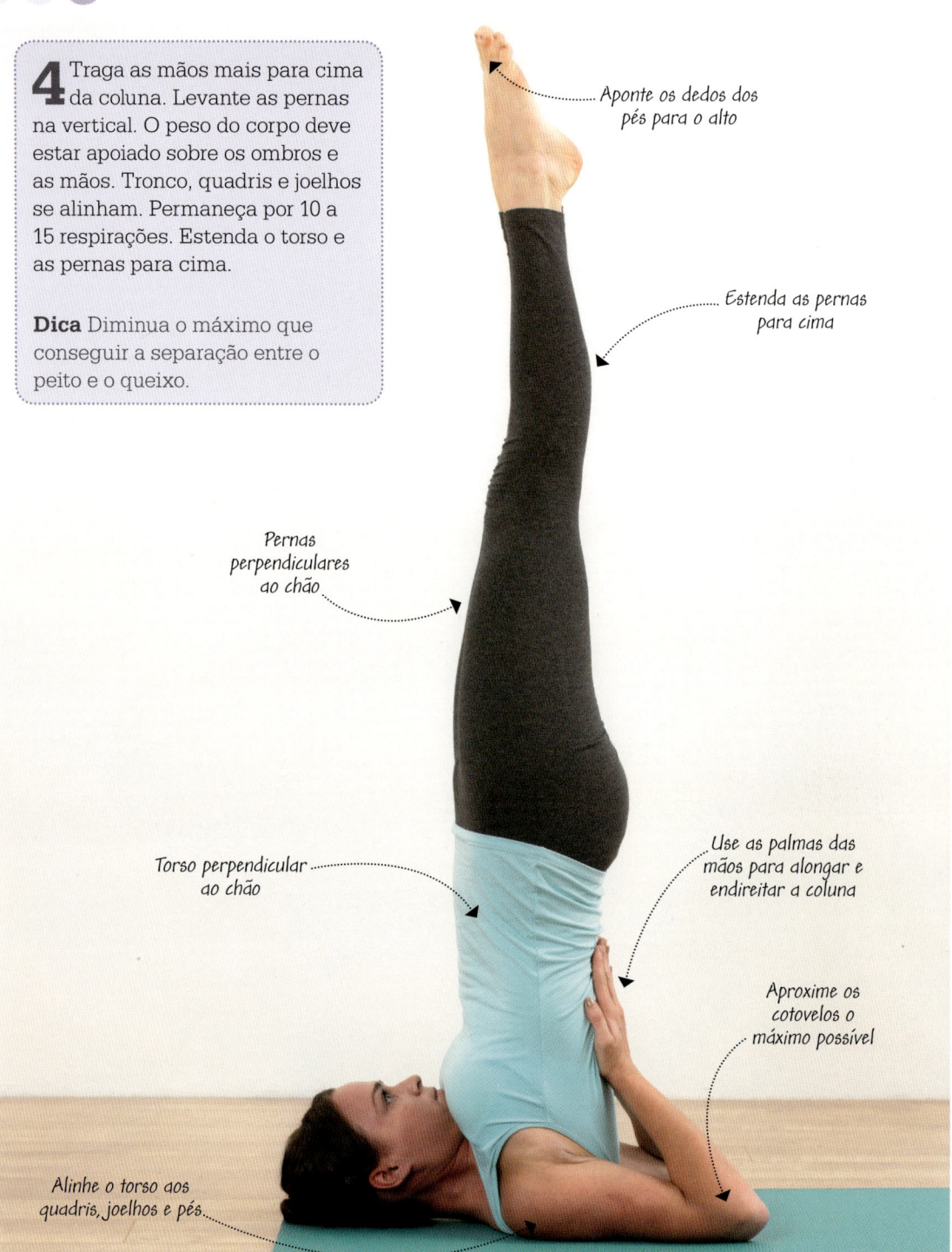

4 Traga as mãos mais para cima da coluna. Levante as pernas na vertical. O peso do corpo deve estar apoiado sobre os ombros e as mãos. Tronco, quadris e joelhos se alinham. Permaneça por 10 a 15 respirações. Estenda o torso e as pernas para cima.

Dica Diminua o máximo que conseguir a separação entre o peito e o queixo.

Aponte os dedos dos pés para o alto

Estenda as pernas para cima

Pernas perpendiculares ao chão

Torso perpendicular ao chão

Use as palmas das mãos para alongar e endireitar a coluna

Aproxime os cotovelos o máximo possível

Alinhe o torso aos quadris, joelhos e pés

INVERTIDA SOBRE OS OMBROS

1 2 **3**

5 Para voltar, flexione os joelhos e desça-os até a testa. Mude a posição da mão para apoiar a coluna e rolar suavemente de volta ao mat. Ao final do rolamento, coloque as palmas das mãos planas no mat e apoie todo o peso do corpo no chão.

Cuidado! Use as mãos e os braços para desenrolar a coluna gradualmente, uma vértebra de cada vez.

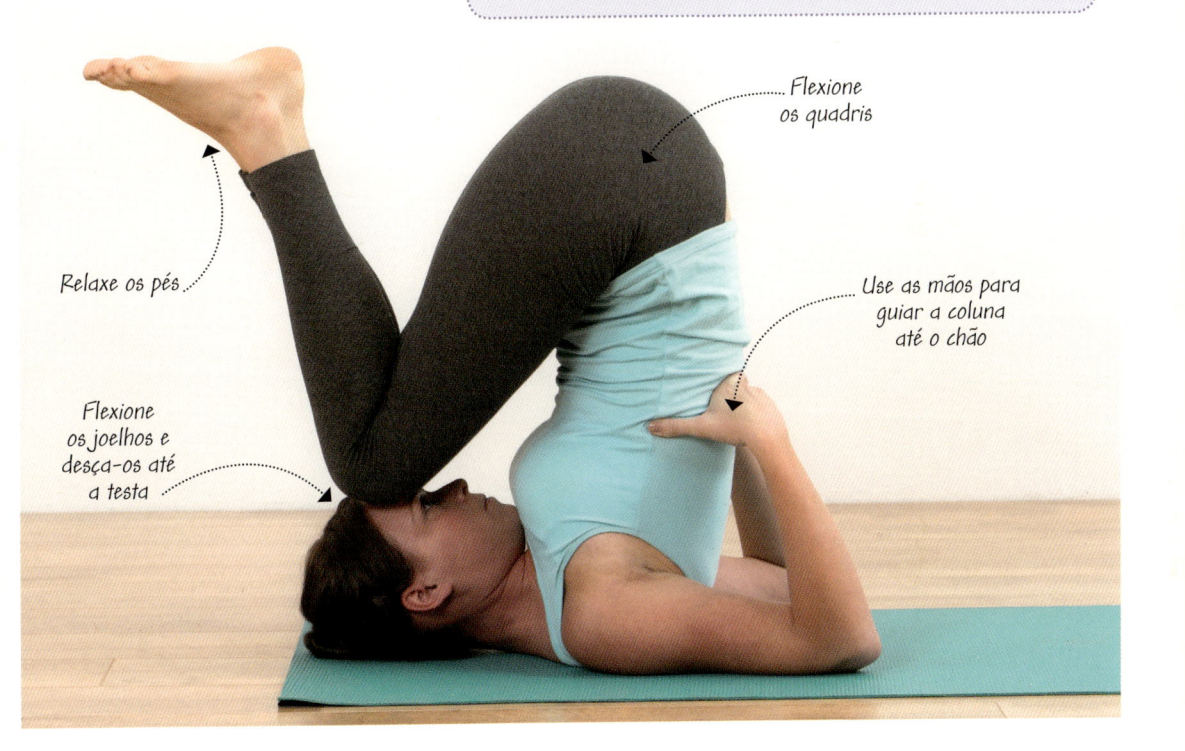

Flexione os quadris

Relaxe os pés

Use as mãos para guiar a coluna até o chão

Flexione os joelhos e desça-os até a testa

Atenção

Evite inclinar os cotovelos para fora, o que pode tensionar os punhos. Ajuste-os suavemente para que fiquem alinhados aos ombros.

Certifique-se de ter os pés unidos e os dedos dos pés apontados para cima, auxiliando no alongamento a partir das costas e da coluna.

Evite inclinar o torso. Endireite o corpo, usando as palmas das mãos para deixar a coluna suavemente ereta e levar o peito em direção ao queixo.

Evite flexionar os joelhos quando as pernas estão elevadas. Contraia os glúteos para alinhar a coluna e as pernas. Trave os joelhos.

Postura do arado

Alonga a coluna • **Melhora** a digestão

Progressão natural da Invertida sobre os ombros (pp. 164-7), a Postura do arado traz flexibilidade para a coluna e boa digestão.

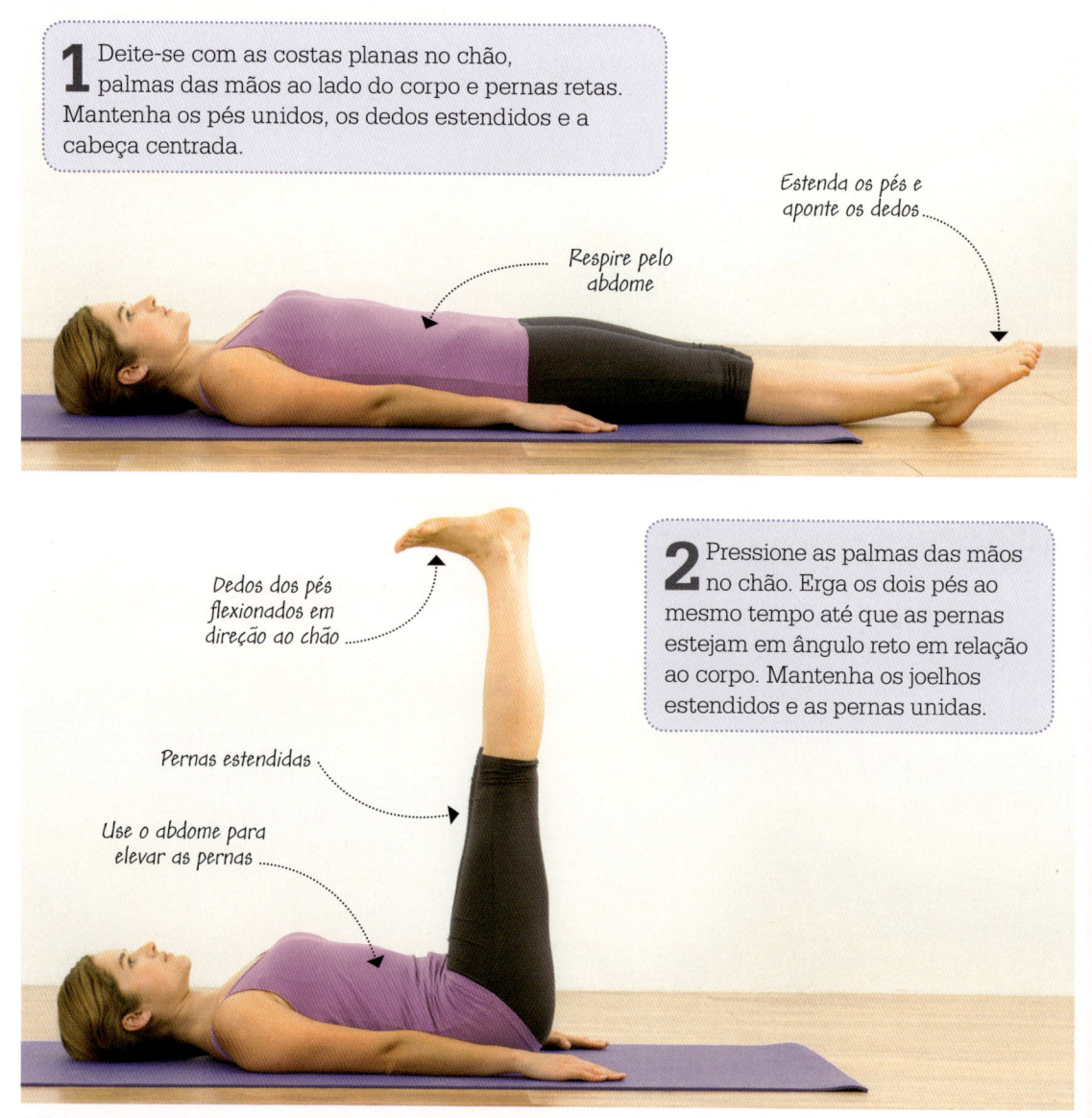

1 Deite-se com as costas planas no chão, palmas das mãos ao lado do corpo e pernas retas. Mantenha os pés unidos, os dedos estendidos e a cabeça centrada.

Respire pelo abdome

Estenda os pés e aponte os dedos

2 Pressione as palmas das mãos no chão. Erga os dois pés ao mesmo tempo até que as pernas estejam em ângulo reto em relação ao corpo. Mantenha os joelhos estendidos e as pernas unidas.

Dedos dos pés flexionados em direção ao chão

Pernas estendidas

Use o abdome para elevar as pernas

POSTURA DO ARADO

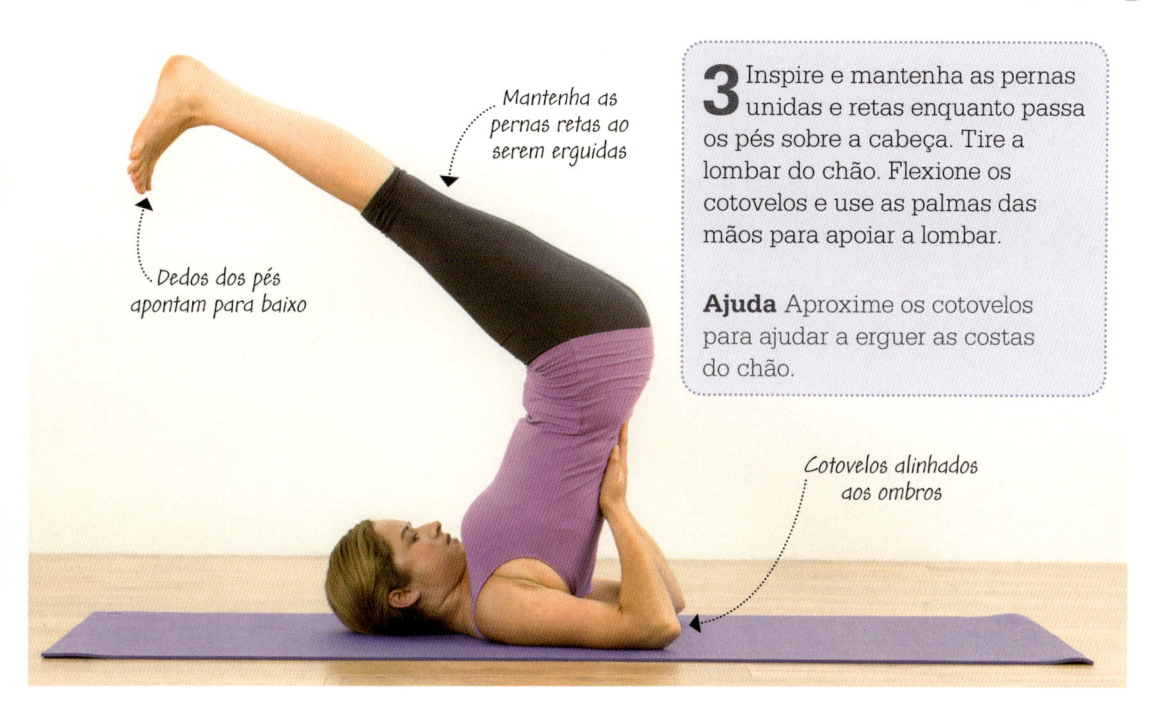

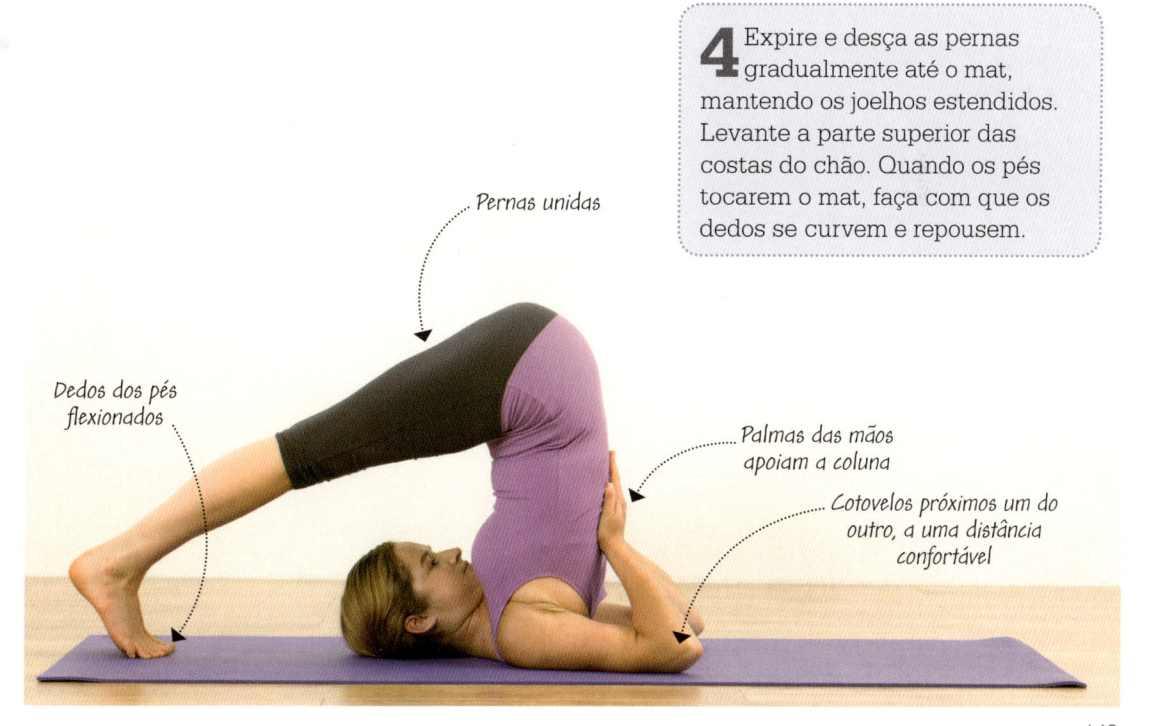

1 2 **3**

Mantenha as pernas retas ao serem erguidas

Dedos dos pés apontam para baixo

3 Inspire e mantenha as pernas unidas e retas enquanto passa os pés sobre a cabeça. Tire a lombar do chão. Flexione os cotovelos e use as palmas das mãos para apoiar a lombar.

Ajuda Aproxime os cotovelos para ajudar a erguer as costas do chão.

Cotovelos alinhados aos ombros

4 Expire e desça as pernas gradualmente até o mat, mantendo os joelhos estendidos. Levante a parte superior das costas do chão. Quando os pés tocarem o mat, faça com que os dedos se curvem e repousem.

Pernas unidas

Dedos dos pés flexionados

Palmas das mãos apoiam a coluna

Cotovelos próximos um do outro, a uma distância confortável

AVANCE

5 Quando o tronco estiver ereto, solte as mãos do apoio da lombar. Estenda os braços e desça até as palmas das mãos tocarem o mat.

Cuidado! Tente manter os braços paralelos e na linha dos ombros ao trazê-los para baixo.

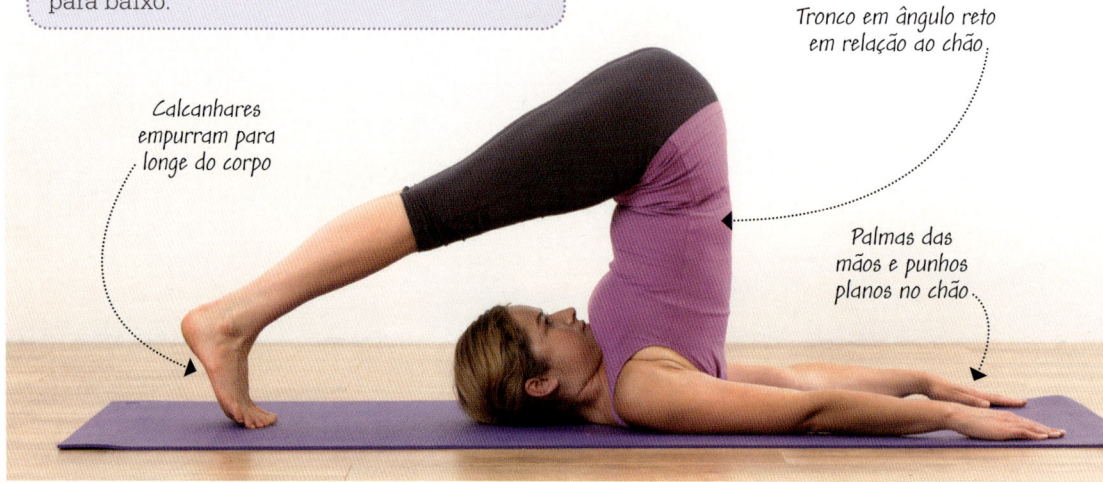

Calcanhares empurram para longe do corpo

Tronco em ângulo reto em relação ao chão

Palmas das mãos e punhos planos no chão

Variações

Variação 1 Junte as mãos e entrelace os dedos. Repouse as mãos no mat.

Variação 2 Mantendo as pernas retas, afaste os pés o máximo possível.

Variação 3 Também conhecida como Postura dos joelhos nas orelhas. Flexione as pernas e repouse os joelhos no chão ao lado das orelhas. Traga os braços à frente e cruze as mãos sobre as pernas flexionadas.

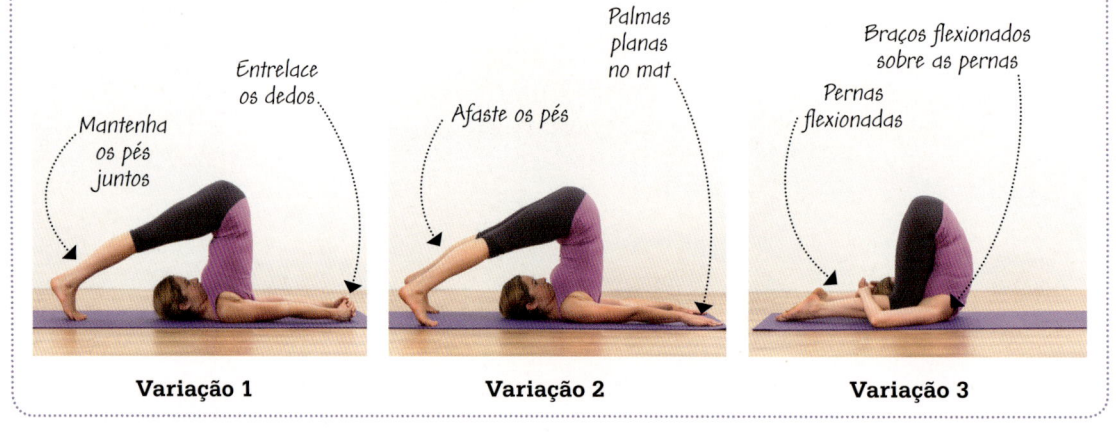

Mantenha os pés juntos

Entrelace os dedos

Afaste os pés

Palmas planas no mat

Pernas flexionadas

Braços flexionados sobre as pernas

Variação 1

Variação 2

Variação 3

POSTURA DO ARADO

1 2 **3**

6 Para voltar, levante as pernas para que fiquem paralelas ao chão. Depois, role lentamente a coluna de volta ao chão, vértebra por vértebra.

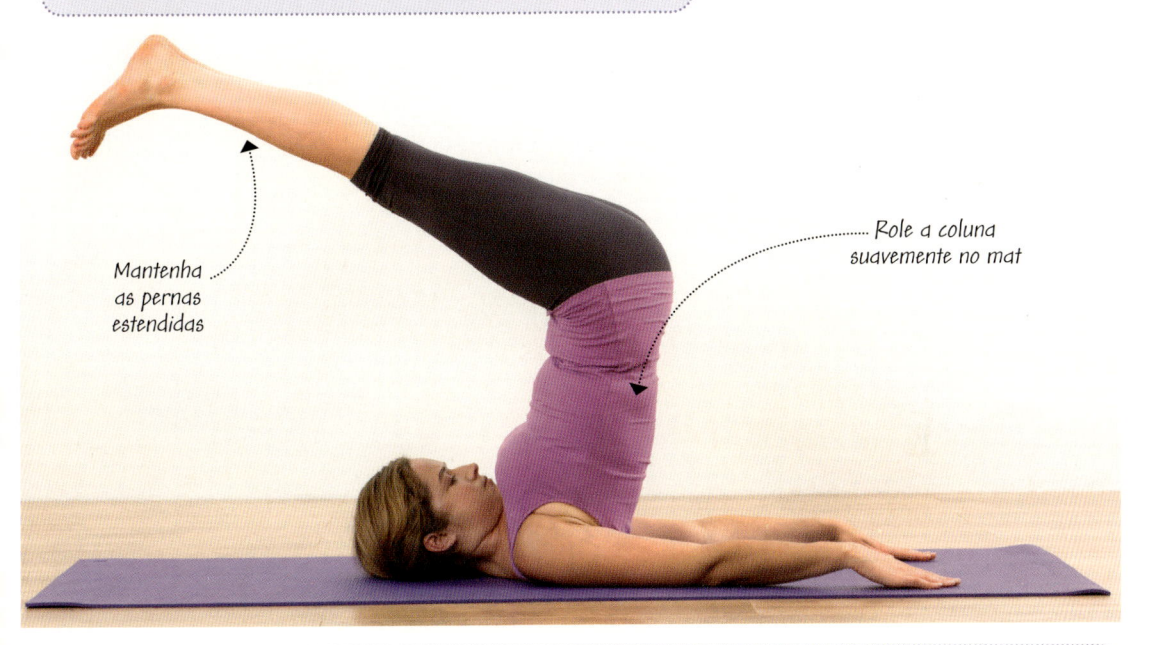

Mantenha as pernas estendidas

Role a coluna suavemente no mat

Atenção

Não afaste as escápulas com os braços estendidos para os lados. Aproximar as escápulas ajuda a elevar a coluna verticalmente.

Não deixe as pernas flutuando. Se não conseguir manter as pernas retas com os dedos dos pés repousando no mat, flexione os joelhos ligeiramente.

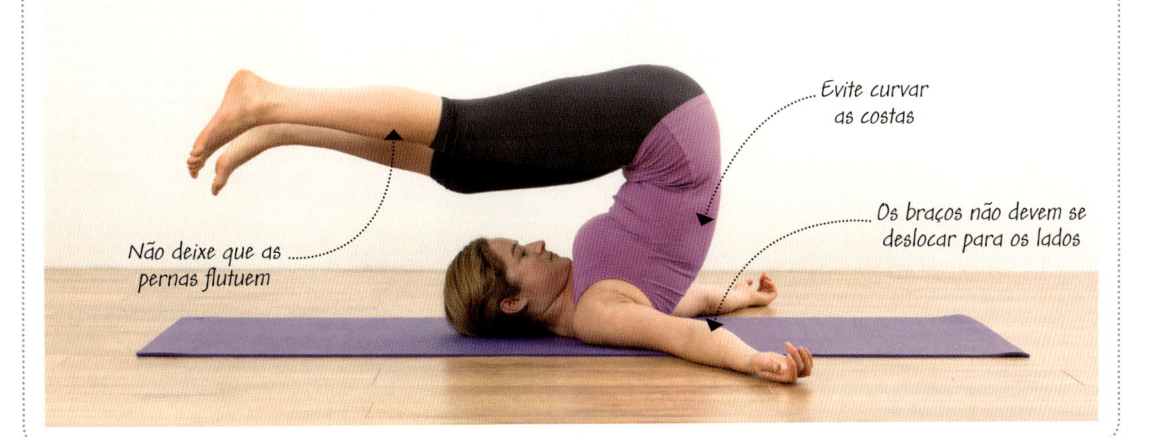

Não deixe que as pernas flutuem

Evite curvar as costas

Os braços não devem se deslocar para os lados

1 2 **3**

Postura do peixe

Aumenta a expansão do peito • **Alivia** a tensão no pescoço

Postura que envolve forte compressão das vértebras cervicais. É um bom complemento para o Arado (p. 168-71) e a Invertida sobre os ombros (pp. 164-7).

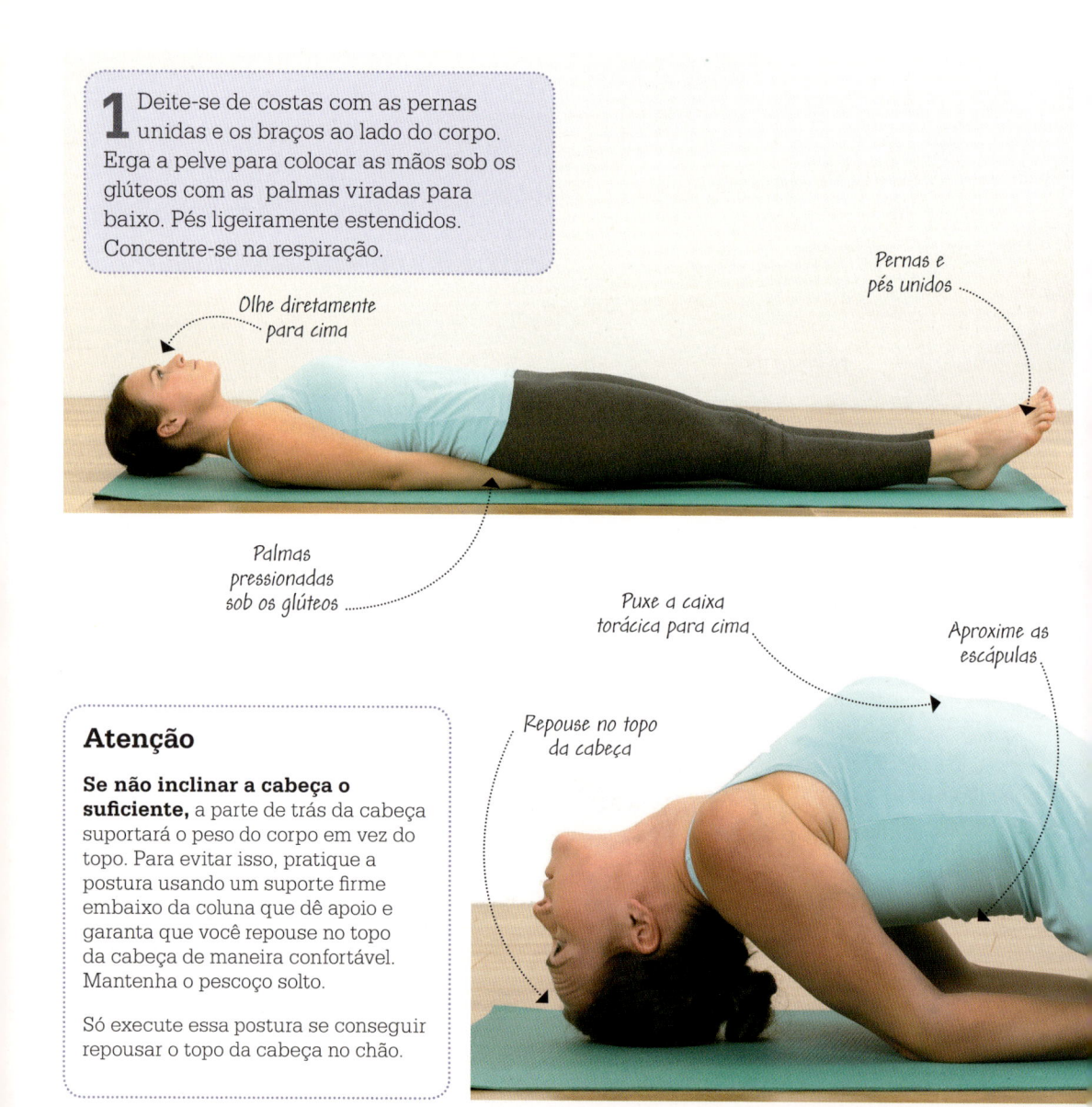

1 Deite-se de costas com as pernas unidas e os braços ao lado do corpo. Erga a pelve para colocar as mãos sob os glúteos com as palmas viradas para baixo. Pés ligeiramente estendidos. Concentre-se na respiração.

Olhe diretamente para cima

Pernas e pés unidos

Palmas pressionadas sob os glúteos

Puxe a caixa torácica para cima

Aproxime as escápulas

Repouse no topo da cabeça

Atenção

Se não inclinar a cabeça o suficiente, a parte de trás da cabeça suportará o peso do corpo em vez do topo. Para evitar isso, pratique a postura usando um suporte firme embaixo da coluna que dê apoio e garanta que você repouse no topo da cabeça de maneira confortável. Mantenha o pescoço solto.

Só execute essa postura se conseguir repousar o topo da cabeça no chão.

POSTURA DO PEIXE

1 2 **3**

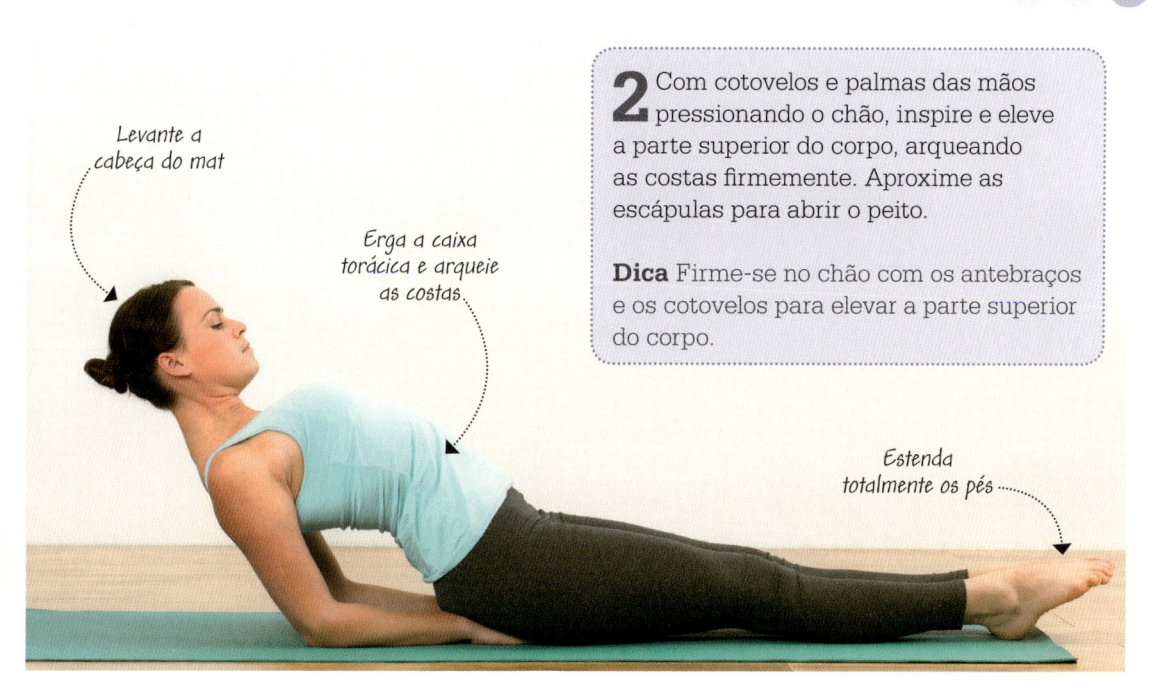

Levante a cabeça do mat

Erga a caixa torácica e arqueie as costas

2 Com cotovelos e palmas das mãos pressionando o chão, inspire e eleve a parte superior do corpo, arqueando as costas firmemente. Aproxime as escápulas para abrir o peito.

Dica Firme-se no chão com os antebraços e os cotovelos para elevar a parte superior do corpo.

Estenda totalmente os pés

3 Mantenha as costas arqueadas e incline a cabeça para trás o necessário para que o topo repouse no chão. Mantenha a postura por 7 a 8 respirações (ou mais, se estiver cômodo). Para voltar, expire e desça o tronco no mat.

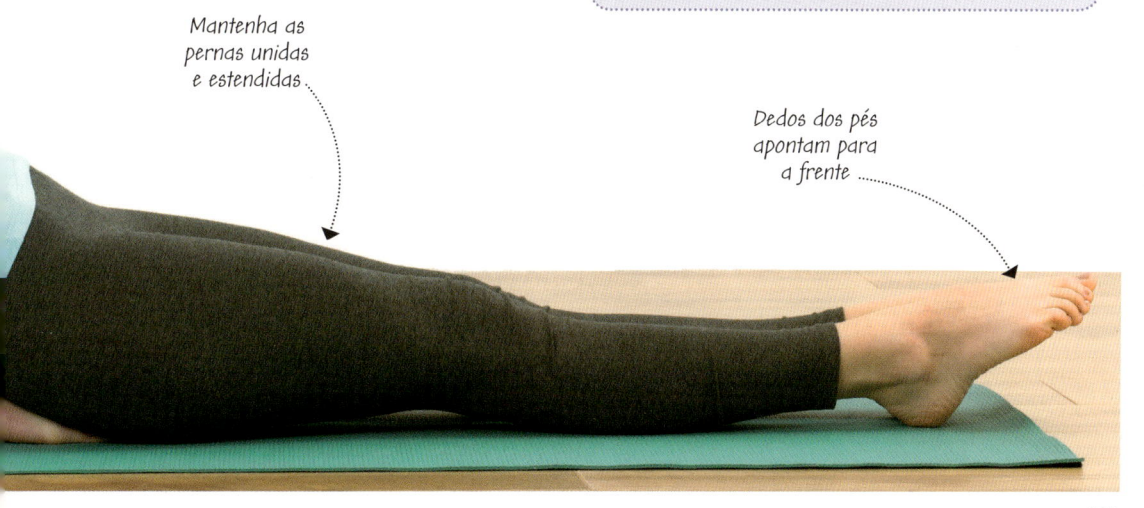

Mantenha as pernas unidas e estendidas

Dedos dos pés apontam para a frente

① ② **③** AVANCE

Sequência de extensão de coluna: 15 minutos

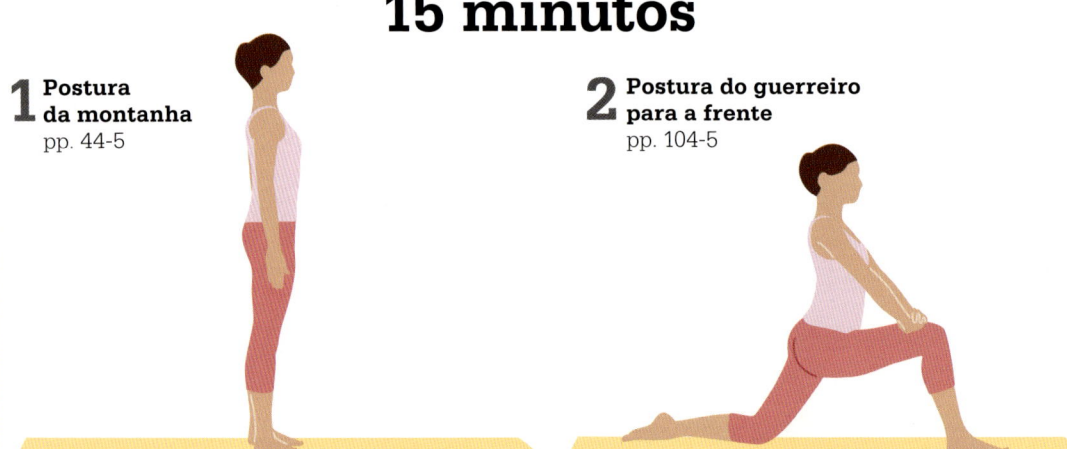

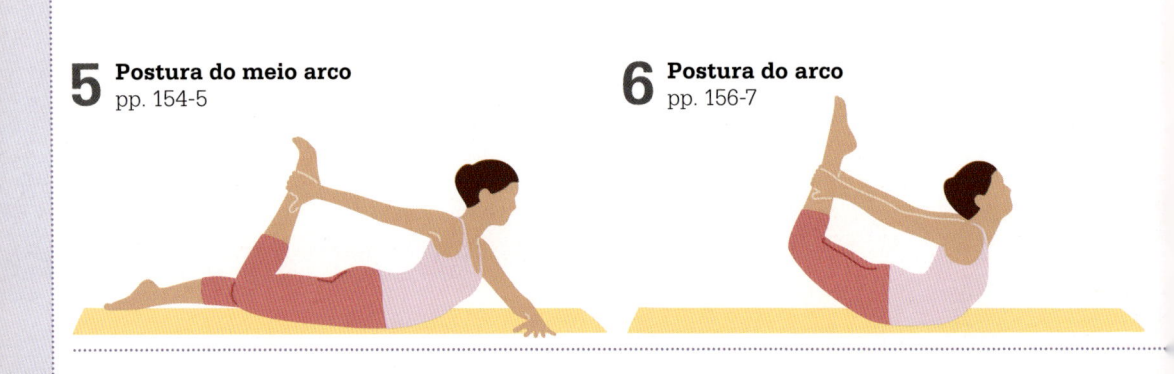

1 Postura
da montanha
pp. 44-5

2 Postura do guerreiro
para a frente
pp. 104-5

5 Postura do meio arco
pp. 154-5

6 Postura do arco
pp. 156-7

9 Inclinação para a frente
com as pernas cruzadas
pp. 122-3

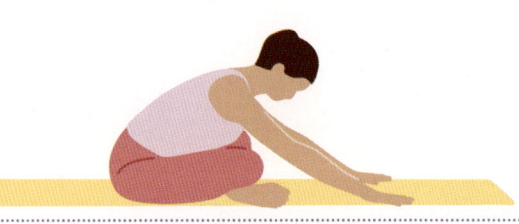

SEQUÊNCIA DE EXTENSÃO DE COLUNA: 15 MINUTOS

3 **Postura da cobra**
pp. 60-1

4 **Postura da criança**
pp. 62-3

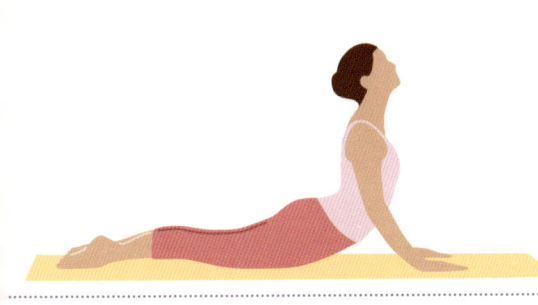

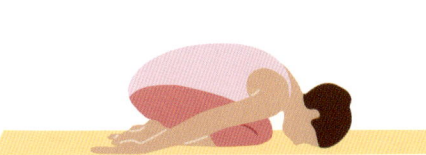

7 **Postura da criança**
pp. 62-3

8 **Postura do golfinho**
pp. 162-3

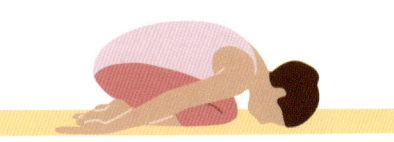

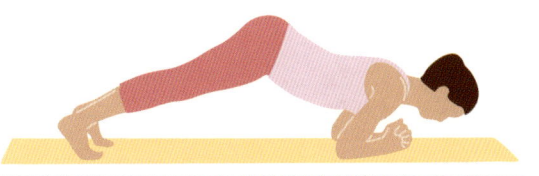

10 **Postura do cadáver: relaxamento final**
pp. 78-81

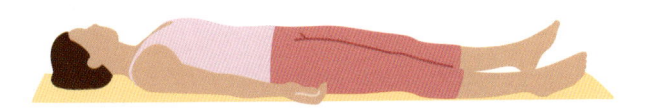

Sequência em pé: 15 minutos

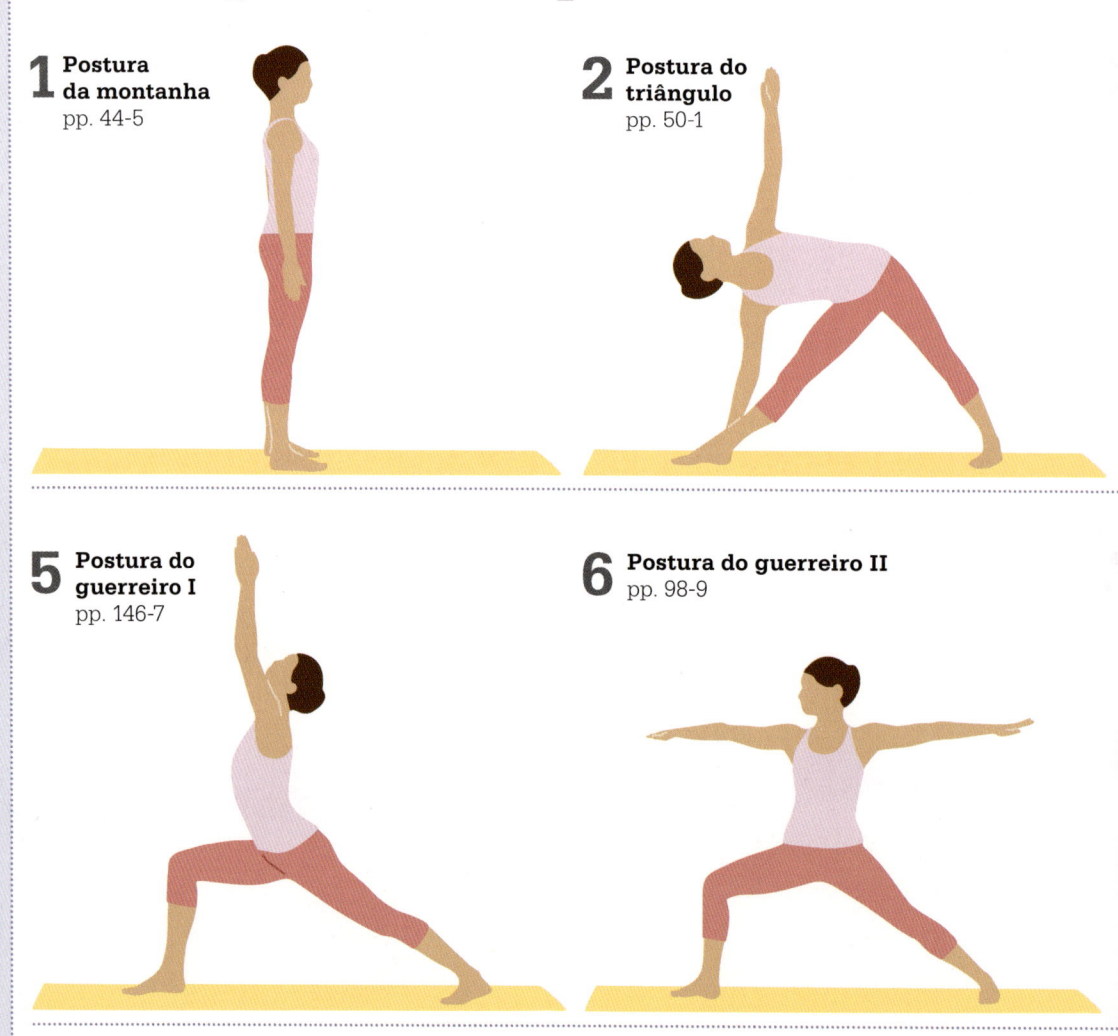

1 Postura
da montanha
pp. 44-5

2 Postura do
triângulo
pp. 50-1

5 Postura do
guerreiro I
pp. 146-7

6 Postura do guerreiro II
pp. 98-9

9 Postura do cadáver: relaxamento final
pp. 78-81

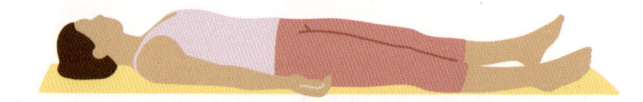

SEQUÊNCIA EM PÉ: 15 MINUTOS

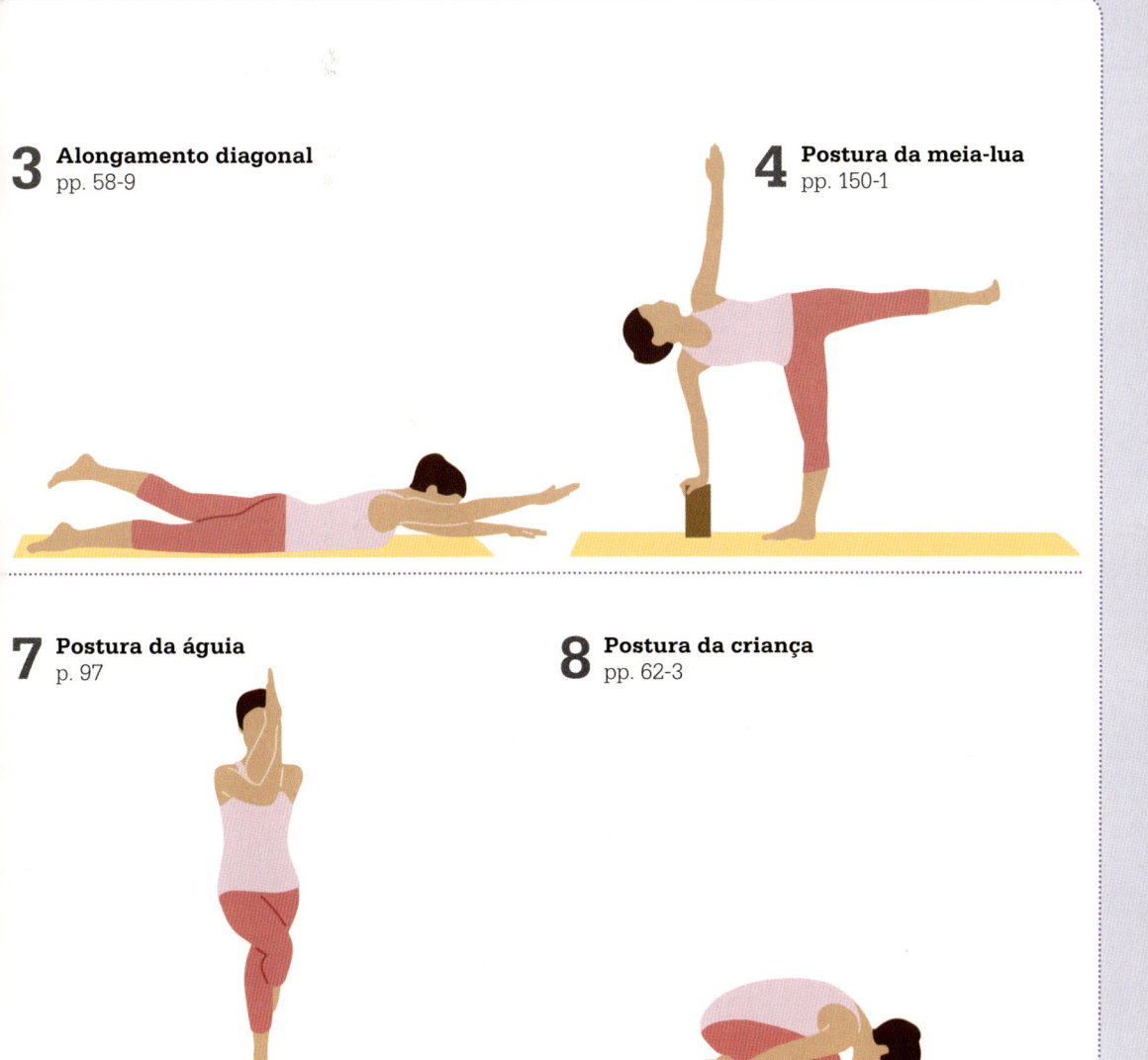

3 **Alongamento diagonal**
pp. 58-9

4 **Postura da meia-lua**
pp. 150-1

7 **Postura da águia**
p. 97

8 **Postura da criança**
pp. 62-3

Sequência de invertidas: 15 minutos

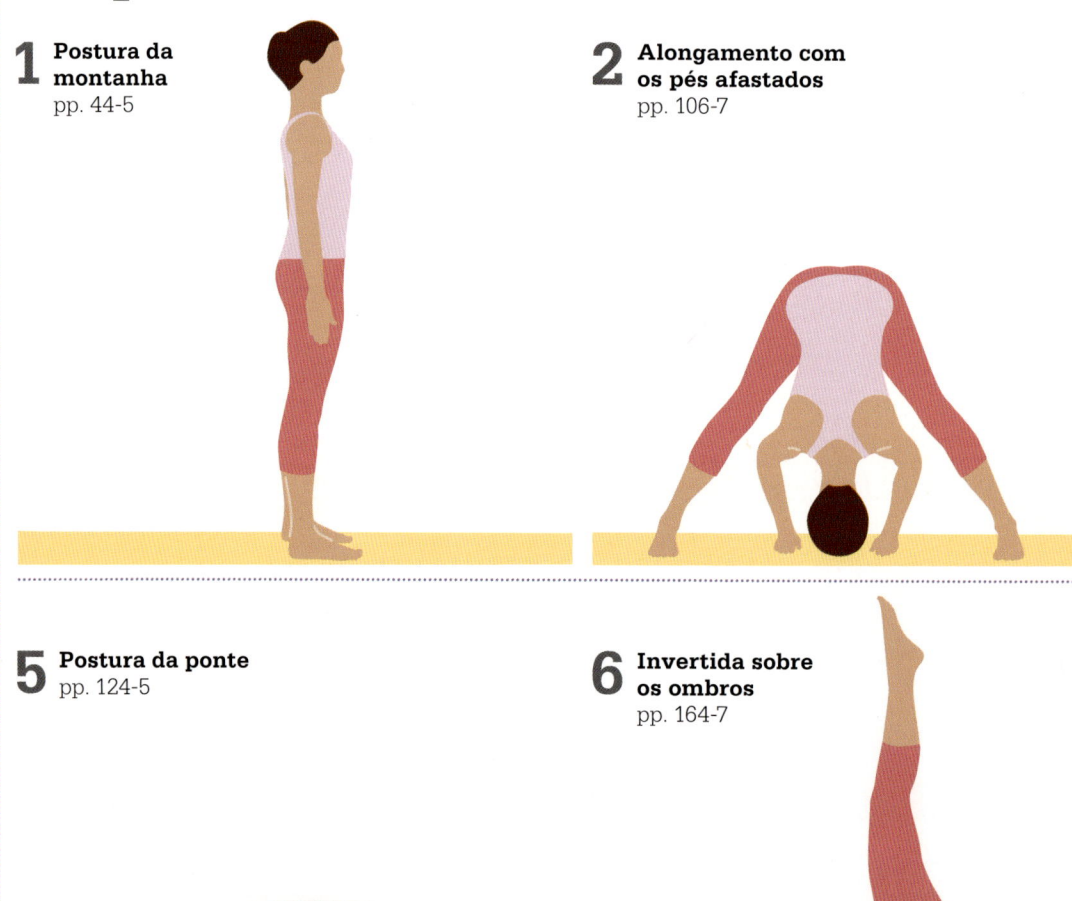

1 Postura da montanha
pp. 44-5

2 Alongamento com os pés afastados
pp. 106-7

5 Postura da ponte
pp. 124-5

6 Invertida sobre os ombros
pp. 164-7

9 Postura do peixe
pp. 172-3

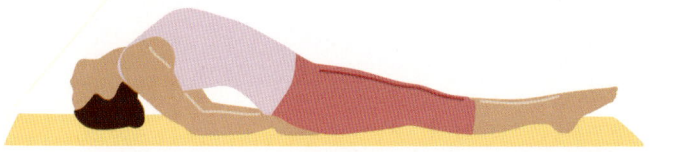

SEQUÊNCIA DE INVERTIDAS: 15 MINUTOS

3 Cachorro olhando para baixo
pp. 56-7

4 Postura da criança
pp. 62-3

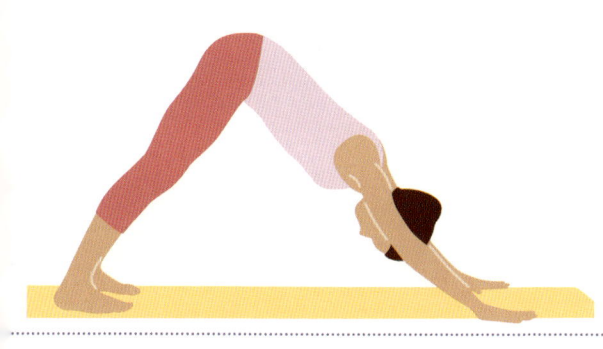

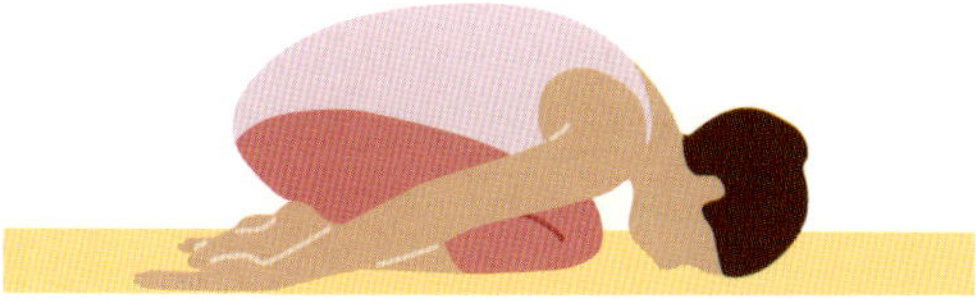

7 Postura do arado
pp. 168-71

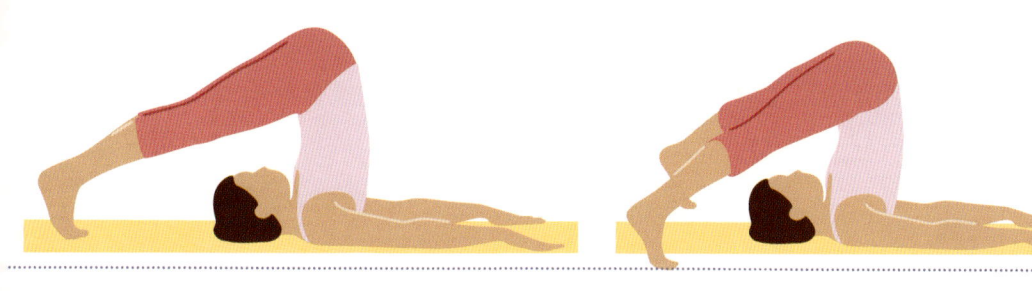

8 Postura do arado – variação 2
p. 170

10 Postura do cadáver: relaxamento final
pp. 78-81

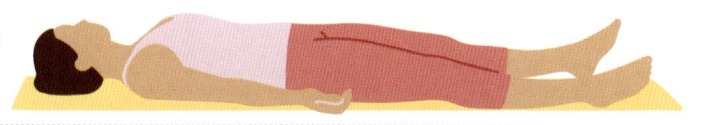

Sequência de 30 minutos

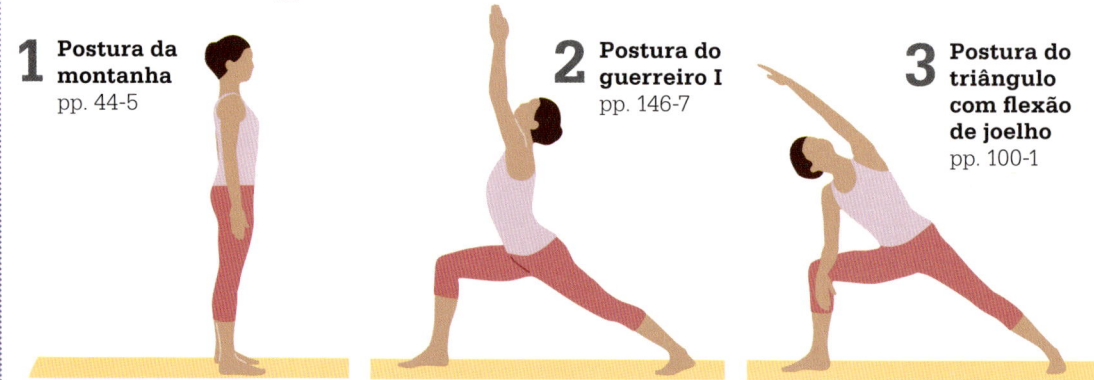

1 Postura da montanha
pp. 44-5

2 Postura do guerreiro I
pp. 146-7

3 Postura do triângulo com flexão de joelho
pp. 100-1

7 Postura do guerreiro para a frente
pp. 104-5

8 Postura da criança
pp. 62-3

9 Postura do meio arco
pp. 154-5

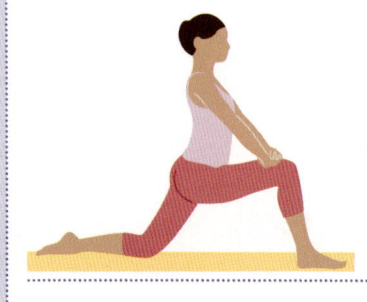

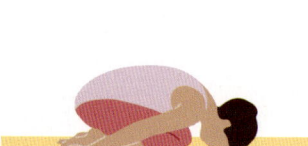

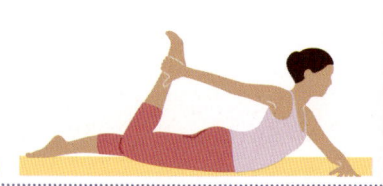

13 Invertida sobre os ombros pp. 164-7

14 Postura do arado
pp. 168-71

15 Postura do peixe
pp. 172-3

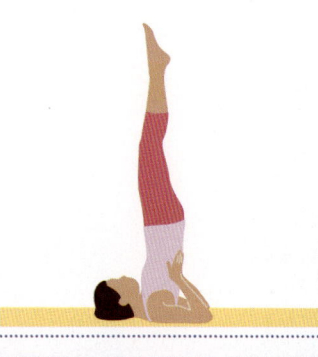

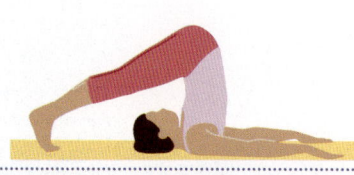

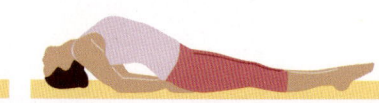

SEQUÊNCIA DE 30 MINUTOS

4 Postura da meia-lua
pp. 150-1

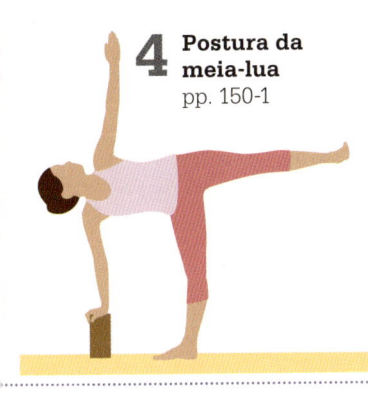

5 Cachorro olhando para baixo
pp. 56-7

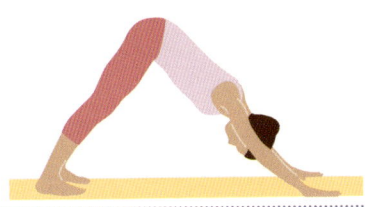

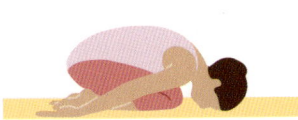

6 Postura da criança
pp. 62-3

10 Inclinação para a frente sentada
pp. 158-9

11 Postura do golfinho
pp. 162-3

12 Postura da ponte
pp. 124-5

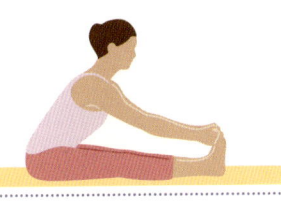

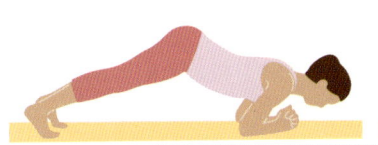

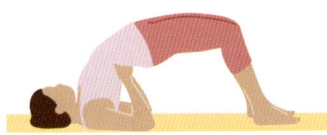

16 Inclinação para a frente com as pernas cruzadas
pp. 122-3

17 Postura do cadáver: relaxamento final
pp. 78-81

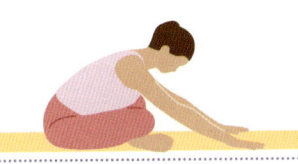

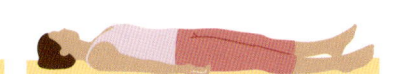

AVANCE

Sequência de 45 minutos

1 Saudação ao Sol
pp. 64-71

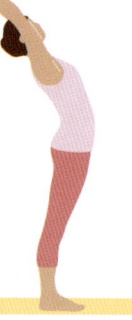

2 Postura do triângulo
pp. 50-1

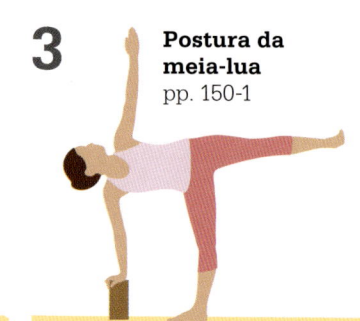

3 Postura da meia-lua
pp. 150-1

7 Alongamento com os pés afastados
pp. 106-7

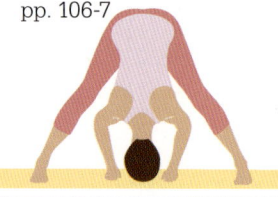

8 Cachorro olhando para baixo
pp. 56-7

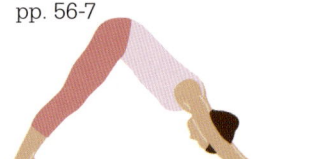

9 Postura da criança
pp. 62-3

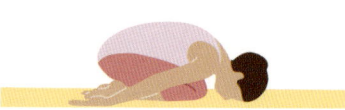

13 Postura da borboleta
pp. 74-5

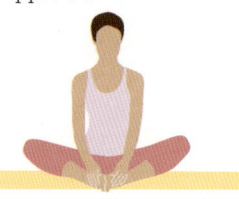

14 Postura do golfinho
pp. 162-3

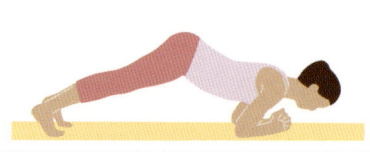

15 Postura da ponte
pp. 124-5

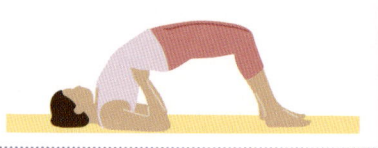

19 Postura do peixe
pp. 172-3

20 Inclinação para a frente sentada
pp. 158-9

21 Postura do cadáver: relaxamento final
pp. 78-81

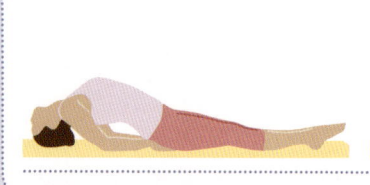

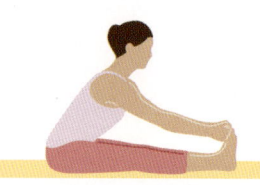

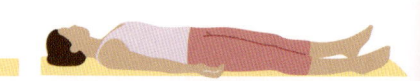

SEQUÊNCIA DE 45 MINUTOS

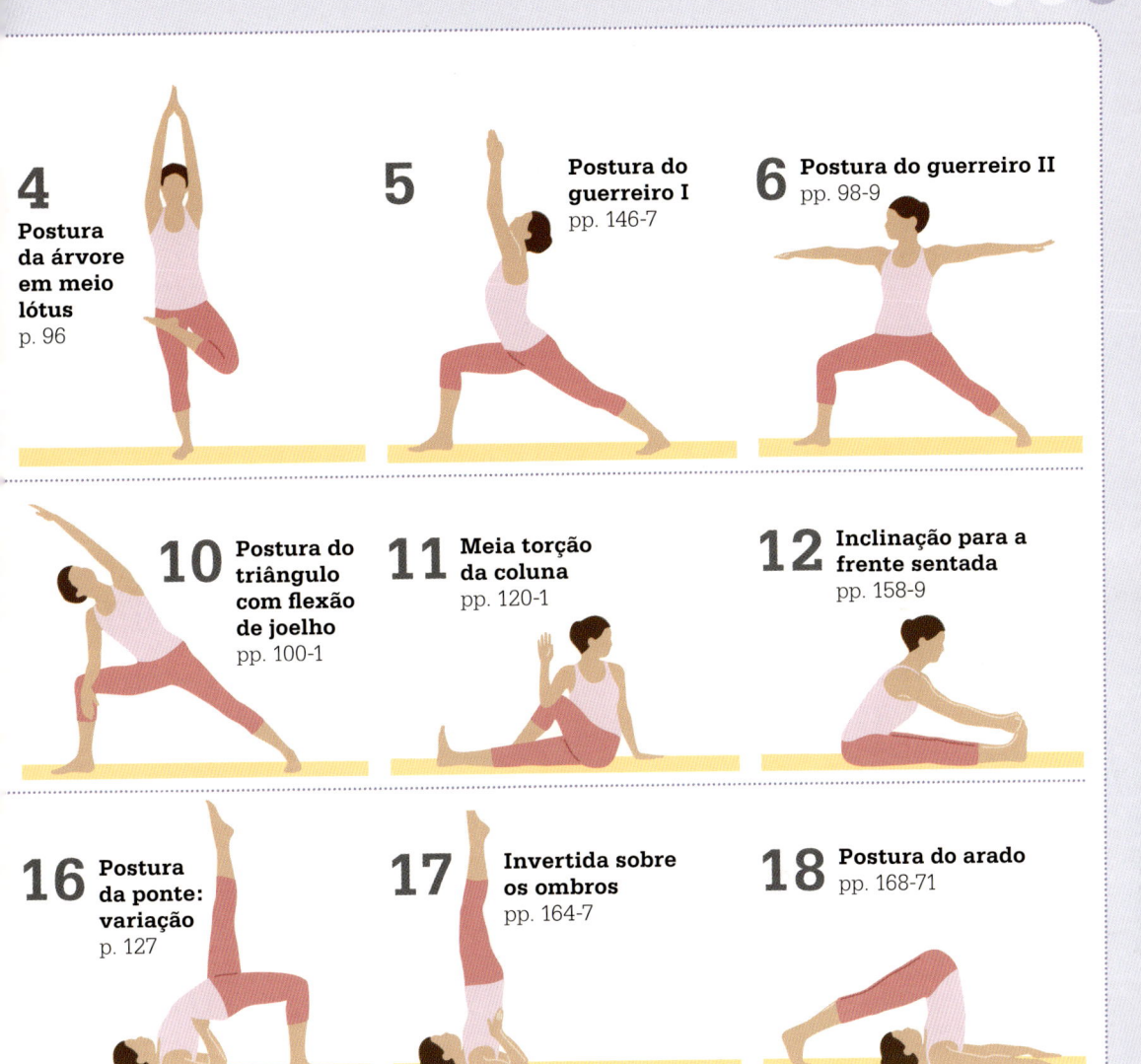

① ② **③**

4 Postura da árvore em meio lótus
p. 96

5 Postura do guerreiro I
pp. 146-7

6 Postura do guerreiro II
pp. 98-9

10 Postura do triângulo com flexão de joelho
pp. 100-1

11 Meia torção da coluna
pp. 120-1

12 Inclinação para a frente sentada
pp. 158-9

16 Postura da ponte: variação
p. 127

17 Invertida sobre os ombros
pp. 164-7

18 Postura do arado
pp. 168-71

183

Avalie seu progresso

É importante avaliar o seu progresso ao final do percurso deste livro. Depois de adquirir o domínio do básico, é apropriado adaptar o estudo de ioga às suas necessidades individuais, a curto e longo prazo. Centrar a prática a partir do conhecimento aplicado é o aspecto-chave para o seu contínuo desenvolvimento na ioga.

Prática centrada

As orientações a seguir trazem sugestões do que você pode incluir em uma sequência de movimentos personalizada. Por exemplo, se sua meta de longo prazo é aumentar a flexibilidade da coluna, poderá adotar uma sequência específica, mas isso não significa que deve se limitar a essa sequência. Se estiver particularmente tenso depois de algumas tentativas, então é interessante mudar a ênfase de sua prática para o relaxamento, alterando sua rotina habitual. Em vez de seguir uma fórmula prescrita, sinta que está investindo em seu próprio bem-estar e terá mais motivação para continuar praticando.

"Do que você gosta?"

Reserve um tempo para pensar sobre os elementos da prática de que mais gosta. Há alguma postura que lhe causa satisfação e prazer em especial? Se for o caso, concentrar-se nisso pode determinar a direção geral que você quer dar a sua rotina de exercícios. Algumas pessoas se satisfazem mais com o esforço físico, enquanto outras preferem o lado meditativo.

"O que não está dando certo?"

Você também precisa pensar sobre os elementos da prática que não deram certo ou lhe desagradam. Se tiver uma grande antipatia ou não gostar de fazer uma postura em particular, isso pode indicar uma dificuldade física ou psicológica que o impede de atingir outras metas. Nesse caso, tenha como alvo esses pontos fracos que o impedem de avançar para corrigi-los.

"Qual é o seu estado físico e emocional?"

Pense sobre o seu estado físico e emocional em diferentes momentos da semana – e monte seus planos sob essa perspectiva. Os exercícios que fizer depois de passar o dia sentado no escritório devem ser diferentes daqueles feitos após um dia de atividade física intensa. Adote planos diferentes para a prática de ioga de acordo com sua rotina pessoal.

"Onde posso encontrar mais informações?"

Para aqueles que desejam estudar mais, há muita informação disponível em livros e na internet. Graças à crescente popularidade da ioga como uma forma de exercício e de relaxamento, há muitas aulas e tutoriais disponíveis *on-line*, e também lojas nas quais comprar roupas e equipamentos.

AVALIE SEU PROGRESSO

"A sua prática combina com o seu estilo de vida?"

A maioria das pessoas tem de fazer concessões em seu estilo de vida para encaixar os compromissos culturais ou familiares e de trabalho, que devem ser equilibrados em relação a metas e desejos pessoais. Se a prática de ioga a partir de certo nível requer que se descuide de outros aspectos importantes de sua vida, então ela pode se tornar autodestrutiva. Para muitas pessoas, praticar regularmente uma sequência prazerosa e saudável é uma forma adequada de melhorar a própria qualidade de vida e também a daqueles com quem convive. Por isso, pratique dentro da medida, sem compulsão para continuar além do que é viável em suas circunstâncias atuais.

"O que é bom lembrar?"

Use o conhecimento que adquiriu para equilibrar a sua sequência de ioga. Certifique-se de incluir posturas de complementação, quando for o caso, e de reservar tempo para o aquecimento e para um relaxamento adequado ao final da prática.

"Aonde você quer ir agora?"

Aqueles que têm tempo e inclinação para avançar nas práticas podem continuar e se aprofundar nesse conhecimento diversificado e multifacetado. Conhecer a filosofia que sustenta a ioga torna-se muito relevante para quem deseja explorar com profundidade essa prática. Quanto mais se estuda a ioga, mais se evidencia que ela satisfaz os desejos humanos a partir de um trabalho focado no interior, e não no materialismo exterior. A jornada da ioga permite encontrar harmonia dentro de si mesmo e ensina a utilizar essa paz interior para transcender todas as emoções negativas. A ioga e a meditação são meios que ajudam a efetuar uma mudança dentro de cada um. Considerando que a ioga básica se foca no corpo, avançar nesse saber milenar significa centrar-se mais no controle do funcionamento da mente pela prática da meditação.

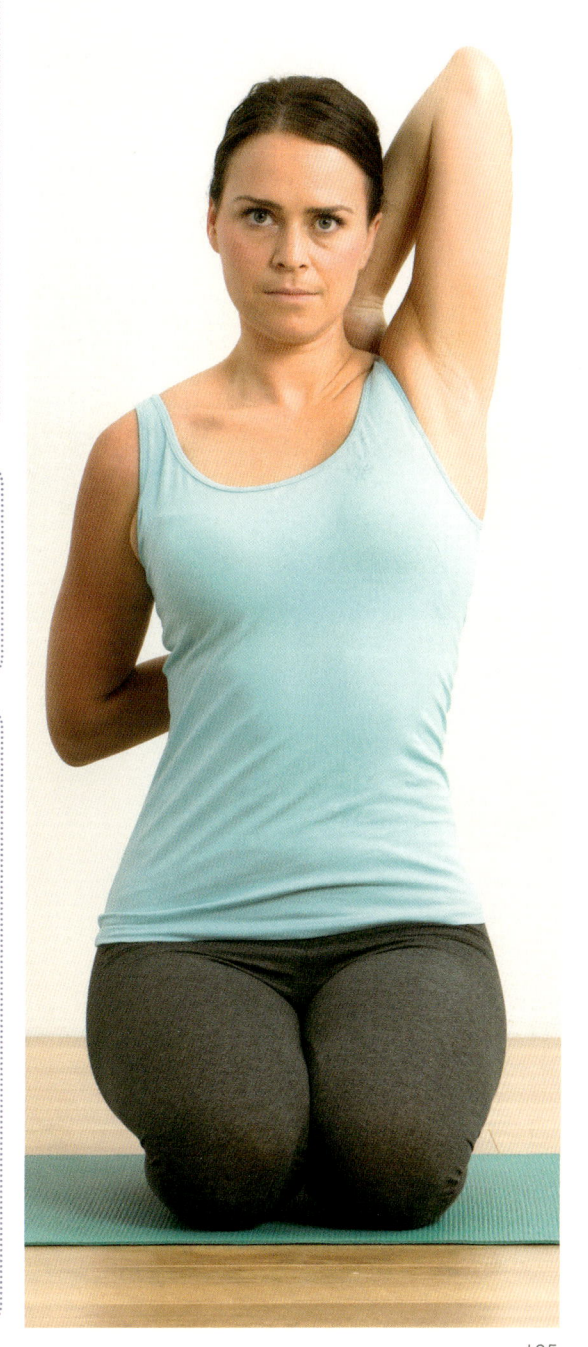

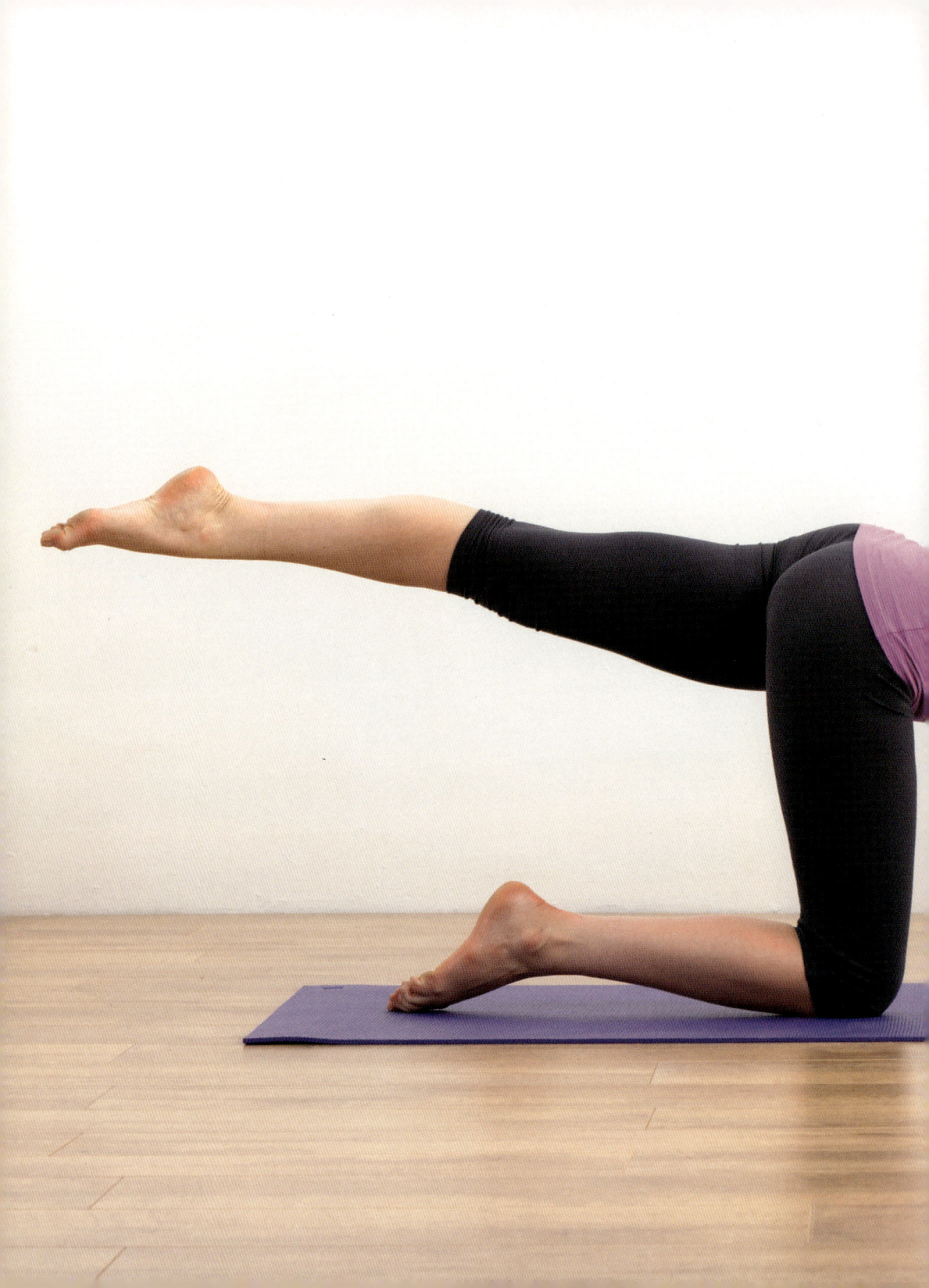

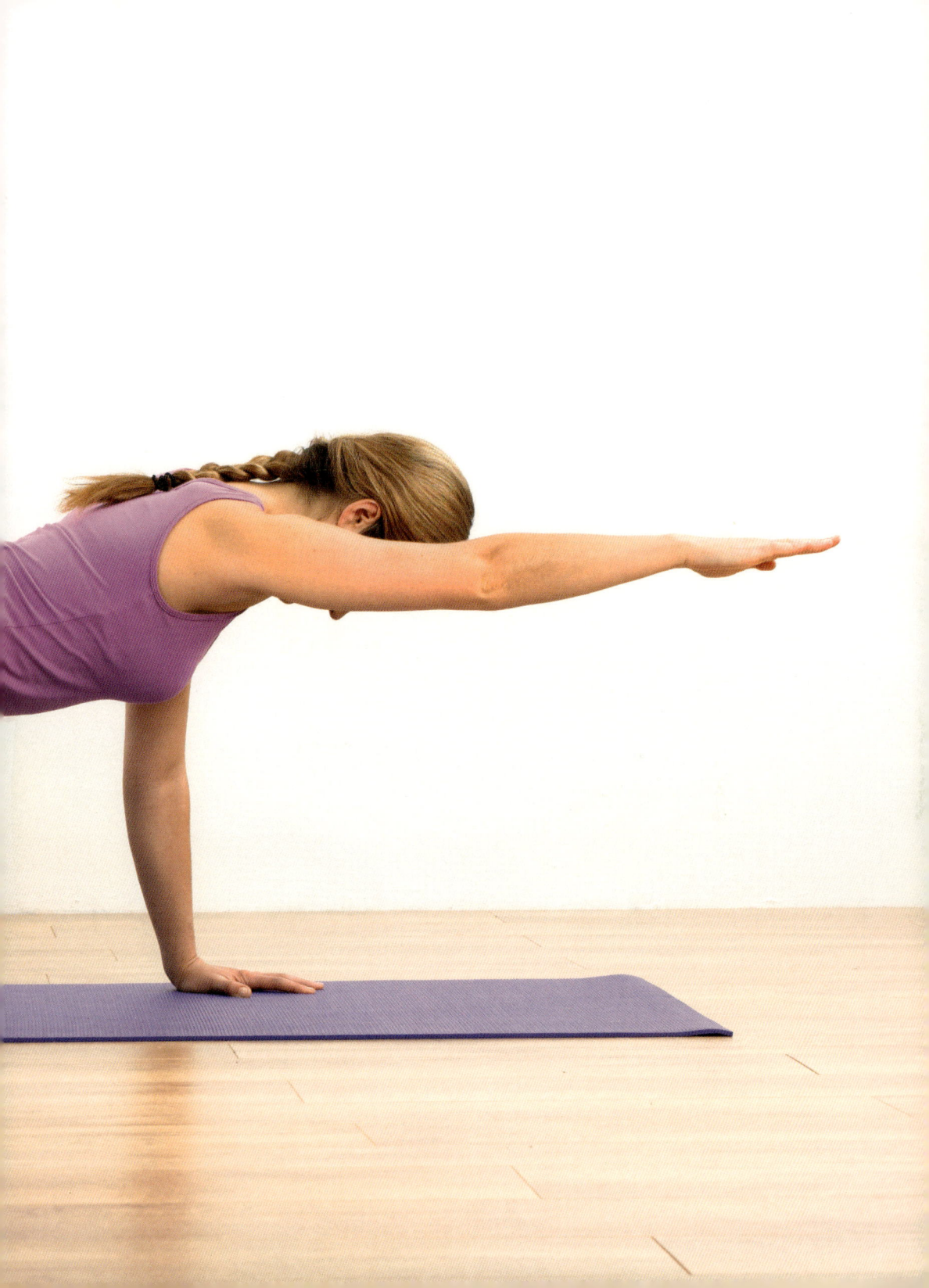

Índice

A
abdome 62
  contrair 15, 49, 92
  músculos, fortalecer 48, 152-3, 162-3
  respirar desde 9, 32
  tonificação 98
abdome, órgãos
  desintoxicar 72
  estimular 72, 100
  massagem 15, 110-1, 156-7
  sangue, irrigar 128
acessórios
  almofada 41, 43, 62, 73, 75
  bloco 40
  cadeira 40
  Postura do cadáver com apoio 41
  sentar com as pernas cruzadas 43
adrenais, glândulas 154
aeróbio, exercício 8
Afundo com torção 148-9
Águia 97, 133, 177
alinhamento 24-5, 97
  avaliação 140
  eixo horizontal 25
  espelho interno interior 24, 44
  Postura da montanha 44-5, 64, 144
  vertebral 44-5
almofadas 18, 41, 43, 62, 73, 75, 88
Alongamento diagonal 58-9, 84, 87, 177
Alongamento intenso com os pés afastados 106-7, 135, 182
Alongamento sentado 114-5, 139, 183
alongamentos
  Alongamento sentado 114-5
  alongamentos complementares 62-3, 131
  diagonal 58-9
  Postura da meia pinça sobre uma perna 116-7
  Postura do triângulo com flexão de joelho 100-1
  alongar 8, 15
  Alongamento de braços em pé 46-7
  braços 114-5

B
benefícios da ioga 12-5
bloco 18, 40, 50, 53, 150-1
borboleta, Postura da 74-5, 86, 132, 139, 182
braços
  alongamento 54-5, 60-1, 112-3, 162-3
  Alongamento de braços em pé 46-7
  Postura da árvore em meio lótus 96
  Postura da cabeça de vaca 108-9
  Postura da prancha 54-5
  Postura do balanço do gato 112-3
  Postura do golfinho 162-3
  tonificar 96

coluna 15, 46-7, 72-3, 124-5, 156-7
costas 110-1
isquiotibiais 48-9, 56-7, 106-7, 158-61
ombros 46-7, 56-7
panturrilhas 48-9, 56-7
parte superior da coluna 109
pernas 52-3, 72-3, 102-3, 114-5
pescoço 110-1
quadríceps 104-5
torso 110-1
aquecimento 34-9
arado, Postura do 23, 168-71, 179, 180, 183
  alongamento complementar 172-3
  Postura do joelho nas orelhas 170
  variação 170, 179
arco, Postura do 22, 156-7, 174
  Postura do meio arco 154-5, 174, 180
arquear a coluna 47, 125
articulações 8, 12, 26, 97
árvore, Postura da 13, 92, 94-5, 137
  Postura da árvore em meio lótus 96
atitude positiva 11, 88, 144
autoconsciência 11, 30, 89, 144-5
auxílios 8, 40, 53, 62, 88, 140
avaliação 30, 88-9, 140-1, 184-5

braços, Posturas de equilíbrio 92, 162

C
cabeça de vaca, Postura da 108-9, 139
cachorro olhando para baixo, Postura do 56-7, 82, 85, 134, 179, 181, 182
Cadáver 10, 42, 78-81
  Postura do cadáver com apoio 41
Cadeiras 40, 53, 88
  Torção da coluna: cadeira 118-9, 133
calcanhar 34
calma 42, 122
  acalmar a mente 10, 11, 62-3, 122-3, 152-3
  Postura da criança 62-3
capacidade pulmonar 9, 12, 13
  Postura do guerreiro II 98-9
  Postura do triângulo com flexão de joelho 100-1
Cavalo 102-3, 136
centralização
  Postura da águia 97
cifose (curva exagerada, parte superior das costas) 44
core, força
  Alongamento diagonal 58-9
  Postura da águia 97
  Postura de lótus 152-3
  Postura do balanço do gato 112-3
  Postura do cavalo 102-3
  Postura do golfinho 162-3
  Postura do meio arco 154-5
  Postura do triângulo 50-1
  Postura do triângulo com flexão de joelho 100-1
cérebro
  Alongamento intenso com os pés afastados 106-7
  aumento do fluxo sanguíneo 106-7, 128-9, 164-7
  Postura da ponte, variações 126-7
  Postura invertida sobre os ombros 128-9, 164-7
Faixas 18, 41, 88
  Inclinação para a frente, sentada 158-9
  Postura da borboleta 75

Postura da cabeça de vaca 108-9
Postura do arco 157
circulação 12, 13
  Alongamento com os pés afastados 106-7
  Elevação das pernas na parede 76-7
  Invertida sobre os ombros 164-7
  Invertida sobre os ombros: parede 128-31
  melhorar 8, 74-5, 76-7, 106-7, 128-31
  normalizar 62
  Postura da águia 97
  Postura da borboleta 74-5
  reverter fluxo sanguíneo 164
Cobra 23, 60-1, 83, 85, 86, 92, 156, 175
Cobra baby 61
coluna vertebral 20-3
  alinhamento 44-5
  alongamento 15, 46-7, 52-3, 124
  Alongamento de braços em pé 46-7
  Alongamento diagonal 58-9
  arquear 47, 125
  curvatura 20, 21, 168-9
  elasticidade 64, 110-1, 118-9, 124-5, 148-9
  estender 54, 102, 114
  extensão de coluna 60-1, 152-3
  flexão de coluna 52-3, 158-9
  flexibilidade 21, 22-3, 58, 60, 120-1, 158-9, 168-71
  fortalecimento 60-1, 150-1
  massagem suave 110-1
  parte superior corcunda 44
  Postura da montanha 44-5
  Postura da ponte 124-5
  Postura da prancha 54-5
  Postura do arado 168-71
  Postura do gato 110-1
  relaxamento 72
  Saudação ao Sol 64-71
  Torções 92, 118-9, 120-1
complementação, posturas de 93
  para extensões da coluna 15, 52, 62

188

ÍNDICE

para Invertida sobre os ombros 131, 172
para Postura do arado 172
concentração 27
equilíbrio 94-5
Postura da águia 97
Postura da árvore 94-5
Postura da árvore em meio lótus 96
Postura da meia pinça 116-7
confiança
Postura do golfinho 162-3
controle da respiração 9, 42
coração 13, 128
corpo
comprimento 50-1
consciência corporal 24
energizar 78-81
limitações físicas 40
Postura da meia-lua 150-1
Postura da pinça, variação 160-1
Postura da ponte 124-5
Postura da prancha 54-5
Postura do triângulo com flexão de joelho 100-1
relaxamento físico 10
revitalizar 124-5
corpo, parte superior
alongamento 109
flexibilidade 108-9
fortalecimento 54-5
Postura da cabeça de vaca 108-9
Postura da prancha 54-5
costas
alongamento 110-1
Alongamento diagonal 58-9
cuidados 22-3
fortalecimento 22-3, 50-1, 56-7, 116-7, 120-1, 156-7, 168-71
Meia torção da coluna 120-1
parte superior 106
Postura da criança 62-3
Postura da meia pinça 116-7
Postura do arado 168-71
Postura do cachorro olhando para baixo 56-7
relaxamento 62-3
rigidez 106
tensão 72-3, 74
Torção deitada 72-3
costas, movimentos 14, 21, 22-3

Alongamentos de complementação 15, 52, 62
Postura da cobra 60-1
Postura do arco 156-7
Postura do gafanhoto 152-3
sequência de 15 minutos 174-5
costas, parte superior: tensão 106
coxas
alongar quadríceps 104-5
elasticidade 122-3
fortalecimento 116-7, 120-1
Meia torção da coluna 120-1
parte externa 122-3
Postura da meia pinça 116-7
tonificar 148-9

D

dedos dos pés, aquecimento 34
deitada, Torção 72-3
desafios de vida 98-9
desintoxicação, *ver* limpeza
diafragma 9, 32, 33
diário 30, 89, 141
dieta 10, 31
digestão 12, 15, 16
posturas de flexão de coluna 92, 122-3
Postura do cavalo 102-3
dor 40, 88, 140, 145

E

elasticidade
coluna 64-71, 110-1, 118-9, 124-5, 148-9
ombros 108-9
parte externa das coxas 122-3
quadris 48, 50-1, 98-9, 122-3
em pé, Alongamento de braços 46-7, 82, 84, 86, 132, 136
em pé, Inclinação para a frente 27, 52-3, 83, 134, 137, 178
em pé, posição 92
sequência de 15 minutos 176-7
sequência de 30 minutos 136-7
emoções 141, 164
energia vital (prana) 9
energizar 9, 13
Alongamento diagonal 58-9

coluna 21
mente e corpo 78-81
Postura da cobra 60-1
Postura do cachorro olhando para baixo 56-7
Postura do cadáver 78-81
Postura do gato 110-1
Postura do guerreiro para a frente 104-5
restaurar energia 110-1
equilíbrio 12
Invertida sobre os ombros 164-7
Invertida sobre os ombros: parede 128-31
nos braços 92, 162
Postura da águia 97
Postura da árvore 94-5
Postura da árvore em meio lótus 96
Postura da meia-lua 150-1
Postura do balanço do gato 112-3
equilíbrio físico
Postura da cabeça de vaca 108-9
equipamento 18-9, 40, 41, 88
espelho 140
espelho interior 24, 44
estabilidade 104-5
estômago, *ver* órgãos da região abdominal
estresse 14, 92, 144
emocional e mental 164
liberar 74-5, 110-1, 124-5, 152-3, 164-7
no pescoço 54
Postura da borboleta 74-5
Postura da ponte 124-5
Postura do gato 110-1
exercício 8, 31
expansão
de peito 50-1, 98-9
de quadris 74-5, 96, 102-3
de ombros 98-9
expiração 9, 32, 33
extensão, *ver* alongamentos; alongar

F

face 62, 128
Faixas 18, 41, 88
Inclinação para a frente, sentada 158-9

Postura da borboleta 75
Postura da cabeça de vaca 108-9
Postura do arco 157
faixas elásticas 19, 41
firmeza 112-3, 130
físico
equilíbrio 108-9
limitações 40
relaxamento 10
flexão de joelho, Triângulo com 100-1
flexibilidade 8, 12
Alongamento diagonal 58-9
coluna lombar 160-1
coluna vertebral 8, 20, 21, 22-3, 60-1, 148-9, 158-9, 168-71
costas 58-59
Elevação de uma perna 48
joelhos 123
Meia torção da coluna 120-1
parte superior do corpo 108-9
quadris 50-1
Saudação ao Sol 64-71
fluxo sanguíneo, *ver* circulação
foco 24, 96
fortalecimento
braços 54-5, 60, 112
centro do corpo 58-9, 97, 100-1, 102, 152-5, 162-3
coluna 60-1, 150-1
costas 22-3, 56-7, 116-7, 120-1, 168-71
coxas 116-7, 120-1
isquiotibiais 102-3
lombar 146-7
mente 146-7
músculos abdominais 48
pernas 48, 56-7, 94-5, 100-1, 104-5, 112-3, 126-7, 150-1
pescoço 49
punhos 60-1, 97
quadris 74-5
tornozelos 104-5
total 54-5, 64-71

G

Gafanhoto 92, 152-3, 156
Gato 14, 110-1, 139
Golfinho 162-3, 175, 181, 182
glúteos 150-1

ÍNDICE

guerreiro I, Postura do 146-7, 176, 180, 183
guerreiro II, Postura do 12, 25, 98-9, 138, 176, 183
guerreiro para a frente, Postura do 8, 104-5, 136, 174, 180

H
harmonia 64-71

I
inclinação lateral: Triângulo 50-1
inclinação para a frente, posturas 14, 21, 48, 92
  Alongamento com os pés afastados 106-7
  Alongamento com pernas cruzadas 122-3
  Inclinação para a frente em pé 27, 52-3
  Inclinação para a frente sentada 158-61
  meia inclinação para a frente 40, 53
  prática segura 40
inspiração 9, 32, 33
invertidas 13, 92, 164
  Invertida sobre os ombros 164-7
  Invertida sobre os ombros: parede 128-31
  normalizar circulação depois 62
  Postura da vela 164-7
  postura preparatória 76-7
  sequência de 15 minutos 178-9
  sequência preparatória de 15 minutos 134-5
  Invertida sobre os ombros: parede 128-31
iogue, respiração 9, 33
isquiotibiais 26, 27, 145
  alongamento 48, 56-7, 106-7, 158-9
  fortalecimento 102-3
  Postura da ponte, variações 126
  Postura do cavalo 102-3
  Posturas de flexão de coluna 92, 158-61
Iyengar, B. K. S. 24, 29

J
joelhos 26
  apoio 75, 111
  aquecimento 35
  flexibilidade 123
  rotações 35
joelho nas orelhas, Postura do 170

L
lateral, torções 120-1
ligamentos 8, 12, 21, 26
limpeza 13
  Elevação de cabeça e joelho 49
  Postura do meio arco 154-5, 174, 180
  torções 72-3, 92
lombar, coluna
  aliviar tensão 74-5, 122-3
  alongamento 104-5
  flexão 122-3, 160-1
  flexibilidade 160-1
  Postura da borboleta 74-5
  Postura do guerreiro para a frente 104-5
  rigidez 120, 159
lótus 43

M
manta 128
massagem 8, 13, 15
  coluna 110-1
  órgãos 8, 110-1, 156-7
mat 16, 19
meditação 10, 11
medula espinhal 21
Meia inclinação para a frente 40
Meia torção da coluna 22, 120-1, 132, 138, 183
membros
  fortalecimento 98-9, 154-5
  Postura do guerreiro II 98-9
  Postura do meio arco 154-5
  relaxamento 58
  trêmulos 153
  ver também braços, pernas
memória 94-5, 140
mente 12, 16, 26
  acalmar 9, 10, 11, 62-3, 122-3, 152-3
  energizar 78-81, 106-7

flexão de coluna 52-3, 106-7, 122-3
  fortalecimento 146-7
  Postura da criança 62-3
  Postura do guerreiro I 146-7
  revigorar 52-3
metas 30, 88
montanha, Postura da 44-5, 64, 92, 146
  alinhamento 24, 144
  abertura de sequência 82, 132, 134, 174, 176, 178, 180
músculos 26-7
  tônus 8, 12

O
olhos
  exercícios 38
  máscara de dormir 80
  olhar fixo 97
  relaxamento 42
ombros
  abertura 98-9
  alongamento 46-7, 56-7
  Alongamento de braços em pé 46-7
  aquecimento 37
  elasticidade 108-9
  liberar tensão 54, 62, 106, 118-9
  nivelar 106
  Postura da cabeça de vaca 108-9
  Postura do cachorro olhando para baixo 56-7
  Postura do guerreiro II 98-9
  rotação 54
  Torção da coluna: cadeira 118-9
ombros, Invertida sobre os 13, 164-7
  alongamento complementar 172-3
  Invertida sobre os ombros: parede 128-31
  sequências 134, 138, 178, 180, 183
órgãos 13, 92
  da região abdominal 156
  estímulo 13, 72-3, 100-1, 154-5
  irrigação sanguínea 128
  limpeza 72-3, 154-5

P
panturrilha, alongamento 48, 56
parede
  Alongamento sentado 114-5
  elevação das duas pernas 131
  Elevação das pernas na parede 76-7
  Invertida sobre os ombros: parede 128-31
  Postura da árvore 95
  Postura da meia-lua 150
  Postura do triângulo com flexão de joelho 100
peito, expansão
  Postura da criança 15, 62-3, 93, 110, 163
  Postura do guerreiro II 98-9
  Postura do peixe 172-3
  Postura do triângulo 50-1
Peixe 23, 172-3, 178, 180, 182
pelve, inclinação 44
pensamento positivo 11
permanência, postura 8, 93
pernas
  Afundo com torção 148-9
  aliviar tensão 74-5
  alongamento 52-3, 72-3, 102-3
  Alongamento com os pés afastados 106-7
  Elevação das duas pernas na parede 76-7, 86, 131
  Elevação de uma perna 15, 48-9, 84, 135
  flexibilidade 94-5
  fortalecimento 48, 56-7, 94-5, 100-1, 104-5, 112-3, 126-7, 150-1
  Inclinação para a frente em pé 52-3
  Postura da árvore 94-5, 10
  Postura do balanço do gato 112-3
  Postura da meia-lua 150-1
  Postura da ponte com elevação de uma perna 127
  Postura da ponte, variações 126-7
  Postura do cachorro olhando para baixo 56-7
  Postura do guerreiro para a frente 104-5

ÍNDICE

relaxamento 72-3
tonificar 49, 52-3, 76-7, 96, 100-1, 106-7, 148-9
pernas cruzadas, sentar 11, 43, 122-3
  Inclinação para a frente com pernas cruzadas 122-3, 132, 137, 138, 139, 174, 181
pés
  aquecimento 34
  cansaço 124
pescoço 14, 23, 119
  aliviar tensão 54-5, 61, 118-9, 172-3
  alongamento 110-1
  aquecimento 39
  Elevação de cabeça e joelho 49
  fortalecimento 49
  Postura da criança 62-3
  Postura do peixe 172-3
  Torção da coluna: cadeira 118-9
pescoço, exercícios 39, 61
planejamento 30-1
Ponte 124-5, 135, 138, 178, 181, 182
  Elevação de uma perna 127
  Variações 126-7, 183
Postura 12, 21
  Meia torção da coluna 120-1
  Postura da montanha 44-5
  Postura do gafanhoto 152-3
Postura da árvore em meio lótus 96, 139, 183
Postura da meia-lua 150-1, 177, 181, 182
Postura da oração 64, 81, 98, 103
Postura do balanço do gato 112-3, 139
Postura do cadáver com apoio 41
Postura do meio arco 154-5, 174, 180
postural, consciência 108
pouso sobre a cabeça 162
prana (energia vital) 9, 21
prancha, Postura da 54-5, 86, 92
prática diurna 16
prática noturna 16
prática: onde e quando 16
prática segura 8, 40

preparação para posturas 62
princípios da ioga 8-11
punhos 54, 60-1, 97

Q

quadríceps 26, 27, 104
quadris
  abrir 74-5, 96, 102-3
  aliviar tensão 74-5
  aquecimento 36
  elasticidade 48, 50-1, 98-9, 150-1
  fortalecimento 74-5
  Postura da árvore em meio lótus 96
  Postura da borboleta 74-5
  Postura da meia-lua 150-1
  Postura do guerreiro II 98-9
  Postura do triângulo 50-1
rotações 36

R

Relaxamento 10, 11, 14
  máscaras de dormir 80
  Postura da criança 15, 62-3
  Postura da ponte 124-5
  Postura do cadáver 42, 78-81
  Postura do cadáver com apoio 41
  relaxar coluna 72
  relaxar costas 62-3
  relaxar membros 58
  relaxar músculos 78-81
  relaxar olhos 42
  relaxar pernas 72
  relaxar pescoço 62-3
  sentar de pernas cruzadas 43
relaxamento espiritual 10
relaxamento, posturas 93
relaxamento final, ver Postura do cadáver
relaxar de uma postura 62
respiração 9, 12, 14, 31, 32-3
  Alongamento de braços em pé 46-7
  controle da respiração 9, 42
  foco em 9, 144
  respiração abdominal 9, 32
  respiração iogue 9, 33
  Saudação ao Sol 64-71
  sincronizada com o movimento 9, 46, 64, 67
rigidez 16, 88
  costas 106, 120, 159

pescoço 119
rins 154
rotações
  cabeça 39, 61
  joelhos 35
  ombros 54
  quadris 36
  tornozelos 36
  torso 36

S

Saudação ao Sol 64-71, 84, 86, 136, 138, 182
saúde 12, 31
Sentada, inclinação para a frente 158-9, 181, 182, 183
  Variação 160-1
sentada, posição
  Alongamento sentado 114-5
  com as pernas cruzadas por muitas horas 22, 102
  Postura da meia pinça 116-7, 138
sentar no chão 123
sequências 31, 92-3
  de 15 minutos 82-3
  de 30 minutos 84-5, 180-1
  de 45 minutos 86-7, 138-9, 182-3
  de extensão de coluna 174-5
  de invertidas 134-5, 178-9
  de torções 132-3
  em pé 136-7, 176-7
sincronizar respiração com movimento 9, 67
  Alongamento de braços em pé 46-7
  Saudação ao Sol 64-71
sistema nervoso 12, 14, 15
sistema reprodutivo 154

T

tensão
  ombros 54, 62
  parte superior das costas 106
tensão, liberar 10, 92
  Alongamento diagonal 58-9
  costas 15, 62-3, 72-3, 74-5, 106-7
  Inclinação para a frente com pernas cruzadas 122-3
  Meia torção da coluna 120-1
  ombros 62-3, 106-7, 118-9

pescoço 61, 62-3, 118-9, 172-3
Postura da borboleta 74-5
Postura do peixe 172-3
quadris e pernas 15, 74-5
Torção da coluna: cadeira 118-9
Torção deitada 72-3
toalhas 18, 41, 77, 111
tonificar 8, 12, 114
  abdome 98-9
  braços 96
  pernas 49, 76-7, 96, 100-1, 106-7, 148-9
tontura 40
Torção deitada 72-3, 82, 84, 87, 133
torções 21, 92
  Afundo com torção 148-9
  Meia torção da coluna 22, 120-1
  sequência de 15 minutos 132-3
  Torção da coluna: cadeira 118-9
  Torção deitada 72-3
  torção lateral 120-1
tornozelos
  Águia 97
  Aquecimento 34
  Fortalecimento 97, 104-5
  Postura do guerreiro para a frente 104-5
  Rotações 34
Torso
  alongamento 110-1
  aquecimento 36
  rotações 36
  Torção deitada 72-3
  torções 72-3
triângulo, Postura do 50-1, 83, 85, 86, 137, 176, 182
Triângulo com flexão de joelho 100-1, 136, 138, 139, 180

V

vértebras 20, 22, 24
  Inclinação para a frente, sentada 158-9
  ver também coluna
vestuário 95
virilha, alongamento 106
visualização 10
vitalidade 13, 128-31, 164-7

Sobre a autora

Nita Patel pratica ioga desde os 5 anos de idade e leciona no East London desde 1995. Sua inspiração provém da dedicação constante de B. K. S. Iyengar, que conheceu e com quem trabalhou na cidade de Pune, na Índia. Também praticou ioga com Shri K. Pattabhi Jois na cidade de Mysore, também na Índia.

Agradecimentos

Créditos das fotos
A Dorling Kindersley gostaria de agradecer a **Dave King** pelas novas fotografias, bem como às modelos **Jessica Bentall** e **Joanne King**. Todas as imagens © Dorling Kindersley. Mais informações: www.dkimages.com.

Agradecimentos da autora
Gostaria de agradecer ao ancestral professor Patanjali, que sistematizou a escola de ioga alguns milênios atrás, e aos instrutores contemporâneos, por manter viva essa luz.

Agradecimentos da editora
Muitas pessoas ajudaram a preparar este livro. A Dorling Kindersley gostaria de agradecer a:

Reino Unido
Assistente de design Vicky Read
Assistentes editoriais Annelise Evans, Kathryn Meeker
Imagens da DK Claire Bowers, Freddie Marriage, Emma Shepherd, Romaine Werblow
Índice Chris Bernstein

Tall Tree Ltd
Editores Rob Colson, Camilla Hallinan, Deirdre Headon, Catherine Saunders

Índia
Editor sênior Garima Sharma
Editor assistente de arte Karan Chaudhary
Assistentes de arte Ranjita Bhattacharji, Devan Das, Simran Kaur, Anchal Kaushal, Tanya Mehrotra, Ankita Mukherjee, Anamica Roy, Suzena Sengupta, Vandna Sonkariya, Pooja Verma
Produtor gráfico Rajesh Singh Adhikari
Gerente de arte Priyabrata Roy Chowdhury
Gerente editorial Alka Thakur Hazarika